David Potach | Erik Meira

Prävention von Sportverletzungen
Anatomie

Bibliografische Information der Deutschen Nationalbibliothek
Die Deutsche Nationalbibliothek verzeichnet diese Publikation in der Deutschen Nationalbibliografie; detaillierte bibliografische Daten sind im Internet über http://d-nb.de abrufbar.

Für Fragen und Anregungen
info@rivaverlag.de

Wichtige Hinweise
Dieses Buch ist für Lernzwecke gedacht. Es stellt keinen Ersatz für eine individuelle medizinische Beratung dar und sollte auch nicht als solcher benutzt werden. Wenn Sie medizinischen Rat einholen wollen, konsultieren Sie bitte einen qualifizierten Arzt. Der Verlag und die Autoren haften für keine nachteiligen Auswirkungen, die in einem direkten oder indirekten Zusammenhang mit den Informationen stehen, die in diesem Buch enthalten sind.

Ausschließlich zum Zweck der besseren Lesbarkeit wurde auf eine genderspezifische Schreibweise sowie eine Mehrfachbezeichnung verzichtet. Alle personenbezogenen Bezeichnungen sind somit geschlechtsneutral zu verstehen.

1. Auflage 2023

Türkenstraße 89
80799 München
Tel.: 089 651285-0
Fax: 089 652096

Die englischsprachige Originalausgabe erschien 2022 bei Human Kinetics unter dem Titel *Sport Injury Prevention Anatomy: Your illustrated Guide to Building Resilience and Minimizing Injuries*.

Übersetzung: Dr. Kimiko Leibnitz
Redaktion: Susanne Schneider
Umschlaggestaltung: Sabrina Pronold
Illustrationen: © Human Kinetics/Heidi Richter, Jen Gibas und Jenn Tse; außer Seite 53, 73 oben, 75 oben © Müjde Puzziferri
Satz: Daniel Förster
Druck: Florjancic Tisk d.o.o., Slowenien
Printed in the EU

ISBN Print 978-3-7423-2404-7
ISBN E-Book (PDF) 978-3-7453-2158-6
ISBN E-Book (EPUB, Mobi) 978-3-7453-2157-9

David Potach | Erik Meira

Prävention von Sportverletzungen Anatomie

Ihr illustrierter Begleiter, um belastbarer zu werden und beschwerdefrei zu trainieren

riva

Inhalt

Einleitung

Ein aktiver Lebensstil ist ein wichtiger Baustein für lebenslange Gesundheit. Körperliche Aktivität stärkt Herz und Muskeln, verbessert die Ausdauer und Kognition und hilft, einem hohen Blutzuckerspiegel und Übergewicht entgegenzuwirken. Erfreulicherweise haben viele Menschen begriffen, dass körperliche Aktivität viele Vorteile mit sich bringt: In den letzten 20 Jahren ist der Bevölkerungsanteil, der regelmäßig Sport treibt und sich bewegt, insgesamt gestiegen. Sieht man sich diese Zahlen genauer an, fällt jedoch auf, dass immer weniger Teamsport betrieben wird, der feste Trainingszeiten erfordert, und dass die Ausübung körperlicher Aktivitäten mit zunehmendem Alter ebenfalls nachlässt. Obwohl diese Tendenzen auf viele Faktoren zurückgeführt werden können, sind nachlassende Gesundheit und Verletzungen häufig genannte Ursachen. Viele Athleten gehen schon in jungen Jahren in den sportlichen »Ruhestand«, weil sie sich verletzen und anschließend nicht in der Lage sind, ihren alten Leistungsstand zu erreichen. Weil körperliche Aktivität mit vielen Vorteilen verbunden ist, ist es ratsam, Mittel und Wege zu finden, mit denen man das Verletzungsrisiko senken und fit und aktiv bleiben kann, auch wenn man den Zenit seiner physischen Leistungsfähigkeit überschritten hat.

In Bezug auf Sport, Bewegung und körperliche Aktivität verfolgt Verletzungsprävention das Ziel, eine gesunde Lebensweise zu fördern, indem das Verletzungsrisiko von Einzelsportlern und Mannschaften verringert und ihre Gesundheit und Lebensqualität verbessert wird. Dies wird am besten durch die Ausführung bestimmter Übungen erreicht, deren Wirkung sich in Kombination mit der korrekten Workout- und Trainingssteuerung sowie deren zeitlicher Abstimmung voll entfaltet.

Aber ist es überhaupt möglich, Verletzungen zu verhindern? Bevor diese Frage beantwortet werden kann, gilt es den Begriff »Verletzungsprävention« genau zu definieren – und das ist gar nicht so einfach, wie es auf den ersten Blick erscheint.

Verletzung

Eine Verletzung ist die Beschädigung einer spezifischen Struktur, die oft zu einer Einschränkung ihrer spezifischen Funktion führt. Verletzungen werden in der Regel durch die Interaktion des Körpers mit einem externen Objekt verursacht – zum Beispiel führt ein Sturz dazu, dass der Körper so mit dem Boden (externes Objekt) in Kontakt tritt, dass eine Verletzung die Folge ist. Sie können aber auch durch Beschleunigung, Abbremsen, abrupte Richtungswechsel und Überlastung aufgrund von zu vielen Spielen in zu kurzer Zeit auftreten oder wenn der Körper nicht ausreichend auf die Sportart, Aktivität oder Trainingseinheit vorbereitet wird.

Verletzungsprävention

Der Begriff »Prävention« beschreibt in der Regel eine Maßnahme, die vorgenommen wird, damit etwas aufhört oder unterbunden wird, bedeutet aber auch, ein Ereignis hinauszuzögern, zu verhindern oder ihm zuvorzukommen. Deshalb ist unsere Definition von »Verletzungsprävention« – wie in den folgenden Kapiteln besprochen – die Verringerung der Wahrscheinlichkeit einer Verletzung, bevor diese auftritt. Wir glauben nicht, dass es möglich ist, jede Verletzung zu verhindern. Vielmehr glauben wir, dass man durch die proaktive Berücksichtigung spezifischer Risikofaktoren vor dem Eintreten einer Verletzung – beispielsweise durch die Ausführung bestimmter Übungen und die Anwendung angemessener Trainings- und Aktivitätsprinzipien – einige Verletzungen durchaus verhindern und das Risiko und Ausmaß anderer Verletzungen reduzieren kann. Wir werden daher weiterhin den Begriff »Prävention« benutzen und in diesem Zusammenhang die eben beschriebene Definition verwenden.

Geringere Verletzungsrate

Egal ob der Fokus auf anatomischen Strukturen wie dem vorderen Kreuzband, dem Fußgelenk oder der ischiokruralen Muskulatur oder auf bestimmten Sportlern wie Läufern, Ringern oder Fußballern liegt – die wissenschaftliche Evidenz spricht eindeutig dafür, dass das Verletzungsrisiko mit entsprechenden Präventionsprogrammen gesenkt werden kann. In manchen Studien konnte sogar nachgewiesen werden, dass die Teilnahme an einem solchen Programm das Verletzungsrisiko um bis zu 75 Prozent zu reduzieren vermag! Zu den erforschten Verletzungspräventionsprogrammen zählen Maßnahmen für spezifische Verletzungen wie:

- Riss des vorderen Kreuzbandes (Arden et al. 2018; Petushek et al. 2019; Tanaka et al. 2020),
- Verstauchung des Fußgelenks (Vuurberg et al. 2018),
- Zerrung der ischiokruralen Muskulatur (Ayala et al. 2019; van Dyk et al. 2019),
- Muskelzerrung des unteren Rückens (Shiri et al. 2018),
- Schulterinstabilität (Niederbracht et al. 2018) und
- Gehirnerschütterung (Schneider et al. 2017).

Diese Forschung berücksichtigt auch Verletzungspräventionsprogramme für bestimmte Sportarten und Aktivitäten wie beispielsweise:

- Werfen (Wilk et al. 2021),
- Laufen (Taddei et al. 2020; Warden et al. 2014),
- Fußball (Crossley et al. 2020),

- Ringen (Grindstaff und Potach 2006),
- Turnen (Sands 2000),
- Tanzen (Fuller et al. 2020) und
- Basketball (Cherni et al. 2019).

Es hat sich gezeigt, dass diese Programme – und viele andere – das Verletzungsrisiko senken. Darüber hinaus haben zahlreiche Organisationen ihre eigenen Verletzungspräventionsprogramme entwickelt. Die meisten von ihnen haben sich auf das vordere Kreuzband konzentriert, unter anderem:

- 11+ (früher bekannt unter dem Namen FIFA 11+) (FIFA Medical Network),
- Sportsmetrics (University of Cincinnati),
- PEP (*Prevent Injury, Enhance Performance*) Program (Santa Monica Sports Medicine Research Foundation),
- Knäkontroll (ein Gemeinschaftsprojekt des schwedischen Fußballverbands mit der Folksam-Versicherungsgruppe und SISU Förlag) und
- Thrower's Ten (American Sports Medicine Institute).

Allen Programmen gemeinsam ist die Empfehlung, verschiedene Übungen zur Steigerung der Kraft, Explosivität, Schnelligkeit, Gewandtheit und aeroben Ausdauer auszuführen. An dieser Stelle sei jedoch angemerkt, dass Übungen zur Verbesserung der Beweglichkeit im Rahmen der Verletzungsprävention zu uneindeutigen Ergebnissen geführt haben.

Verletzungsprävalenz

Die Teilnahme an Verletzungspräventionsprogrammen wird allen Athleten empfohlen, ist aber vor allem in Sportarten wichtig, in denen man häufig aus dem Springen landen, abbremsen und die Laufrichtung wechseln muss, wie Fußball, Basketball, Football und Volleyball. Athleten, die diese Sportarten betreiben, verletzten sich tendenziell häufiger als andere Sportler. Verletzungsprävention empfiehlt sich auch für Baseballspieler, die anfälliger für Schulter- und Ellenbogenverletzungen sind – vor allem Pitcher (Werfer) und Catcher (Fänger), deren jeweilige Spielposition mit einer insgesamt höheren Anzahl an Würfen verbunden ist, die überdies mit höherer Geschwindigkeit erfolgen.

Obwohl Verletzungen des vorderen Kreuzbands bei Männern häufiger vorkommen als bei Frauen, haben Sportlerinnen, vor allem Fußballerinnen und Basketballerinnen, ein sechsmal höheres Verletzungsrisiko als ihre männlichen Kollegen – eine Verletzungsrate, die mit der von männlichen Footballspielern vergleichbar ist. Aufgrund dieser Häufigkeit empfehlen wir allen Athletinnen – vor allem in risikoreichen Sportarten wie Fußball und Basketball – und männlichen Footballspielern die Teilnahme an speziellen Programmen zur Prävention von Verletzungen des vorderen Kreuzbands.

Praktische Umsetzung

Obwohl nahezu 90 Prozent der befragten Athleten ihr Interesse an der aktiven Durchführung eines Verletzungspräventionsprogramms äußerten, haben bedauerlicherweise weniger als 20 Prozent an einem solchen Programm teilgenommen. Außerdem verordnen weniger als 33 Prozent der Jugendfußballtrainer ihren Spielern ein Verletzungspräventionsprogramm. Das liegt unter anderem an folgenden Gründen:

- Unwissenheit: Doch selbst als die Trainer über das nötige Wissen verfügten, ließ nur die Hälfte von ihnen ihre Sportler entsprechende Übungen ausführen (Sugimoto et al. 2017).
- Fehlendes Bewusstsein: Nur 33 Prozent der Sportler sind sich überhaupt der Tatsache bewusst, dass es Verletzungspräventionsprogramme gibt (Tanaka 2020).
- Zeitmangel: Obwohl die meisten Programme nicht mehr als 15 Minuten dauern, sind viele Trainer nicht bereit, ihre Trainingszeit dafür zu opfern.

Mit diesem Buch möchten wir ein grundlegendes Verständnis dafür vermitteln, warum Verletzungen entstehen, auf welchen Prinzipien Verletzungspräventionsprogramme beruhen und welche gängigen Präventionsübungen angewendet werden können, um das Verletzungsrisiko zu senken. Obwohl die Gestaltung und die Durchführung dieser Programme keine Verletzungsfreiheit garantieren, glauben wir, dass man das Verletzungsrisiko mit einem überschaubaren Zeitaufwand deutlich senken kann und sich dadurch, als zusätzlicher Vorteil, sogar die sportliche Leistung verbessern sollte.

Hierfür werden allgemeine physiologische und trainingsspezifische Prinzipien vorgestellt, die angewendet werden, um Verletzungspräventionsprogramme zu gestalten. Auf dieses Hintergrundmaterial folgen Kapitel mit der ausführlichen Beschreibung von Übungen, die das Risiko für spezifische Verletzungen verringern. Es wird erklärt, um welche Kategorie beziehungsweise welche Art von Übung es sich handelt, wie sie Schritt für Schritt ausgeführt wird und welche Muskeln an der Bewegung beteiligt sind; den Abschluss bildet der Abschnitt »Präventiver Fokus«, der erklärt, warum die Übung besonders geeignet ist, um eine bestimmte Verletzung zu verhindern. In den folgenden Kapiteln ist jede Übung mit drei Piktogrammen versehen, die für die drei Übungskategorien stehen: Kraftübungen, plyometrische Übungen und Spezialübungen (siehe Abbildung unten). Diese Piktogramme dienen der Identifikation der konditionellen Fähigkeit, die mit dieser Übung hauptsächlich angesprochen wird; der zutreffende Modus wird farblich hervorgehoben, während die anderen grau gehalten sind. Diese drei Übungskategorien werden in Kapitel 2 ausführlich beschrieben.

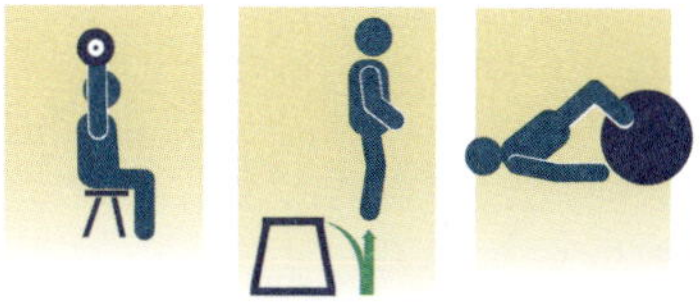

Unterstützend wird jede Übung durch eine anatomische Zeichnung illustriert, die darstellt, wie die Übung ausgeführt wird. Aufgrund der verwendeten Perspektive sieht man in den Zeichnungen nicht immer alle an der Übung beteiligten Muskeln; deshalb werden sie im Anschluss separat aufgelistet. In manchen Zeichnungen ist nur auf der Seite der passiven Extremität ein Muskel erkennbar; in diesen Fällen erscheinen die Muskelnamen für diese sichtbaren passiven Extremitäten und nicht für die Extremitäten, die die Übung aktiv ausführen. Darüber hinaus sind diese Zeichnungen farblich codiert, um die primären und sekundären Muskeln sowie das Bindegewebe hervorzuheben, die an der jeweiligen Übung beteiligt sind.

Primäre Muskeln   Sekundäre Muskeln

Den Abschluss dieses Buches bildet ein Kapitel, das die physiologischen Grundsätze und Trainingsprinzipien mit konkreten Übungen kombiniert, um zu veranschaulichen, wie ein Verletzungspräventionsprogramm gestaltet werden kann. Dieses Kapitel enthält zwei Beispiele für Verletzungspräventionsprogramme.

1

Sportverletzungen verstehen

Verletzungsprävention erfordert die bewusste Ausführung bestimmter Übungen in angemessener Intensität und korrekter Technik und konsequente Trainingsgewohnheiten. Wird auch nur einer dieser Faktoren vernachlässigt, kann die Wirksamkeit beeinträchtigt sein. Dieses Buch wird nicht nur spezifische Verletzungen und ihre typischen Entstehungsumstände identifizieren, sondern auch Übungen zeigen, die direkt auf diese Verletzungen abzielen. Ein Verständnis für das Auftreten von Verletzungen ist jedoch für eine effektive Nutzung der Strategien wichtig, die in den folgenden Kapiteln besprochen werden. Obwohl es in diesem Buch um die Verringerung des Risikos sportbezogener Verletzungen geht, treffen viele Prinzipien auch auf andere Aktivitäten zu, unter anderem auf Alltagsbewegungen, aber auch auf solche im Fitnessbereich und sogar am Arbeitsplatz.

Eine Verletzung ist relativ leicht zu verstehen. Eine Verletzung ist, einfach ausgedrückt, die Beschädigung einer spezifischen Struktur, die oft zu einer Einschränkung ihrer bestimmungsgemäßen Funktion führt. Diese Definition besteht aus vier Teilen:

1. »Beschädigung« deutet an, dass sich die Integrität der Struktur verändert hat, zum Beispiel durch einen Bruch oder Riss.
2. »Spezifische Struktur« bezieht sich auf den betroffenen Körperteil, etwa einen Knochen oder eine Sehne.
3. »Einschränkung« bedeutet, dass die Struktur ihre Arbeit nicht mehr in vollem Umfang ausführen kann – dies kann sich zum Beispiel als verminderte Gelenkstabilität oder geringere Kraftproduktion äußern.
4. »Funktion« ist eine konkrete zielgerichtete Aufgabe wie Laufen oder Treppensteigen.

Fußballer ziehen sich oft eine Zerrung der Hüftflexoren zu. Bei einem Schuss aufs Tor können die Muskelfasern der Hüftflexoren teilweise oder vollständig reißen (meist der *Rectus femoris*, der gerade Oberschenkelmuskel). Dieses (An-)Reißen der Muskelfasern ist die Definition von »Zerrung«. Wenn der *Rectus femoris* gezerrt ist, kann er zwar oft noch seine Aufgabe bewältigen und den Oberschenkel in der Hüfte beugen, allerdings verursacht diese Bewegung Schmerzen, die in der Regel dazu führen, dass dieser Muskel weniger Kraft produzieren kann und die Schussgeschwindigkeit des Balls abnimmt. In Hinblick auf unsere Definition von Verletzung ist eine Zerrung (oder das Reißen der Muskelfasern) die Beschädigung, der *Rectus femoris* die spezifische Struktur, die verringerte Kraftproduktion die Einschränkung und die Effektivität des Torschusses die Funktion.

Verletzungen lassen sich definieren oder klassifizieren, indem man die betroffene Struktur und den Mechanismus benennt, der zu der Verletzung geführt hat. Manche Verletzungen, die als stumpfe Traumen bezeichnet werden, sind das Resultat eines einmaligen Ereignisses, während sich sogenannte »Überlastungsverletzungen« über einen längeren Zeitraum entwickeln. Beide Arten von Verletzungen treten auf, weil das betroffene Gewebe – Muskeln, Bänder, Sehnen und Knochen – der Belastung nicht standhalten kann. Eine Belastung ist nur dann problematisch, wenn sie größer ist als die maximale Toleranz der Struktur. Die Ausführung eines Bench Press (Bankdrücken) zum Beispiel beansprucht die beteiligten Muskeln, vor allem den großen Brustmuskel, den vorderen Anteil des *Deltoideus* und den Trizeps, aber die meisten Menschen können diese Belastung gut bewältigen und verletzungsfrei ausführen. Aber was passiert, wenn sich ein Anfänger bei seinem ersten Workout an einem Wiederholungsmaximum (1 RM; *one repetition maximum*) versucht? Oder wenn ein erfahrener Gewichtheber sein Trainingsvolumen plötzlich verdoppelt? Im ersten Beispiel kann ein stumpfes Trauma eintreten, wenn die Kraft, die dem untrainierten großen Brustmuskel abverlangt wird, größer ist als die Kraft, der er standhalten kann. Im zweiten Beispiel kann eine Überlastungsverletzung auftreten, wenn die über einen längeren Zeitraum einwirkende Kraft größer ist als das, was der große Brustmuskel von seinem bisherigen Training kennt.

Stumpfe Traumen

Stumpfe Traumen treten ein, wenn eine einmalige Belastung – oder Kraft – auf eine körperliche Struktur einwirkt und deren Toleranz überschreitet. Manchmal werden diese Kräfte von außen zugeführt, wenn man beispielsweise mit einem Objekt oder Gegenspieler kollidiert, manchmal wirken sie intern, wie etwa bei einem Muskel. Die meisten anatomischen Strukturen können ein stumpfes Trauma erleiden. Hier einige Beispiele für gängige Traumen:

- Eine Verstauchung des Fußgelenks tritt ein, wenn die lateralen (äußeren) Bandfasern reißen, weil sich der Fuß nach innen dreht (Inversion) und eine Bewegung erzeugt, die die Belastbarkeit der Bänder übersteigt.
- Ein Achillessehnenriss – das Reißen der Fasern, die die Plantarflexoren des Unterschenkels mit der Ferse verbinden – tritt ein, wenn die Kräfte, die auf die Sehne übertragen werden, ihre Belastbarkeit übersteigen.
- Ein Bruch der Speiche (Radiusfraktur) entsteht, wenn der Sportler auf seine ausgestreckte Hand stürzt, weil dadurch eine Kraft auf die Speiche *(Radius)* übertragen wird, die die Belastbarkeit des Knochens übersteigt.
- Eine Dislokation oder Subluxation der Schulter kann eintreten, wenn sich die Schulter des Sportlers zu weit nach vorn bewegt und einer Kraft ausgesetzt wird, die die Belastbarkeit des Labrums des Glenohumeralgelenks – ein stabilisierender ringförmiger Knorpel in der Schulter – übersteigt.
- Ein stumpfes Trauma der ischiokruralen Muskelgruppe tritt oft in Situationen auf, in denen sie – aufgrund von Position, Geschwindigkeit oder beidem – eine hohe Kraft produziert, die ihre Belastbarkeit übersteigt.

Der rote Faden, der diese Verletzungen miteinander verbindet, ist die Tatsache, dass eine Struktur einer Kraft ausgesetzt wird, die in der betreffenden Situation für sie zu hoch ist und die Grenze ihrer Belastbarkeit übersteigt. Stumpfe Traumen lassen sich weiter differenzieren in direkte Kontaktverletzungen, indirekte Kontaktverletzungen und kontaktlose Verletzungen. Eine solche Klassifizierung von Traumen bezieht sich auf die Umgebung, in der die Verletzung auftritt, und wie sich die Kraft im System entwickelt.

Direkte Kontaktverletzungen

Eine direkte Kontaktverletzung tritt ein, wenn einer Struktur ein direkter Schlag oder Stoß versetzt wird. Wenn ein Footballspieler zum Beispiel auf die Knie fällt und ein anderer Spieler auf seinem Fußgelenk landet, wirkt der Unterschenkel als Hebel, der zu einer direkten Kontaktverletzung in Form einer Verstauchung des oberen Sprunggelenks führen kann. Diese Verletzung ist die Folge eines anderen Mechanismus und betrifft andere Bänder als eine typische Sprunggelenkverstauchung am Außenband des Fußgelenks. Eine weitere gängige direkte Kontaktverletzung ist ein Knochenbruch – wenn man zum Beispiel Krafttraining betreibt und versehentlich eine Hantelscheibe auf den Fuß fallen lässt, kann eine Fraktur die Folge sein.

Indirekte Kontaktverletzung

Im Gegensatz zu einer direkten Kontaktverletzung tritt eine indirekte Kontaktverletzung ein, wenn Kontakt zu einem anderen Spieler hergestellt wird, dieser aber nicht direkt auf die betroffene Struktur einwirkt. Wenn zum Beispiel das rechte Knie eines Athleten beim Zusammenprall mit einem gegnerischen Spieler einen Stoß erhält, der zu einer Verletzung führt, handelt es sich um eine direkte Kontaktverletzung. Wenn der Athlet aber von einem gegnerischen Spieler an der Schulter getroffen wird, durch diesen Kontakt auf sein rechtes Knie stürzt und sich dort verletzt, handelt es sich bei der Knieverletzung um eine indirekte Kontaktverletzung.

Es gibt zwei typische Situationen des indirekten Kontakts, die zu Verletzungen führen können:

- Wenn sich ein Athlet aufgrund seiner Reaktion auf den Kontakt mit einem anderen Spieler verletzt.
- Wenn ein Athlet gestoßen wird, während er in der Luft ist, und sich bei der Landung verletzt.

Kontaktlose Verletzungen

Kontaktlose Verletzungen treten, wie der Name schon sagt, ein, wenn kein Körperteil des Athleten einen anderen Gegenstand oder Spieler berührt. Wenn ein Footballspieler lossprintet, die Richtung wechselt und mit dem Fußgelenk umknickt, handelt es sich um eine kontaktlose Sprunggelenkverstauchung am Außenband. Obwohl sie seltener sind als kontaktbedingte Frakturen, gibt es auch kontaktlose Knochenbrüche; beispielsweise kann ein Basketballer bei der Landung nach einem Rebound-Versuch einen Schienbein- oder Wadenbeinbruch erleiden.

Verletzung des vorderen Kreuzbandes

Das vordere Kreuzband (das in Fachkreisen oft als ACL bezeichnet wird, das englische Kürzel für *Anterior Cruciate Ligament*) liegt vor dem hinteren Kreuzband und kreuzt es x-förmig. Alle drei Kontaktarten können zu einem vorderen Kreuzbandriss führen [da es sich bei den meisten Kreuzbandrissen um eine Ruptur des vorderen Kreuzbandes handelt, wird diese Verletzung nachfolgend aus Gründen der besseren Lesbarkeit als »Kreuzbandriss« bezeichnet. Siehe hierzu auch Seite 158, Anm. d. Übers.]:

- **Direkter Kontakt:** Ein anderer Athlet prallt gegen das Knie und zwingt es in eine Richtung, die das Kreuzband zum Reißen bringt.
- **Indirekter Kontakt:** Ein anderer Athlet kollidiert mit dem Spieler, der sich einen Kreuzbandriss zuzieht, als er sich der Einwirkung entgegenstemmt und versucht, dem Aufprall standzuhalten.
- **Kontaktlos:** Eine Abbremsung oder ein Richtungswechsel führt zu einer nach innen gerichteten (Valgus-)Bewegung mit unzureichender Knieflexion, die einen Kreuzbandriss zur Folge hat.

Obwohl eine kontaktlose Verletzung ohne die Einwirkung eines anderen Athleten eintritt, heißt das nicht, dass es keine von außen einwirkenden Kräfte gibt, die zu der Verletzung beitragen können. Oft ist die Verletzung die Folge der spontanen Reaktion des Athleten auf eine plötzlich eintretende Situation. Ein Rugbyspieler könnte zum Beispiel anfangen, in eine Richtung zu beschleunigen, um dann festzustellen, dass ihm ein gegnerischer Spieler den Weg versperrt, und der Versuch eines abrupten Richtungswechsels könnte zum Kreuzbandriss führen. Man könnte sagen, dass die Interaktion mit dem anderen Spieler zu der Verletzung geführt hat, obwohl kein körperlicher Kontakt stattfand. Das ist komplizierter, als sich generell »falsch zu bewegen«.

Überlastungsverletzungen

Während stumpfe Traumen darauf zurückzuführen sind, dass der Körper in einer Situation einer übermäßig hohen Belastung ausgesetzt wird, treten Überlastungsverletzungen auf, wenn die Körperstrukturen einem Stress ausgesetzt werden, der über einen längeren Zeitraum auf sie einwirkt und ohne angemessene Erholung ihre Belastbarkeit übersteigt.

Bänder

Stellen Sie sich vor, Sie werfen einen Baseball. Baseball-Pitcher müssen normalerweise in relativ kurzer Zeit Dutzende schneller Würfe absolvieren. Um einen Ball mit hoher Geschwindigkeit zu werfen, werden große Kräfte durch die Muskeln und das umliegende Gewebe des Ober- und Unterkörpers freigesetzt, vor allem jene, die die Schulter- und Ellenbogengelenke umgeben. Ein einzelner Wurf oder eine Reihe von Würfen mit ausreichend langen Pausen werden voraussichtlich keine Verletzung zur Folge haben, aber Pitcher werfen in einem Spiel normalerweise Dutzende von Malen und haben zwischen den einzelnen Innings nur 15 bis 20 Minuten Pause. Das kann zu Überlastungsverletzungen in zahlreichen Strukturen wie dem ulnaren Kollateralband führen, das immer häufiger nach der Tommy-John-Methode operiert wird. Eine Kombination aus hoher Krafteinwirkung, hohem Wurfvolumen und einer relativ kurzen Regenerations- und Erholungszeit führt mit hoher Wahrscheinlichkeit zu einer Überlastungsverletzung.

Knochen

Laufen ist eine weitere Aktivität, bei der man sich leicht eine Überlastungsverletzung zuziehen kann. Im Durchschnitt macht ein Läufer 200 Schritte pro Minute; bei einem 30-minütigen Lauf käme man so auf 6000 Schritte. Wenn der Läufer im Durchschnitt vier Tage in der Woche läuft, sind das 24 000 Schritte. Weil viele Muskeln an der Abdruck- und Landephase des Bewegungsablaufs beteiligt sind, wird dieses Gewebe, wie auch das umliegende, einer erhöhten Belastung ausgesetzt. In diesem Fall handelt es sich bei dem umliegenden Gewebe um die Knochen; die Kombination aus Schrittvolumen, Aufprallkraft und wiederholtem Zug der Muskeln an den Knochen kann zum Schienbeinkantensyndrom *(Shin Splints)*, zu Stressreaktionen (Knochenkontusionen beziehungsweise Knochenprellungen) oder sogar zu Ermüdungsbrüchen des Schienbeins *(Tibia)* führen.

Sehnen

Basketball ist eine andere Aktivität, die zu Überlastungsverletzungen führen kann. Die gängigste Überlastungsverletzung für Basketballer ist das sogenannte Springerknie, eine Tendinopathie der Patellasehne – das ist die Struktur, die die großen Quadrizepsmuskeln auf der Oberschenkelvorderseite über die Kniescheibe mit dem Unterschenkel verbindet.

Diese Muskeln helfen dem Athleten beim Springen, aber sie helfen auch, die Landung und das Abbremsen zu kontrollieren. Bei Rebounds, Jump Shots und schnellen Richtungswechseln, wie sie im Basketball vorkommen, finden viele solcher Bewegungen statt, und dieses hohe Volumen an Belastungszyklen kann zu einer Überlastung der Patellasehne führen, die eine Tendinopathie nach sich zieht.

Faktoren, die zum Verletzungsrisiko beitragen

In diesem Buch werden Strategien vorgestellt, die dazu beitragen, das Verletzungsrisiko zu verringern. In diesem Zusammenhang ist es wichtig herauszufinden, warum Verletzungen überhaupt auftreten. Sobald die Gründe bekannt sind, kann man Programme entwerfen, die diese Ursachen beheben, und so das Verletzungsrisiko reduzieren. Ein Verständnis für das Auftreten von Verletzungen erfordert eine sorgfältige Analyse der Kräfte, die in den verschiedenen Sportarten auf die Athleten einwirken, wie diese Kräfte toleriert werden, und Techniken, die gemeinhin mit Verletzungen in Verbindung stehen. Abgesehen von diesen gängigen Ursachen können auch andere Variablen zu einer Verletzung beitragen, wie das zu schnelle – oder zu langsame – Durchlaufen eines Programms, die sportspezifischen Erfahrungen des Athleten und sogar der individuelle Fitnesszustand. Auf jeden dieser Aspekte wird nachfolgend eingegangen und genau beschrieben, wie sie das Verletzungsrisiko beeinflussen können.

Kraft

Kraft ist einfach die Wirkung eines Körpers auf einen anderen, wie der Druck oder Zug auf ein Objekt, um seinen Bewegungszustand zu verändern. Im menschlichen Körper ist diese Kraft eine Interaktion zwischen dem inneren und äußeren Widerstand gegen eine Bewegung – innere Kräfte werden körperintern ausgelöst, um die Bewegung zu verändern, während äußere Kräfte aufgrund der Interaktion des Körpers mit der Umgebung körperextern ausgelöst werden.

Kraft ist immer eine Interaktion zwischen zwei oder mehr Objekten, es kann also keine interne Kraft ohne eine gleich große externe Gegenkraft geben. Der Einfachheit halber wird sie hier isoliert beschrieben, beispielsweise als »Muskelkraft«, obwohl es sich in Wirklichkeit immer um eine Interaktion handelt.

Obwohl es sich bei internen Kräften um eine Reaktion wie Kompression handeln kann, sind die gängigsten internen Kräfte Zugkräfte, die erzeugt werden, um an Knochen zu ziehen und Bewegung zu erzeugen. Eine andere Form von interner Kraft ist die Gelenkreaktionskraft, die die Kraft beschreibt, die durch einen Kontakt von Knochen auf Knochen zwischen benachbarten Körpersegmenten erzeugt wird. Sie stellt eine Nettowirkung dar – das, was zwischen zwei Segmenten übertragen wird und durch die Kraft bedingt ist, die von den Muskeln, Bändern und knöchernen Kontaktflächen durch ein Gelenk übertragen wird. Verdeutlicht wird dies beispielsweise an den Knien eines Basketballers bei einer Sprunglandung: Wenn seine Füße auf dem Boden aufsetzen, führt diese Interaktion zu einer Kraft, die auf den Körper des Athleten einwirkt. Während sich seine Knie beugen, um diese Kraft aufzunehmen, wirken die Quadrizepsmuskeln dieser Flexion entgegen, um die Landung zu kontrollieren. Die Interaktion zwischen dem landungsbedingten Flexionsimpuls und dem Extensionsimpuls des Quadrizepses führt zu einer Gelenkreaktionskraft.

Externe Kräfte beschreiben den Kontakt zwischen dem Athleten und etwas, das sich außerhalb seines Körpers befindet, meist infolge der Schwerkraft oder des Kontakts mit einem anderen Objekt oder Menschen. Das Abwehren oder Zu-Boden-Werfen eines Gegners führt dazu, dass eine Person in Kontakt zu einer anderen Person tritt; wenn sich ein Schwimmer mit den Füßen von der Beckenwand abstößt, stellt er Kontakt zu der Wand her und überträgt Kraft auf die Wand; und die Landung nach einem Sprung stellt den Kontakt zwischen den Füßen des Athleten und dem Boden her.

Wenn diese Kräfte die Belastbarkeit der Strukturen überschreiten, auf die sie einwirken, kann eine Verletzung auftreten. Dazu gehören:

- Übermäßige Zugkräfte im Muskel können zu einer Muskelzerrung führen.
- Übermäßige Gelenkreaktionskräfte können zu Knorpelschäden führen.
- Übermäßige Scherkräfte können zu Hautabschürfungen führen.

Technik

Technik bezieht sich auf die Organisation – und letztlich die Ausführung – einer bestimmten Bewegung. Obwohl es keine spezifische richtige oder falsche Art gibt, um eine Bewegung auszuführen, werden manche Techniken häufiger mit Verletzungen in Verbindung gebracht, weil der Körper bestimmte Bewegungsmuster oft besser tolerieren kann als andere.

- Eine übermäßige (nach innen gerichtete) Valgusbewegung wird mit Kreuzbandrissen assoziiert.
- Beim Laufen kann eine Landung mit dem Vorfuß zu einer höheren Belastung des Fußgelenks führen.
- Ein Ballwurf mit seitlich angewinkeltem Arm kann zu einer höheren Belastung auf der Innenseite des Ellenbogens führen.

Die Anwendung dieser Techniken bedeutet nicht zwangsläufig, dass eine Verletzung auftreten wird. Diese Techniken werden lediglich mit einem erhöhten Auftreten von Verletzungen in Verbindung gebracht.

Trainingsbelastung

Der Körper kann auf vielfältige Weise auf Trainingsbelastungen reagieren. Im Training muss es eine progressive Belastungssteigerung geben – in der Regel in Form einer Manipulation von Trainingsvariablen wie Volumen, Intensität, Frequenz und Dauer –, damit die erwünschten Anpassungen eintreten können, beispielsweise eine höhere Leistungsfähigkeit. Wenn die Trainingsbelastung nicht zunimmt – oder die Zunahme zu geringfügig ist –, wird wenig bis gar keine Verbesserung eintreten. Wenn eine zu schnelle Steigerung der Trainingsbelastung erfolgt, steigt das Verletzungsrisiko. Der zeitliche Verlauf und das Ausmaß des Fortschritts sollten auf die Fähigkeiten des Athleten und sein Sportjahr abgestimmt sein, beispielsweise ob die Saison gerade läuft oder der Athlet gerade außerhalb der Saison trainiert. Bei der Evaluation des Verletzungsrisikos ist es daher wichtig, sowohl die ausgeführten Übungen als auch den Fortschritt der identifizierten Trainingsbelastungen zu berücksichtigen.

Fitnessniveau

Die Forschung muss erst noch ein ideales Fitnessniveau für die sportliche Betätigung bestimmen. Es gibt kein magisches Maß für Kraft, Beweglichkeit, Schnelligkeit oder aerobe Ausdauer, das als Grundvoraussetzung für sportliche Aktivitäten gilt. Es ist jedoch unsere Erfahrung – und die Forschung scheint dies ebenfalls zu bestätigen –, dass das Verletzungsrisiko sinkt, je mehr ein Sportler »in Form« ist. Dies lässt sich nicht für alle Sportarten pauschalisieren – manche Sportarten erfordern eine höhere Beweglichkeit, andere mehr Schnelligkeit, während wieder andere Sportarten vor allem von Kraft profitieren. Je näher diese Variablen am jeweiligen Ideal sind, umso geringer ist das Verletzungsrisiko des Athleten.

Sportspezifische Erfahrungen

Ein letzter Faktor, den es zu berücksichtigen gilt, sind die Erfahrungen des Athleten. Menschliche Bewegungslösungen werden durch komplexe Lernmechanismen in hochspezifischen Umgebungen erworben. Diese vollziehen sich ganz von selbst durch die Erfahrungen, die man macht, wenn man seinen Sport ausübt. Mit anderen Worten: Indem man mehr Zeit mit der Ausübung seines Sports verbringt, sammelt man nicht nur mehr Erfahrung in seinem Sport, sondern lernt auch einzigartige Situationen kennen, die sich im Wettkampf beziehungsweise Spiel ergeben können.

Denken Sie an das vorherige Beispiel einer Verletzung, die sich ergibt, weil der Athlet auf das plötzliche Erscheinen eines gegnerischen Spielers reagiert, der seine beabsichtigte Bewegungsrichtung blockiert. Wenn es sich hierbei um eine Situation handelt, die der Athlet bereits viele Male erlebt hat, wird er über genügend Erfahrungen verfügen, auf die er sich berufen kann, um ideal zu reagieren. Wenn der Athlet diese Situation noch nicht oft erlebt hat, weiß er vielleicht nicht, wie er effektiv und sicher reagiert, um den Kontakt mit dem Gegenspieler und damit eine mögliche Verletzung zu vermeiden. Diese Routine und Spielerfahrung kann die Belastungstoleranz erhöhen und zu einer stärkeren Resilienz gegenüber Verletzungen führen. Eine häufige Teilnahme an der Aktivität muss daher im Rahmen einer korrekten Gestaltung von Programmen zur Verletzungsprävention berücksichtigt werden.

Die folgenden Kapitel werden Übungen und Strategien zeigen, um einige der gängigsten Verletzungen zu reduzieren, die man sich als Athlet zuziehen kann. Manche Verletzungen lassen sich nicht vermeiden, aber indem wir einen robusteren, widerstandsfähigeren Athleten aufbauen, können wir sein Verletzungsrisiko deutlich senken. Die meisten Athleten werden von der korrekten Anwendung von Kraft und Trainingsbelastungen profitieren, um ihre Trainingsresultate zu optimieren.

2

Übungsprinzipien für die Verletzungsprävention

Bei der Gestaltung eines Verletzungspräventionsprogramms muss man zahlreiche Variablen berücksichtigen, um zu gewährleisten, dass die Teilnehmer geschützt sind und das Programm effektiv ist. Es sind viel Zeit und Verständnis erforderlich, um ein solches Programm fachgerecht in einen übergeordneten Trainingsplan einzubetten. Das Wissen um Verletzungsarten und Übungsprinzipien ist unabdingbar, um ein entsprechendes Programm für Athleten zu gestalten; die Anwendung und die konsequente Umsetzung dieser Prinzipien vergrößern die Erfolgsaussichten des Athleten, während gleichzeitig sein Verletzungsrisiko gesenkt wird. Im letzten Kapitel werden die verschiedenen Verletzungsarten vorgestellt, aber nun stehen die Prinzipien im Fokus, nach welchen die Übungen gestaltet sein müssen. Zu den Übungsprinzipien in diesem Buch zählen die verschiedenen Arten von Muskelkontraktionen, die Übungsauswahl und wie Menschen Bewegungen lernen.

Spezifität, Überlastung und Progression sind vielleicht die wichtigsten Überlegungen, die bei der Auswahl der Übungen für ein Verletzungspräventionsprogramm relevant sind. Man muss eine Vorstellung davon haben, wie sich der Körper bewegt und wie die Muskeln arbeiten, und zwar sowohl bei alltäglichen als auch bei (sport)spezifischen Bewegungen, in denen der Körper besonders verletzungsanfällig ist. Wenn die verwendete Last für den Athleten keine Herausforderung – oder Überlastung – darstellt, werden sich keine Anpassungen einstellen. Und wenn die Übungen nicht schwerer werden, indem sie koordinativ komplexer oder mit höherem Gewicht ausgeführt werden, wird der Athlet auf ein Plateau stoßen und keine Anpassungen mehr erzielen. Bei der Erstellung von Verletzungspräventionsprogrammen ist es das Ziel, bestimmte Veränderungen oder Anpassungen hervorzurufen, die für die Anforderungen, die an den Körper gestellt werden, spezifisch sind. Dies wird als spezifische Anpassung an auferlegte Anforderungen bezeichnet, das sogenannte SAID-Prinzip. Wenn das Ziel darin besteht, schneller zu laufen, sollte das Trainingsprogramm schnelle Läufe enthalten; wenn das Ziel darin besteht, höher zu springen, sollte das Trainingsprogramm Sprünge enthalten.

Bewegungsbeschreibung

Um sportspezifische Bewegungen zu analysieren und Übungen zu verwenden, die das Verletzungsrisiko senken, ist es wichtig, die Bewegungsterminologie zu verstehen. Jede sportliche Aktivität kommt durch die koordinierte Bewegung der Körpergelenke zustande. Diese Bewegung wird durch Muskelkontraktionen bewusst kontrolliert. Während diese Kontraktionen die Gelenke bewegen und auf Widerstand gegen diese Bewegung stoßen, wird Kraft erzeugt, das sogenannte Drehmoment. Die gängigsten Gelenkbewegungen werden auf den folgenden Seiten vorgestellt.

Handgelenk—sagittal
Flexion
Übung: Handgelenk-Curl
Sport: Basketball-Freiwurf

Extension
Übung: Handgelenkextension
Sport: Racquetball-Rückhand

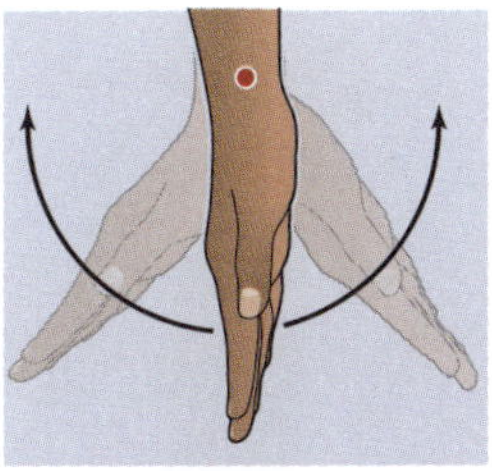

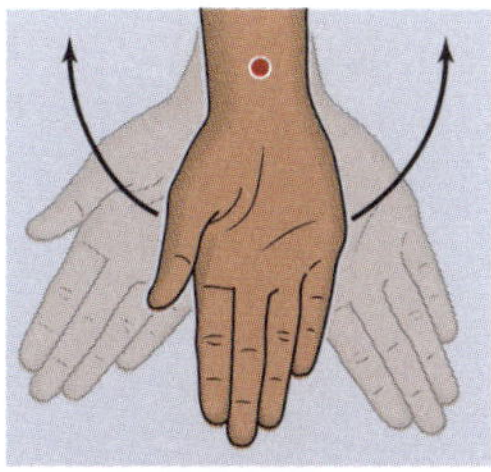

Handgelenk – frontal
Ulnardeviation
Übung: Handgelenk-Curl mit Ulnardeviation
Sport: Baseballschlag

Radialdeviation
Übung: Handgelenk-Curl mit Radialdeviation
Sport: Golf-Rückschwung

Ellenbogen – sagittal
Flexion
Übung: Bizeps-Curl
Sport: Bowling

Extension
Übung: Trizeps-Pushdown
Sport: Kugelstoßen

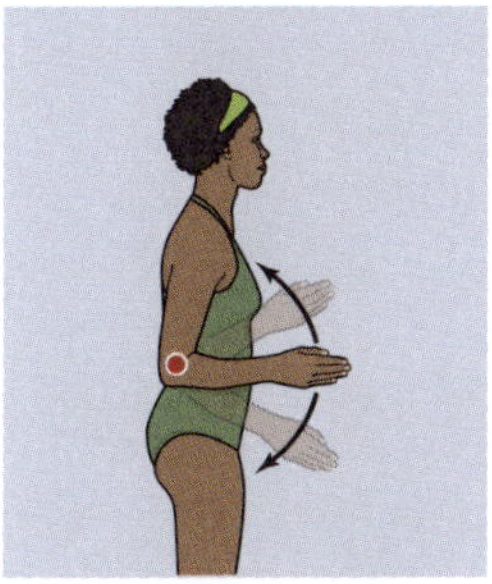

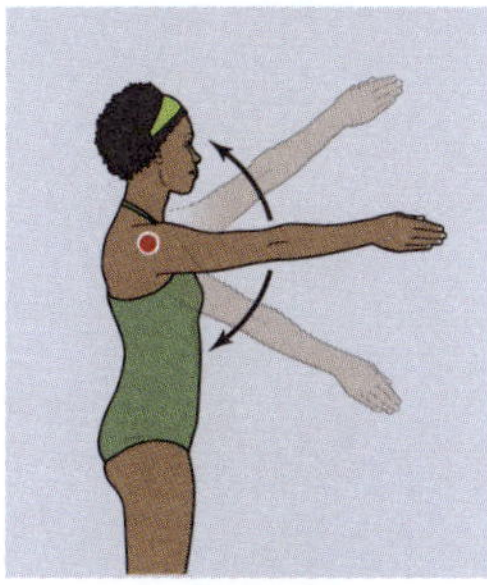

Schulter – sagittal
Flexion
Übung: Frontheben
Sport: Aufwärtshaken im Boxen

Extension
Übung: Rudern sitzend mit neutralem Griff
Sport: Armzug im Freistilschwimmen

Schulter – frontal
Adduktion
Übung: Latzug mit breitem Griff
Sport: Armzug im Brustschwimmen

Abduktion
Übung: Schulterdrücken mit breitem Griff
Sport: Turmspringen

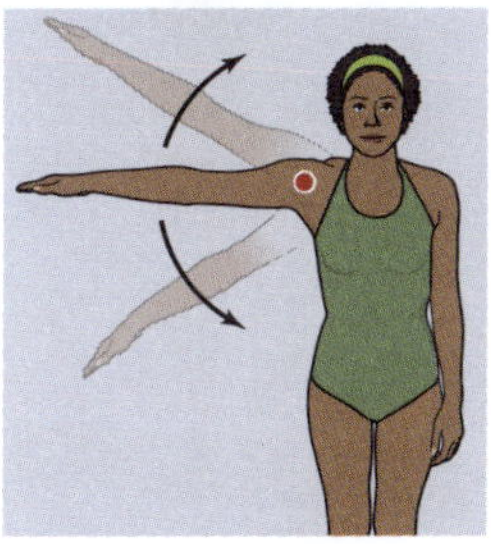

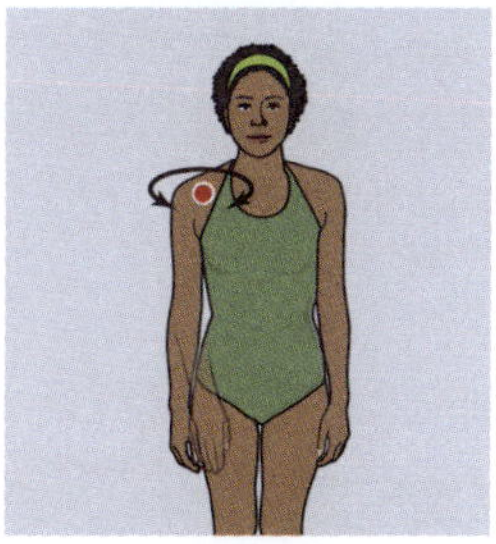

Schulter – transversal oder horizontal
Innenrotation
Übung: Innenrotation mit Tubing
Sport: Baseballwurf

Außenrotation
Übung: Außenrotation mit Tubing
Sport: Kampfkunstbewegung

Schulter – transversal oder horizontal
(Oberarm im 90-Grad-Winkel zum Rumpf)
Adduktion
Übung: Kurzhantel-Fly
Sport: Tennis-Vorhand

Abduktion
Übung: Seitheben vorgebeugt
Sport: Tennis-Rückhand

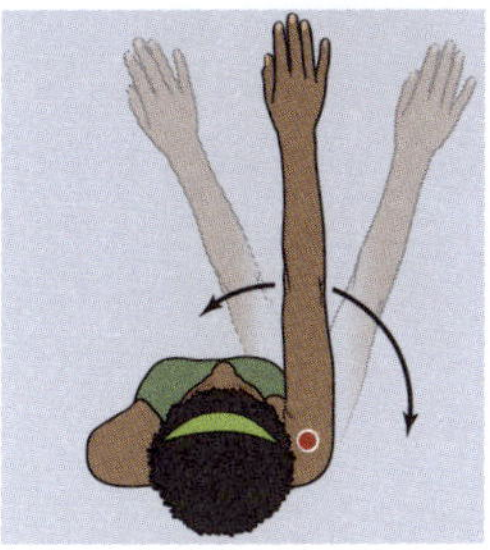

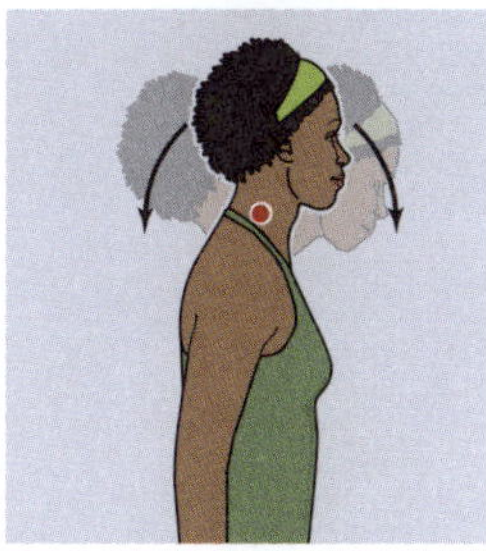

Nacken – sagittal
Flexion
Übung: Nackenmaschine
Sport: Rolle vorwärts im Turnen

Extension
Übung: Dynamisches Beckenheben
Sport: Salto rückwärts gehockt im Turnen

Nacken – transversal oder horizontal
Rotation nach links
Übung: Manueller Widerstand
Sport: Bewegung im Ringen

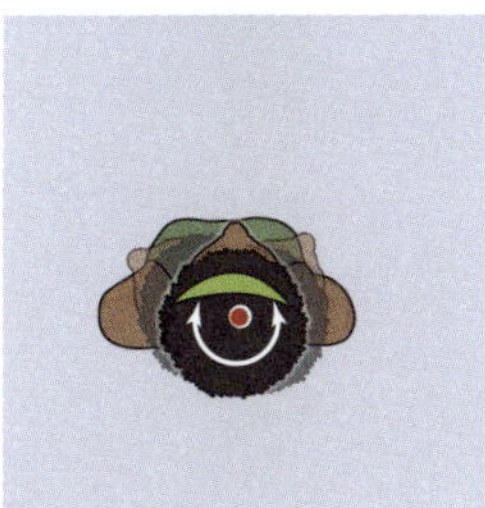

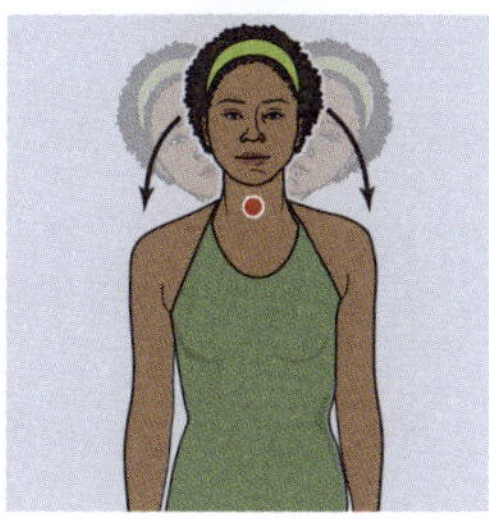

Nacken – frontal
Neigung nach links
Übung: Nackenmaschine
Sport: Ski Alpin

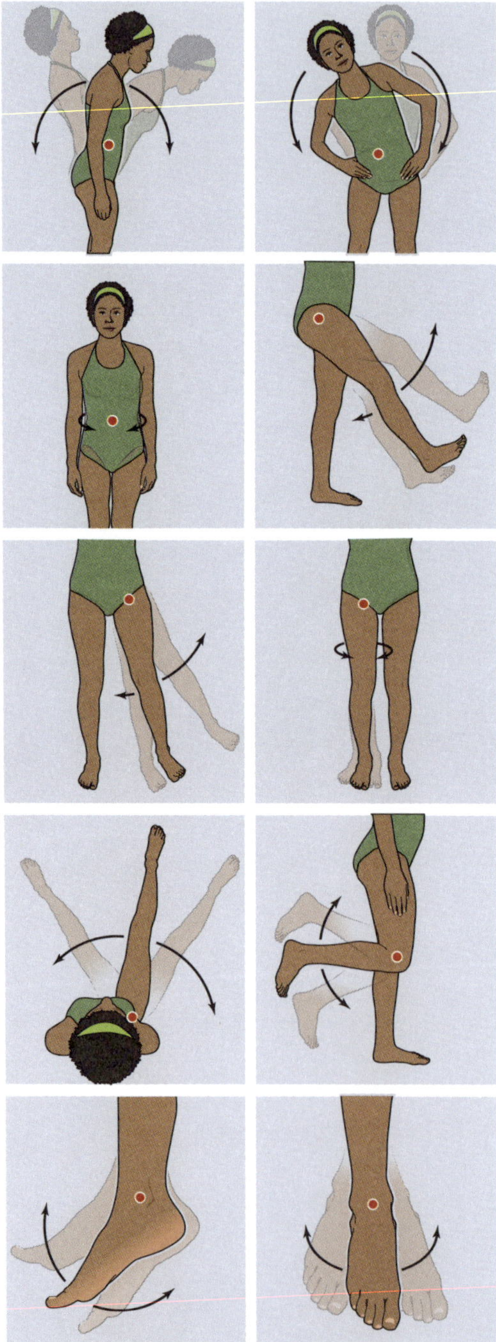

Unterer Rücken – sagittal
Flexion
Übung: Sit-up
Sport: Abfangen im Speerwurf

Extension
Übung: Hyperextension
Sport: Salto rückwärts gehockt im Turnen

Unterer Rücken – frontal
Neigung nach links
Übung: Überkopfwurf mit Medizinball
Sport: Freies Rad im Turnen

Neigung nach rechts
Übung: Seitbeugen
Sport: Basketball-Hakenwurf

Unterer Rücken – transversal oder horizontal
Rotation nach links
Übung: Medizinball-Seitwurf
Sport: Baseballschlag

Rotation nach rechts
Übung: Rumpfwender
Sport: Golfschlag

Hüfte – sagittal
Flexion
Übung: Beinheben
Sport: Punt im American Football

Extension
Übung: Back Squat
Sport: Absprung im Weitsprung

Hüfte – frontal
Adduktion
Übung: Adduktorenmaschine stehend
Sport: Seitschritt im Fußball

Abduktion
Übung: Abduktorenmaschine stehend
Sport: Schlittschuhlaufen im Eishockey

Hüfte – transversal
Innenrotation
Übung: Widerstand gegen Innenrotation
Sport: Sternschritt im Basketball

Außenrotation
Übung: Widerstand gegen Außenrotation
Sport: Drehung im Eiskunstlauf

Hüfte – transversal oder horizontal
(Oberschenkel im 90-Grad-Winkel zum Rumpf)
Adduktion
Übung: Adduktorenmaschine
Sport: Beinfeger im Karate

Abduktion
Übung: Abduktorenmaschine sitzend
Sport: Befreiungstechniken im Ringen

Knie – sagittal
Flexion
Übung: Bein-Curl mit Physioball
Sport: Vorwärtssalto gehockt im Turmspringen

Extension
Übung: Beinextension
Sport: Blocken im Volleyball

Fußgelenk – sagittal
Dorsalflexion
Übung: Widerstand gegen Dorsalflexion
Sport: Laufen

Plantarflexion
Übung: Wadenheben (Ferse)
Sport: Hochsprung

Fußgelenk – frontal
Inversion
Übung: Inversion mit Widerstand
Sport: Richtungswechsel im Fußball

Eversion
Übung: Eversion mit Widerstand
Sport: Eisschnelllauf

Gängige Gelenkbewegungen im Sport

Verändert mit freundlicher Genehmigung von Harman, E. A.; Johnson, M.; Frykman, P. N. (1992): *A Movement-Oriented Approach to Exercise Prescription*, NSCA Journal 14 (1): S. 47–54

Muskeln und Bewegung

Um die Beziehung zwischen Muskeln und Bewegung zu beschreiben, werden drei unterschiedliche, aber zusammenhängende Zielsetzungen untersucht. Hierbei werden die Muskelfunktion, die Muskelaktion und die Geschwindigkeit der Muskelkontraktion betrachtet.

Muskelfunktion

Die Funktion eines Muskels beschreibt, wie er sich in Reaktion auf einen äußeren Stimulus verhält. (Anmerkung: Obwohl es einen kleinen Unterschied zwischen der Funktion und der Rolle eines Muskels gibt, werden hier beide Begriffe synonym verwendet.) Es gibt zwei Komponenten zur Bestimmung der Muskelfunktion: Krafterzeugung und Bewegung. Wenn ein Muskel kontrahiert, erzeugt er Kraft. Manchmal bringt diese Kraft eine Bewegung hervor, zum Beispiel einen Sprung nach oben, manchmal wirkt sie einer Bewegung entgegen, zum Beispiel Abbremsen beim Landen, und manchmal sorgt sie für die Beibehaltung einer Position, zum Beispiel der Kreuzhang im Turnen. Die Krafterzeugung und die damit verbundene Bewegungsart wird als Muskelkontraktion oder Aktion bezeichnet, aber sowohl die Muskelkraft als auch die Bewegungsart ist für diese Definition wichtig. Wenn ein Trainingspartner den Ellenbogen eines Athleten beugt und dieser nicht aktiv mitwirkt, handelt es sich nicht um eine Muskelaktion, sondern um eine passive Bewegung. Obwohl keine Einigkeit darüber besteht, den Begriff »Muskelkontraktion« (»Kontraktion« bezieht sich auf eine Verkürzung) beziehungsweise »Muskelaktion« zu verwenden, wird im Folgenden der Begriff »Muskelkontraktion« verwendet, weil er besser lesbar und verständlich ist.

Muskeln haben abhängig vom Ziel der Bewegung unterschiedliche Rollen – sie erzeugen eine Bewegung oder wirken ihr entgegen. Wir werden drei Rollen besprechen: Agonist, Antagonist und Stabilisierer. Ein Agonist ist der hauptsächlich an einer bestimmten Aktion beteiligte Muskel. Bei einem Bizeps-Curl mit Kurzhantel sind die Oberarmmuskeln (in erster Linie der *Brachialis* und der Bizeps) die Agonisten, also die Muskeln, die Kraft erzeugen, um die Bewegung hervorzubringen. Antagonisten sind die Gegenspieler, die der jeweiligen Bewegung entgegenwirken. Beim Bizeps-Curl mit Kurzhantel ist der Trizeps der Antagonist. Stabilisierer tragen dazu bei, die Körperausrichtung aufrechtzuerhalten, damit die Bewegung ausgeführt werden kann. Beim Bizeps-Curl mit Kurzhantel sorgen die Schultermuskeln – in erster Linie der *Deltoideus* und die Muskulatur der Rotatorenmanschette – für die Aufrechterhaltung der Schulterposition, um die Ellenbogenbewegung zu ermöglichen.

Muskelaktion

Eine Muskelaktion beschreibt, was passiert, wenn ein Muskel kontrahiert. Wie bereits erwähnt, führt jede Muskelkontraktion zu einer Krafterzeugung. Es gibt drei Arten vom Muskelkontraktionen, die sich auf die Art der Bewegung beziehen, die aus dieser Krafterzeugung resultiert: konzentrisch, exzentrisch und isometrisch.

Konzentrisch

Konzentrische Muskelkontraktionen beschreiben Aktionen, die zu einer Verkürzung des Muskels führen. Durch das Zusammenziehen der Muskelfasern verkürzt sich der Abstand der beiden Faserenden zueinander. Diese konzentrische Aktion hat eine Bewegung im Gelenk zur Folge. Am einfachsten kann man sich konzentrische Muskelkontraktionen so vorstellen, dass sie eine Bewegung produzieren. Wenn man bei einem Bizeps-Curl die Hantel nach oben bringt, sind die Muskeln auf der Vorderseite des Oberarms – in erster Linie der *Brachialis* und *Biceps brachii* – konzentrisch aktiv, um den Ellenbogen zu beugen und die Hantel zu heben. In diesem Szenario erzeugen die Armmuskeln mehr interne als externe Kraft, die durch den von außen einwirkenden Widerstand der Kurzhantel produziert wird, und die Kurzhantel steigt. Radfahren ist ein Beispiel für eine Aktivität, die fast ausschließlich konzentrischer Natur ist.

Exzentrisch

Exzentrische Muskelkontraktionen beschreiben Aktionen, die zu einer Längenzunahme des Muskels führen. Bei exzentrischen Kontraktionen werden die Muskelfasern länger, und der Abstand der Faserenden zueinander vergrößert sich. Am einfachsten kann man sich exzentrische Muskelkontraktionen so vorstellen, dass sie einer Bewegung entgegenwirken. Wenn man bei einem Bizeps-Curl die Hantel nach unten bringt, sind dieselben Muskeln auf der Vorderseite des Oberarms jetzt exzentrisch aktiv, um der Streckung des Ellenbogens entgegenzuwirken und die Hantel langsam zu senken. In diesem Szenario erzeugen die Armmuskeln weniger interne als externe Kraft, die durch den Widerstand der Kurzhantel produziert wird, und die Kurzhantel sinkt. Die Landung nach einem Sprung ist ein Beispiel für eine Aktivität, die fast ausschließlich exzentrischer Natur ist. Das Werfen eines Baseballs oder Softballs erfordert ebenfalls eine exzentrische Muskelaktion. Sobald man den Ball loslässt, arbeiten die Muskeln auf der Schulterrückseite (*Infraspinatus*, *Teres minor*, hinterer Anteil des *Deltoideus*, *Rhomboideus major* und *minor*) exzentrisch, um den Impuls des Arms abzubremsen.

Zwei wesentliche Vorteile von Übungen mit exzentrischen Kontraktionen sind die Fähigkeit, die Toleranz für exzentrische Übungen zu verbessern – eine Art von »Verletzungsabhärtung« der Muskeln –, und die Rolle, die exzentrische Kontraktionen im Abbremsvorgang spielen. Wenn exzentrische Übungen ausgeführt werden, tritt oft ein Phänomen ein, das als verzögert einsetzender Muskelkater (*Delayed Onset Muscle Soreness*, DOMS) bezeichnet wird. Beim Muskelkater entstehen Mikrorisse in den Muskelfasern, die 48 Stunden nach dem Training eine Schwellung und Schmerzen verursachen. Die Fortsetzung von Übungen mit einem exzentrischen Schwerpunkt ist eine Strategie, um die Toleranz für diese Bewegung oder Aktivität zu erhöhen. Bergabläufe sind ein gutes Beispiel: Der Quadrizeps kontrahiert exzentrisch und wirkt als Bremse, damit der Körper bergab langsamer wird – eine Bewegung, die bei Läufern oft einen starken Muskelkater auf der Oberschenkelvorderseite verursacht. Aber wenn man regelmäßig Bergabläufe trainiert, nimmt die Toleranz für diese Muskelkontraktion zu, und die Wahrscheinlichkeit eines künftigen Muskelkaters sinkt langfristig.

Außerdem arbeiten die Muskeln auf exzentrische Weise, wenn sie eine Bewegung abbremsen. In den meisten Sportarten kommen immer wieder verschiedene Aktionen wie Anhalten, Lossprinten, Abbremsen und Richtungswechsel vor. Beim Anhalten und Einschlagen einer neuen Richtung arbeiten die beteiligten Muskeln exzentrisch, um die Bewegung oder den Impuls des Athleten zu verlangsamen oder zu stoppen, bevor sie konzentrisch arbeiten, um die Bewegung fortzusetzen. Weil Impuls das Produkt aus Masse und Geschwindigkeit ist, erfordern größere und schnellere Objekte eine größere Kraft, um langsamer zu werden oder zum Stehen zu kommen. Wenn wir in der Lage sind, die Muskeln zu trainieren, den Körper effizienter abzubremsen – über exzentrische Muskelaktionen –, können wir das Verletzungsrisiko verringern.

Isometrisch

Isometrische Muskelkontraktionen beziehen sich auf jene Aktionen, bei denen der Muskel im Wesentlichen dieselbe Länge beibehält. Bei isometrischen Kontraktionen bleiben die Muskelfasern aktiv, aber der Abstand der Faserenden bleibt gleich. Am einfachsten kann man sich isometrische Muskelkontraktionen so vorstellen, dass sie eine Position beibehalten. Wenn der Athlet beispielsweise während des Bizeps-Curls stoppt und die Hantel in der Auf- oder Abwärtsbewegung anhält, sind die Muskeln auf der Vorderseite des Oberarms isometrisch aktiv, damit sich die Position des Ellenbogens nicht verändert. In diesem Szenario ist die interne Kraft, die durch die Armmuskeln erzeugt wird, genauso groß wie die externe Kraft, die durch den Widerstand der Kurzhantel produziert wird, und die Kurzhantel bleibt in der Luft stehen. Ein Unterarmstütz ist ein Beispiel für eine Aktivität, die fast ausschließlich isometrischer Natur ist.

Kontraktionsgeschwindigkeit

Muskelkontraktionen können langsam und kontrolliert sein, sie können aber auch bei raschen Bewegungen auftreten. Die Geschwindigkeit der Muskelkontraktion, die in der von einem Athleten ausgeübten Sportart auftritt, muss berücksichtigt werden, wenn man Übungen gestaltet, die der Verletzungsprävention dienen. Ein Ballwurf beispielsweise besteht aus mehreren Phasen, in der Regel zusammengefasst als rasche exzentrische Kontraktion des Agonisten, gefolgt von einer raschen konzentrischen Kontraktion des Agonisten, auf die schließlich eine rasche exzentrische Kontraktion des Antagonisten folgt. Wenn man ein Training zur Verringerung von Wurfverletzungen entwirft, sollte man Übungen verwenden, die diesen raschen Bewegungen Rechnung tragen. Wählt man nur langsame Übungen, nimmt zwar die Kraft des Wurfsportlers zu, aber sein Training ist nicht spezifisch für die Art von Muskelkontraktion, die er benötigt.

Außerdem muss man besondere Aufmerksamkeit auf Übungen mit einem Fokus auf die Kraftproduktion richten. Im Gegensatz zu den drei primären Arten von Muskelkontraktionen, bei denen normalerweise langsame oder kontrollierte Bewegungen verwendet werden, muss sich der Athlet bei explosiven Kontraktionen mit maximaler konzentrischer

Beschleunigung bewegen. Obwohl diese maximale Geschwindigkeit der Muskelkontraktion aus einem Ruhezustand heraus auftreten kann, geht ihr oft eine exzentrische Kontraktion voran. Außerdem können diese explosiven Muskelkontraktionen auch dann auftreten, wenn keine Bewegung stattfindet.

Es ist jedoch am einfachsten, sich explosive Muskelkontraktionen als ein rasches Beschleunigen vorzustellen. Wenn man einen Bizeps-Curl ausführt, indem man die Hantel so schnell und kraftvoll wie möglich hebt, wäre dies eine explosive Muskelkontraktion: Die Muskeln auf der Vorderseite des Oberarms erzeugen in kurzer Zeit mehr interne Kraft als die externe Kraft, die durch den Hantelwiderstand produziert wird, wodurch eine schnelle Impulsveränderung entsteht. Der Bizeps-Curl ist allerdings keine gängige Übung für explosive Muskelkontraktionen, die vor allem bei Sprüngen, Sprints und Würfen auftreten. Diese Aktivitäten erfordern eine rasche Krafterzeugung, um große und schnelle Impulsveränderungen zu produzieren – und ihnen standzuhalten.

Biomechanische Prinzipien

Die Gestaltung eines Programms zur Verletzungsprävention verlässt sich auf viele biomechanische Prinzipien, um effektiv zu sein. Wenn wir athletische Bewegungen analysieren, konzentrieren wir uns oft darauf, wie Kraft angewendet wird. Manchmal wird sie schnell angewendet, um eine Bewegung zu produzieren (Rate der Kraftentwicklung), manchmal wird sie über eine lange Dauer gehalten (Kraftausdauer) und manchmal wird sie benötigt, um eine Bewegung zu verlangsamen (Abbremsung). Am einfachsten lassen sich diese

Motorisches Lernen

Das Erlernen einer Bewegungsaufgabe ist ein komplexer Prozess aus Versuch und Irrtum, der sich in der Interaktion des Athleten mit seiner Umgebung vollzieht. Dieser Prozess wird gemeinhin als motorisches Lernen bezeichnet. Im Athleten gibt es eine komplizierte Schnittstelle zwischen dem Nervensystem und dem muskuloskelettalen System mit einer nahezu unendlichen Anzahl an möglichen, fein abgestuften Lösungen. Deshalb kann die optimale Lösung einer Bewegungsaufgabe bei zwei Athleten unterschiedlich ausfallen.

Die ideale Trainingsstrategie kann darin bestehen, die Umgebung zu manipulieren, um jeden Athleten dazu anzuregen, seine eigene beste Lösung zu erkunden und zu finden. Es ist entscheidend, grundlegende biomechanische Prinzipien, Übungskategorien und Aktivitätsformen zu verstehen, um für jeden Athleten eine ideale Trainingsumgebung zu entwickeln.

drei Optionen visualisieren, wenn man sich die Kraft vorstellt, die im Zeitverlauf produziert wird, wenn man gegen ein fixiertes Objekt drückt, und die daraus resultierende Kraft-Zeit-Kurve visualisiert (Kraftstoß; siehe nachstehende Abbildung).

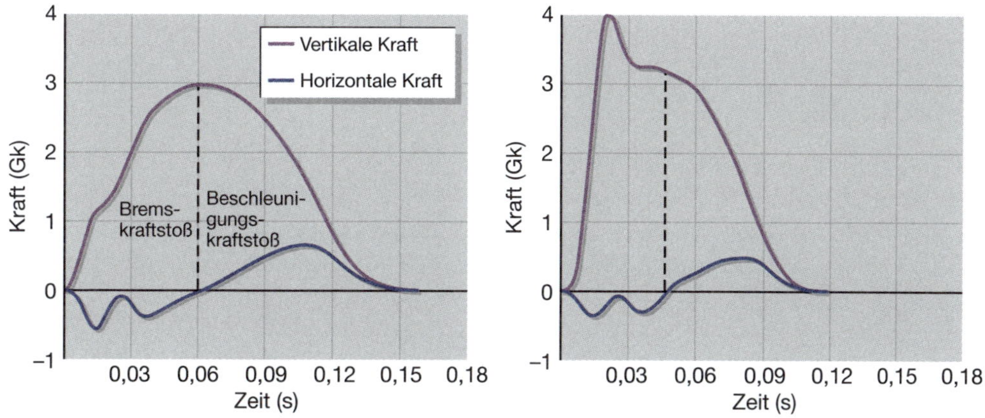

Kraft-Zeit-Kurve

Gk = Gewicht des Körpers; Nachdruck mit freundlicher Genehmigung von Deweese, B. H.; Nimphius, S. (2016): *Program Design and Technique for Speed and Agility Training*, in Essentials of Strength Training and Conditioning, 4. Auflage, National Strength and Conditioning Association, Hrsg. G. G. Haff und N. T. Triplett (Champaign, IL: Human Kinetics), S. 524.

Kraft

Kraft ist der Druck oder Zug auf ein Objekt durch ein anderes Objekt. Diese Einwirkung führt in der Regel zu einer Veränderung des Bewegungszustands jenes Objekts, das sich in Ruhe befinden oder in Bewegung sein kann – mit anderen Worten: Kraft führt zu einer Impulsveränderung. Der Körper kommt mit vielen Arten von Kraft in Kontakt. Manche sind intern, wie der Zug eines Muskels oder Knochensteifigkeit, während manche extern sind, wie die Reibung auf einer Lauffläche oder der Aufprall, wenn man auf dem Boden landet. Die Spitzenkraft erscheint als höchster Punkt, der in der Kraft-Zeit-Kurve erreicht wird.

Rate der Kraftentwicklung

Wie schnell Kraft erzeugt wird, wird mit der Rate der Kraftentwicklung (RFD für *Rate of Force Development*) beschrieben und durch den Abfall an jedem beliebigen Punkt der Kraft-Zeit-Kurve dargestellt. Man kann die RFD auf zwei Arten betrachten. Sie ist ein Indikator für die Explosivkraft eines Athleten; eine höhere RFD führt zu mehr Explosivität. Man kann die RFD aber auch unter dem Gesichtspunkt betrachten, wie viel Belastung ein Athlet tolerieren kann. Je schneller ein Athlet interne Kraft mittels Muskelkontraktion erzeugen kann, umso mehr schnell entwickelnde externe Kräfte kann er tolerieren.

Kraftstoß

Der Kraftstoß ist die Kraft, die über die Zeit produziert und durch den Bereich repräsentiert wird, der unter der Kraft-Zeit-Kurve liegt. Der Kraftstoß, der in einem gewissen Zeitrahmen erzeugt werden kann, begrenzt den Impuls, der sich in derselben Zeit verändern kann. Bei sportlichen Aktivitäten wie Sprunglandungen und Sprints hat man nur sehr wenig Zeit, um einen Kraftstoß zu erzeugen. Wenn der Athlet eine hohe Spitzenkraft erzeugen kann, aber nicht im verfügbaren Zeitfenster, wird die resultierende Impulsveränderung nicht die erwünschte Größe haben. Der Kraftstoß ist daher eine Kombination aus der richtigen Menge an Kraft, die für die richtige Dauer angewendet wird.

Kraftausdauer

Die Fähigkeit, eine bestimmte Menge an Kraft über einen längeren Zeitraum zu produzieren, wird als Kraftausdauer bezeichnet. Im Sport und Training müssen Athleten oft eine bestimmte Position länger halten, beispielsweise den Unterarmstütz oder den Kreuzhang im Geräteturnen der Männer. Zu den Varianten der Kraftausdauer zählen die Schnelligkeitsausdauer wie die Beibehaltung der Laufgeschwindigkeit über einen längeren Zeitraum, beispielsweise bei einem Mittelstreckenläufer, und explosive Ausdauer – die Erzeugung wiederholter explosiver Kontraktionen über einen längeren Zeitraum wie das Rebounding eines Basketball-Centers.

Abbremsung

Es wurde bereits darauf hingewiesen, dass das Abbremsen der Prozess ist, mit dem der Körper rasch verlangsamt wird. Abbremsen kommt vor allem in Sportarten vor, die ein sofortiges oder allmähliches Abstoppen oder häufige Richtungswechsel erfordern. Abbremsen erfordert signifikante exzentrische Muskelkontraktionen, üblicherweise in sehr kurzer Zeit, um diese rasche Impulsveränderung zu unterstützen.

Übungskategorie

Die Programmgestaltung kann verschiedene Arten – oder Modi – von Übungen einbeziehen. Es gibt verschiedene Kategorisierungsmethoden; in diesem Buch liegt der Fokus auf den folgenden fünf konditionellen Fähigkeiten: Kraft, Plyometrie, Schnelligkeit und Gewandtheit, Beweglichkeit und aerobe Ausdauer. In der Einleitung werden Details zu den Piktogrammen genannt, die bei jeder Übung erscheinen und Auskunft über die jeweilige Übungskategorie geben.

Krafttraining

Oft werden Begriffe wie Widerstandstraining, Hanteltraining oder Gewichtheben synonym verwendet: Krafttraining besteht aus der Verwendung eines Widerstands, um die Kraft spezifischer Muskeln zu erhöhen. Manchmal handelt es sich bei diesem Widerstand um die Schwerkraft, beispielsweise bei Körpergewichtsübungen, manchmal kann dieser Widerstand ein externes Gewicht wie eine Kurz- oder Langhantel sein. Zwei bekannte Beispiele hierfür sind der Squat – die Kniebeuge – ohne Zusatzgewicht und das Schulterdrücken mit Kurzhanteln.

Kraftübungen werden normalerweise langsam und kontrolliert ausgeführt, aber es gibt auch bestimmte Kraftübungen, mit denen sich spezifische Ziele erreichen lassen, etwa Schnellkraft. Ein Beispiel hierfür ist der Power Clean – das Umsetzen im Stand –, bei dem man eine Langhantel mit einer schnellen und energischen Zugbewegung vom Boden auf die Schultern bringt. Krafttraining bildet die Basis für die meisten Verletzungspräventionsprogramme, weil es relativ leicht umsetzbar und durch zahlreiche wissenschaftliche Studien erwiesenermaßen effektiv ist.

Plyometrisches Training

Um in kürzester Zeit maximale Kraft zu produzieren, eignen sich das plyometrische Training. Alle plyometrischen Übungen nutzen den Dehnungs-Verkürzungs-Zyklus (DVZ), eine Sequenz aus drei Phasen (exzentrisch, Amortisation und konzentrisch). In der ersten, exzentrischen Phase findet eine rasche Dehnung des betroffenen Muskels statt. Dabei wird Energie in den elastischen Komponenten der muskulotendinösen Struktur gespeichert und ein Dehnreflex stimuliert.

Die nächste Phase – idealerweise die kürzeste der drei Phasen – ist die Amortisationsphase. Hierbei handelt es sich um eine kurze Pause, die es den reflexiven Nervensignalen erlaubt, im Rückenmark zu kommunizieren, bevor sie Signale an die agonistische Muskelgruppe senden. Die konzentrische Phase ist schließlich das Resultat der vorangegangenen beiden Phasen. Die in den elastischen Komponenten gespeicherte Energie wird freigesetzt, und das Nervensignal aus dem spinalen Reflex erreicht den Muskel. Diese beiden Komponenten – die Freisetzung der gespeicherten elastischen Energie und der spinale Reflex – haben eine Kraftzunahme zur Folge, die größer ist als das, was durch eine bloße Kontraktion erreicht werden kann. Damit eine Übung als plyometrisch gelten kann, müssen alle drei Phasen stattfinden. Der Box Jump ist eine bekannte plyometrische Übung mit allen drei DVZ-Phasen, während die Landung nach einem Sprung nicht plyometrisch ist, weil die exzentrische Phase die einzige DVZ-Phase ist, die stattfindet. Plyometrisches Training ist eine Strategie zur Verletzungsprävention, die durch zahlreiche wissenschaftliche Studien belegt ist und in den meisten Verletzungspräventionsprogrammen Eingang findet, vor allem in solchen, die darauf abzielen, Verletzungen des vorderen Kreuzbandes und Fußgelenks zu verhindern.

Spezialtraining

Es gibt noch eine Vielzahl von Übungen, die sich nicht eindeutig dem Kraft- oder Plyometrietraining zuweisen lassen und die daher als Spezialübungen bezeichnet werden. Diese Bewegungen sind stärker auf die Sportart oder Spielposition eines Athleten zugeschnitten. Sie lassen sich drei Trainingsbereichen zuordnen: Schnelligkeit und Gewandtheit, Beweglichkeit und aerobe Ausdauer.

Training der Schnelligkeit und Gewandtheit

Schnelligkeitstraining besteht aus Übungen, mit denen die Bewegungsgeschwindigkeit des Athleten erhöht werden soll, während Gewandtheitstraining Übungen verwendet, die die Fähigkeit des Athleten verbessern, schnell die Richtung zu wechseln – vor allem infolge eines externen Stimulus, wie dies oft bei Fußballverteidigern der Fall ist. Beide Arten zeichnen sich durch eine rasche Beschleunigung und Entwicklung der Maximalkraft in kürzestmöglicher Zeit aus, zum Beispiel die sogenannte *Rate of Force Development*, kurz RFD oder deutsch Kraftentwicklung genannt. Schnelligkeits- und Gewandtheitstraining lassen sich in vielen Sportarten und Körperbereichen direkt auf die Verletzungsprävention anwenden; Schnelligkeitstraining zum Beispiel sollte eine primäre Komponente in Programmen zur Prävention von Verletzungen der ischiokruralen Muskulatur sein, während sich Gewandtheitsübungen für alle Programme zur Prävention von Verletzungen der unteren Extremitäten eignen.

Training der Beweglichkeit

Über die Bewegungsamplitude eines Gelenks wird die Beweglichkeit beurteilt. Wir glauben jedoch nicht, dass die Bewegungsamplitude ausreicht, um die Beweglichkeit in sportspezifischen Bewegungen auf angemessene Weise zu beschreiben, und berücksichtigen daher auch die Dehnfähigkeit von Muskeln, Sehnen und sonstigem Gewebe. Ein gutes Beispiel hierfür ist der Spagat: Die meisten Menschen verfügen über eine ausreichende Beweglichkeit in den Hüftgelenken, um in den Spagat zu gehen, sind aber trotzdem nicht dazu in der Lage. Dies liegt nicht an einer unzureichenden Bewegungsamplitude, sondern vielmehr an der Gewebedehnfähigkeit, vor allem der ischiokruralen Muskulatur des vorderen Beins und der Hüftflexoren des hinteren Beins. Beweglichkeitstraining beinhaltet somit Übungen, um sowohl die Bewegungsamplitude als auch die Gewebedehnfähigkeit (in erster Linie der Muskeln) zu maximieren.

Man unterscheidet zwischen statischen und dynamischen Dehnungen, die auf unterschiedliche Weise die Beweglichkeit verbessern. Statisches Dehnen ist passiver Natur und besteht darin, eine gedehnte Position über eine gewisse Dauer zu halten. Beim dynamischen Dehnen führt man während der Dehnung eine aktive Bewegung aus. Beide Methoden werden im Warm-up und Cool-down vor beziehungsweise nach dem Wettkampf oder Spiel angewendet, sind jedoch auch kontrovers. Es hat sich gezeigt, dass die Kraftproduktion unmittelbar nach der Ausführung statischer Dehnungen signifikant abnimmt

(Opplert und Babault, 2018; Sa et al. 2015; Yamaguchi et al. 2006). Darüber hinaus gibt es kaum wissenschaftliche Arbeiten, die die Anwendung statischer oder dynamischer Dehnungen als Maßnahme zur Verletzungsprävention unterstützen (Gremion 2005; Witvrouw et al. 2004).

Training der aeroben Ausdauer

Das auch als kardiovaskuläres oder kardiorespiratorisches Training bekannte aerobe Ausdauertraining dient dazu, die Leistungsfähigkeit des Herz-Kreislauf-Systems zu verbessern. Zur Beurteilung der Verbesserung werden verschiedene Messwerte benutzt, etwa Herzleistung, Blutdruck und Atemminutenvolumen, aber der gängigste Maßstab ist die maximale Sauerstoffaufnahme (VO_2max), also die maximale Menge an Sauerstoff, die während des Trainings von den Körperzellen verwertet werden kann. Man kann viele Trainingsansätze nutzen, um die maximale Sauerstoffaufnahme zu verbessern, unter anderem langsame Dauerläufe, Tempoläufe und Intervalltraining mit unterschiedlichen Modi wie Laufen, Radfahren und Schwimmen. Weil Erschöpfung als maßgeblicher Faktor für das Auftreten von Sportverletzungen identifiziert wurde, wird manchmal der Vorschlag geäußert, Athleten sollten bewusst in erschöpftem Zustand trainieren, aber es könnte sinnvoller sein, die allgemeine aerobe Ausdauer zu steigern, um die Wahrscheinlichkeit und Intensität der Erschöpfung zu verringern.

Aktivitätsexposition

Die Ausführung einer körperlichen Aktivität über eine Dauer von mehreren Wochen oder Monaten hat das Potenzial zur Verringerung des Verletzungsrisikos. Die anhaltende Exposition mit der körperlichen Belastung, die Training und Sport darstellen, ist ein wichtiger Aspekt des Verletzungspräventionstrainings. Leistungssportler, die in College- oder Profiligen aktiv sind, trainieren hauptsächlich in der Off-Season ihre Fitness und nehmen vor Saisonbeginn an einem Trainingslager teil, um dort sportspezifische Techniken und Strategien zu üben. Diese ist eine wichtige Aktivitätskombination, die den Athleten hilft, sich auf ihre Spiele und Wettkämpfe vorzubereiten.

Vor einiger Zeit wurde das Konzept der *Acute Chronic Workload Ratio* (ACWR) entworfen, um die Vorteile dieser Exposition zu erklären (Gabbett et al. 2019; Johansson et al. 2022). Die ACWR berücksichtigt das, was ein Athlet zum Beispiel eine Woche zuvor im Training geleistet hat (akute Arbeitslast), und setzt es in Bezug zu dem, was er über einen längeren Zeitraum hinweg getan hat, beispielsweise im vergangenen Monat (chronische Arbeitslast). Es wurde die Theorie aufgestellt, dass das Verletzungsrisiko zunimmt, wenn die akute Arbeitslast im Verhältnis zur chronischen Arbeitslast zu stark ansteigt. Obwohl mehrere Artikel hierzu veröffentlicht worden sind, ist man sich in Forscherkreisen nicht einig, welche Vorteile dieser Ansatz bietet, und bisher konnte noch nicht nachgewiesen werden, dass es ein bestimmtes Verhältnis gibt, das für alle Athleten gültig ist. Wir sind jedoch davon überzeugt, dass die Verletzungswahrscheinlichkeit abnimmt, wenn der Athlet mehr Zeit hat und dementsprechend häufiger trainieren kann, um sich an eine höhere Arbeitslast zu gewöhnen.

Die Gestaltung von Verletzungspräventionsprogrammen erfordert ein grundsätzliches Wissen der Übungsprinzipien, damit die teilnehmenden Athleten ein optimales Ergebnis erzielen können. Die Übungen sollten den sport- oder aktivitätsspezifischen Bewegungen ähneln, und die Muskeln sollten ähnliche Funktionen erfüllen. Es müssen verschiedene Übungsarten berücksichtigt und vermittelt werden, die einen maximalen Bewegungserfolg garantieren. Die Kombination dieser Variablen stellt im Rahmen der Gestaltung von Verletzungspräventionsprogrammen eine kreative Herausforderung dar. In den folgenden Kapiteln werden spezifische Übungen zur Verletzungsprävention vorgestellt, außerdem werden die anatomischen Besonderheiten der beteiligten Muskeln und die verschiedenen Muskelkontraktionen berücksichtigt. Am wichtigsten ist jedoch, dass jede Übung auf eine spezifische Verletzung eingeht, die mit ihrer Hilfe verhindert werden kann.

3

Kopf, Nacken und Schultern

Verletzungen von Kopf, Nacken und Schultern treten im Sport relativ häufig auf. Obwohl sie eng miteinander verbunden sind und einander bedingen, wird zum leichteren Verständnis die Diskussion dieser Verletzungen in zwei übergeordnete Bereiche aufgeteilt: Kopf und Hals beziehungsweise Nacken (kollektiv) und Schulter. Diese Körperregionen werden nachfolgend besprochen und gängige Verletzungen vorgestellt.

Kopf und Nacken

Es gibt zahlreiche Verletzungen, die den Kopf und Nacken betreffen können, aber wir werden uns auf zwei Verletzungen konzentrieren, die besonders häufig auftreten: Gehirnerschütterungen und Zerrungen der Nackenmuskulatur. Obwohl es sich hierbei um zwei verschiedene Verletzungen handelt, haben wir sie zusammengefasst, weil sie gut auf Übungen ansprechen, die sich auf die Kräftigung der hier identifizierten Muskeln konzentrieren. Durch die Stärkung dieser Muskeln wird der Nacken stabiler und belastbarer, und die Risiken einer Gehirnerschütterung und Nackenzerrung nehmen ab.

Gehirnerschütterung

Gehirnerschütterungen sind leichte traumatische Hirnverletzungen, die in der Regel die Folge eines Kopfaufpralls sind; dieser Aufprall führt dazu, dass sich das Gehirn im Schädel bewegt und gegen seine Innenseiten stößt. Obwohl es keinen Test gibt, mit dem sich eine Gehirnerschütterung zweifelsfrei diagnostizieren lässt, berichten Athleten nach einer Gehirnerschütterung von zahlreichen Symptomen, unter anderem:

- Kopfschmerzen,
- eingeschränkte Kognition,
- Reizbarkeit,
- Vergesslichkeit,
- Konzentrationsschwierigkeiten,
- Bewusstlosigkeit,
- Übelkeit und
- Schlafstörungen.

Zerrung der Nackenmuskulatur

Bei Nackenzerrungen bilden sich in den Nackenmuskeln kleine Risse, die oft entstehen, wenn man den Nacken überstreckt, überdehnt oder einer anderen übermäßigen Belastung aussetzt – entweder durch chronische Überbeanspruchung oder ein akutes Ereignis. Athleten mit einer Nackenzerrung berichten oft von Symptomen wie allgemeinem Nackenschmerz oder -steifheit, Schmerzen in der Schulter oder im oberen Rücken, Muskelkrämpfen oder Kopfschmerzen, die oft von der Schädelbasis ausstrahlen. In seltenen Fällen berichten Athleten von Taubheitsgefühlen und Kribbeln in den Armen.

Schulter

Die Schulter ist das Gelenk, das den Rumpf mit dem Arm verbindet. Die Bewegungen der Schulter werden primär durch Kombinationen der dorsalen und ventralen Muskeln ermöglicht, die den Rumpf mit den Knochen des Brustgürtels und Arms verbinden. Die Schulter ist eines der beweglichsten Gelenke im Körper und gibt uns die Möglichkeit, Gegenstände zu tragen, einen Ball zu werfen, zu schwimmen und nach Dingen zu greifen, die sich über dem Kopf oder hinter dem Rücken befinden. Diese Aufgaben erfordern eine ausreichende Kraft in zahlreichen Muskeln, um die Stabilität des Schultergelenks zu verbessern. Die Schulter ist eigentlich eine Kombination aus vier Gelenken: dem Glenohumeralgelenk, dem Sternoklavikulargelenk, dem Akromioklavikulargelenk und dem Scapulothorakalgelenk.

- **Glenohumeralgelenk:** Dies ist das Schultergelenk, unter dem die meisten Menschen »die Schulter« verstehen. Das Glenohumeralgelenk ist die Artikulation zwischen der Gelenkpfanne am Schulterblatt *(Cavitas glenoidalis scapulae)* und dem Humeruskopf (dem oberen Ende des Oberarmknochens). Diese Verbindung kann man sich am einfachsten als Interaktion einer Kugel in einer Pfanne – ein konkaver Bereich, in dem sich ein anderes Objekt bewegt – vorstellen. Anatomisch ist die Kugel der Humeruskopf und die Pfanne die *Cavitas glenoidalis scapulae* (siehe Abbildung Seite 38). Damit sich die Schulter korrekt bewegen kann, müssen die anderen drei Gelenke aber ebenfalls ihren Beitrag leisten.
- **Sternoklavikulargelenk:** Das Brustbein-Schlüsselbein-Gelenk erlaubt kleine Bewegungen und ist die Artikulation zwischen dem medialen Aspekt des Schlüsselbeins und dem oberen Anteil des Brustbeins.
- **Akromioklavikulargelenk:** Das Schultereckgelenk (manchmal auch als AC-Gelenk abgekürzt) ermöglicht ebenfalls kleine Bewegungen und ist die Artikulation zwischen dem lateralen Aspekt des Schlüsselbeins und dem sogenannten *Akromion*, einem Knochenvorsprung des Schulterblatts.
- **Skapulothorakalgelenk:** Das Schulterblatt-Thorax-Gelenk ist kein echtes Gelenk, sondern eine funktionale Verbindung zwischen der Vorderfläche des Schulterblatts und der dorsalen Brustwand.

Die große Anzahl an Gelenken in der Schulter bedeutet, dass ein hohes Maß an Bewegungskoordination erforderlich ist, was die Wahrscheinlichkeit einer Verletzung erhöht. Weil verschiedene Arten von Gelenken beteiligt sind, können die Verletzungen sehr vielfältig sein.

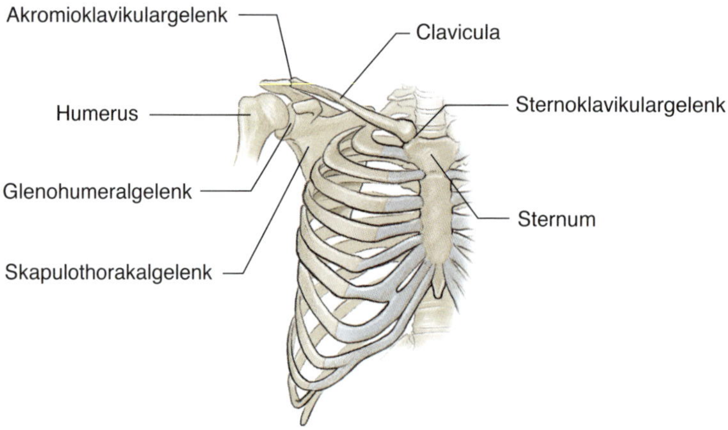

Schultergelenke: Glenohumeralgelenk, Sternoklavikulargelenk, Akromioklavikulargelenk und Skapulothorakalgelenk

Impingement-Syndrom der Schulter

Es wird angenommen, dass das Impingement-Syndrom dann auftritt, wenn das Anheben des Oberarmknochens *(Humerus)* dazu führt, dass sich der Humeruskopf nach kranial (aufwärts) bewegt, wodurch sich der Spalt zwischen Akromion und Humeruskopf verringert. Es wird seit einiger Zeit jedoch über die Verwendung dieser Beschreibung als Schmerzursache diskutiert. Manche Experten haben infrage gestellt, ob die »Verengung« in der Bewegung wirklich eintritt und – falls ja – tatsächlich die Schmerzursache ist. Es ist wahrscheinlich, dass es andere Ursachen gibt und andere Strukturen beteiligt sind. Es gibt verschiedene Erklärungen für subakromiale Schmerzen, unter anderem Tendinopathien (Sehnenreizungen) der Rotatorenmanschette oder einfach eine erhöhte Empfindlichkeit.

Zerrung der Rotatorenmanschette

Die Rotatorenmanschette ist eine Gruppe aus vier Muskeln und dazugehöriger Sehnen – *Supraspinatus* (Obergrätenmuskel), *Infraspinatus* (Untergrätenmuskel), *Teres minor* (kleiner Rundmuskel) und *Subscapularis* (Unterschulterblattmuskel) –, die dafür sorgen, dass der Humeruskopf mittig in der Gelenkpfanne bleibt (siehe Abbildung Seite 39). Die Sehnen der Rotatorenmanschette umgeben den Humeruskopf von vorn, oben und hinten (ventral, kranial und dorsal), wodurch sie zu »dynamischen Bändern« werden, die die Stabilität des Glenohumeralgelenks verbessern. Die Schultergelenkpfanne ist, verglichen mit der Größe des Humeruskopfes, sehr klein und flach. Die Muskeln der Rotatorenmanschette arbeiten zusammen, um den Humeruskopf medial in die Gelenkpfanne zu ziehen, wobei sie die meiste Kraft aufbringen, um der Disartikulation (Teilung) des Gelenks standzuhalten. Die aktive Kontraktion dieser Muskeln erzeugt eine Bewegung im Gelenk. Abhängig von der Orientierung des Glenohumeralgelenks können alle Muskeln der Rotatorenmanschette den *Humerus* rotieren.

Eine Zerrung ist per Definition das Reißen von Muskelfasern. Manchmal ist ein solcher Riss leicht (Grad I), manchmal handelt es sich um einen vollständigen Riss (Grad III), und manchmal liegt die Verletzung zwischen diesen beiden Extremen (Grad II). Jeder Muskel der Rotatorenmanschette kann eine Zerrung erleiden, die oft überlastungsbedingt ist. Die am häufigsten gezerrte Sehne der Rotatorenmanschette ist die Supraspinatussehne.

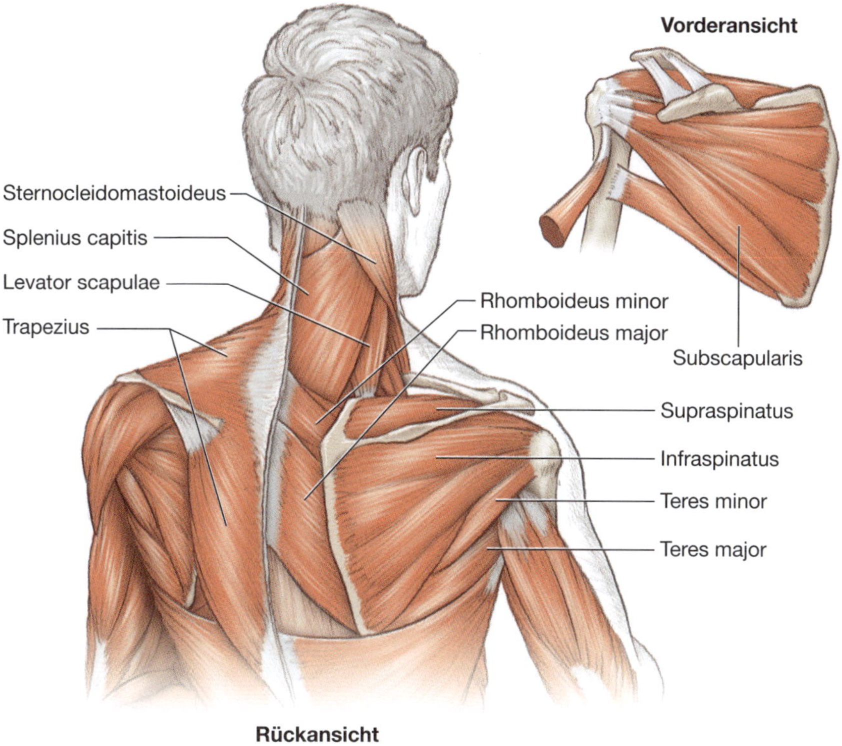

Die Muskeln der Rotatorenmanschette und die stabilisierende Schulterblattmuskulatur

Vordere Schulterinstabilität

Von den vier Gelenken, die das Schultergelenk bilden (siehe Abbildung Seite 38), ist das Glenohumeralgelenk am anfälligsten für Instabilität. Eine Instabilität dieses Gelenks kann zu einer Dislokation (Auskugelung) oder Subluxation (Verrenkung) der Schulter führen, die zur Folge hat, dass der Humeruskopf nicht mehr in der Gelenkpfanne liegt. Die Dislokation findet in der Regel nach ventral statt, also nach vorn, kann aber in jede Richtung erfolgen.

Isometrische HWS-Flexion

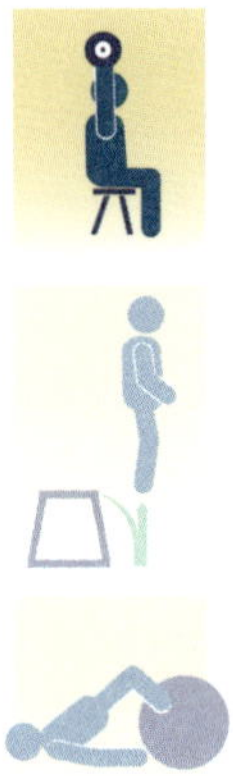

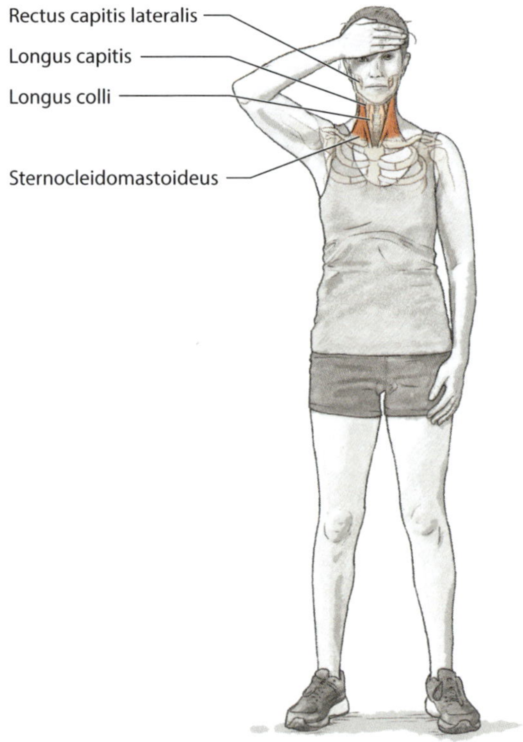

Ausführung

1. Um Ihre Körperausrichtung zu verbessern, richten Sie Ihren Blick gerade nach vorn. Halten Sie den Kopf so, dass das Kinn parallel zum Boden steht. Legen Sie eine Hand als Widerstand auf die Stirn und drücken Sie aktiv dagegen.
2. Versuchen Sie unter Beibehalten dieser Handhaltung, das Kinn zur Brust zu senken. Die Hand auf Ihrer Stirn wird diese Bewegung verhindern und die Nackenmuskeln veranlassen, isometrisch zu arbeiten. Üben Sie nur so viel Druck aus, wie es Ihnen angenehm erscheint.
3. Halten Sie die Spannung für fünf Sekunden und lösen Sie sie anschließend.

Beteiligte Muskeln

Primär: *Sternocleidomastoideus* (Kopfwender)
Sekundär: *Longus capitis* (langer Kopfmuskel), *Longus colli* (langer Halsmuskel), *Rectus capitis anterior* (vorderer gerader Kopfmuskel), *Rectus capitis lateralis* (seitlicher gerader Kopfmuskel)

Präventiver Fokus

Wenn eine Dysfunktion der Flexoren in der Halswirbelsäule (HWS) vorliegt, können Nackenschmerzen auftreten, die die Funktion – oder sogar die Kognition – einschränken. Die Verwendung der Nackenmuskeln beeinflusst die Gesamtfunktion, weil die Stabilität und Kontrolle des Nackens verbessert wird. Die Ausdauer dieser Muskeln ist sowohl im Alltag als auch im Sport wichtig.Weil es ziemlich schwierig ist, einzelne Muskeln aus den kombinierten Strukturen zu isolieren, die Kopf und Nacken unterstützen, werden in Übungen zur Verbesserung dieses Bereichs in der Regel mehrere Muskeln gleichzeitig beansprucht. Alle hier beschriebenen Übungen tragen dazu bei, die genannten Muskeln zu kräftigen, wodurch die Stabilität der Halswirbelsäule zunimmt und das Risiko von Gehirnerschütterungen und Nackenzerrungen sinkt. Die isometrischen Übungen für die Halswirbelsäule beugen in zahlreichen Sportarten Verletzungen vor.

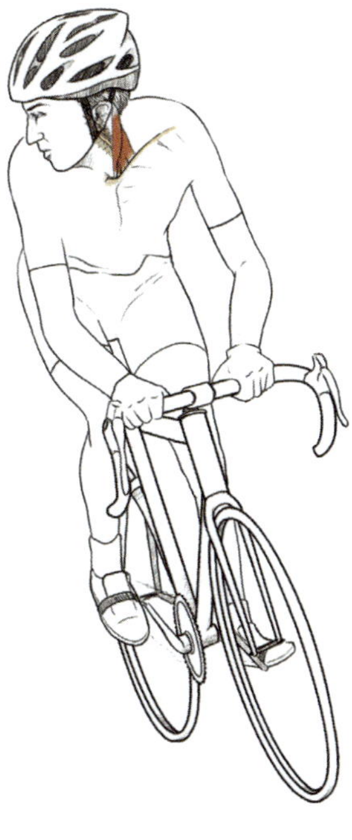

- Radfahren auf der Straße belastet die gesamte Hals- und Nackenmuskulatur, aber weil der Radfahrer den Nacken überwiegend in einer gestreckten Position hält, ist die muskuläre Ausdauer der Halswirbelsäulen-Extensoren wichtig. Wenn das jedoch der einzige Fokus ist, bleiben andere Halsmuskeln – beispielsweise der *Sternocleidomastoideus* (Kopfwender) – relativ unterentwickelt, und dieses Ungleichgewicht kann zu Schmerzen und Dysfunktionen führen.
- Beim Ringen kommt der Athlet oft in Situationen, in denen er seinen Nacken in eine extreme Flexion, Extension, Seitneigung und Rotation bringen muss; deshalb müssen die Muskeln auf allen Seiten von Hals und Nacken stark genug sein, um diese belastenden Positionen aushalten, ohne dass die Halswirbelsäule einer Gefahr ausgesetzt wird.
- Footballspieler sind in allen Positionen auf eine starke Hals- und Nackenmuskulatur angewiesen, um den Zusammenstößen und schweren Beanspruchungen standzuhalten, die der Sport mit sich bringt, vor allem Tacklings. Während eines Tackles ist die Wahrscheinlichkeit sehr hoch, dass sich Kopf und Nacken plötzlich in eine unerwartete Richtung bewegen. Regeländerungen

und ein größerer Fokus auf den Schutz von Kopf und Nacken haben geholfen, aber weil jeder Spielzug extrem unberechenbar ist, können Regeln keinen vollständigen Schutz bieten. Die Stärkung der Muskeln, die die Halswirbelsäule umgeben, ist für diese Athleten wichtig, um das Verletzungsrisiko zu senken.

- Obwohl der Automobilsport nicht besonders weitverbreitet ist, verdient er an dieser Stelle eine besondere Erwähnung. Rennpiloten müssen eine ausreichend starke Hals- und Nackenmuskulatur besitzen, um den dauerhaft hohen Beschleunigungskräften standzuhalten. Sie werden in einem Rennen im Durchschnitt vier bis fünf Einheiten der Erdbeschleunigung (g) ausgesetzt (also dem Vier- bis Fünffachen der normalen Erdanziehungskraft), die in engen Kurven, bei scharfen Bremsmanövern und raschen Beschleunigungen auf über acht Einheiten ansteigen kann.

Variationen

Isometrische HWS-Extension

Um Ihre Körperausrichtung zu verbessern, richten Sie Ihren Blick gerade nach vorn. Halten Sie den Kopf so, dass das Kinn parallel zum Boden steht. Legen Sie eine Hand als Widerstand auf den Hinterkopf und drücken Sie aktiv dagegen.

Versuchen Sie unter Beibehaltung dieser Handhaltung, Ihren Blick zur Decke zu richten. Die Hand an Ihrem Hinterkopf wird diese Bewegung verhindern und die Nackenmuskeln dazu veranlassen, isometrisch zu arbeiten. Üben Sie nur so viel Druck aus, wie es Ihnen angenehm erscheint.

Halten Sie die Spannung für fünf Sekunden und lösen Sie sie anschließend. Die Muskeln, die an dieser Variation beteiligt sind, unterscheiden sich von jenen, die bei der Flexion zum Einsatz kommen; die primär beteiligten Muskeln sind der *Splenius capitis* (Riemenmuskel des Kopfes) und der *Semispinalis capitis* (Halbdornmuskel des Kopfes), wobei der *Trapezius* (Kapuzenmuskel) unterstützend mitwirkt.

Isometrische HWS-Seitneigung

Um Ihre Körperausrichtung zu verbessern, richten Sie Ihren Blick gerade nach vorn. Halten Sie den Kopf so, dass das Kinn parallel zum Boden steht. Legen Sie eine Hand als Widerstand vor dem Ohr an die Schläfe.

Versuchen Sie unter Beibehaltung dieser Handhaltung, den Kopf zur Schulter zu neigen. Die Hand an Ihrer Schläfe wird diese Bewegung verhindern und die Halsmuskeln dazu veranlassen, isometrisch zu arbeiten. Üben Sie nur so viel Druck aus, wie es Ihnen angenehm erscheint.

Halten Sie die Spannung für fünf Sekunden und lösen Sie sie anschließend. Die Muskeln, die an dieser Variation beteiligt sind, ähneln jenen, die bei der Flexion zum Einsatz kommen; der primär beteiligte Muskel ist in diesem Fall der *Sternocleidomastoideus* (Kopfwender), wobei der *Splenius capitis* (Riemenmuskel des Kopfes), der *Splenius cervicis* (Riemenmuskel des Halses) und die (vorderen, mittleren, hinteren) *Scaleni* (Rippenhalter) unterstützend mitwirken.

Liegestütz mit Plus

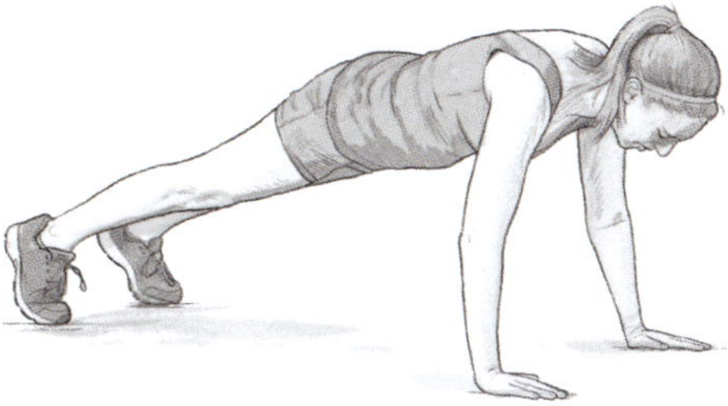

Startposition

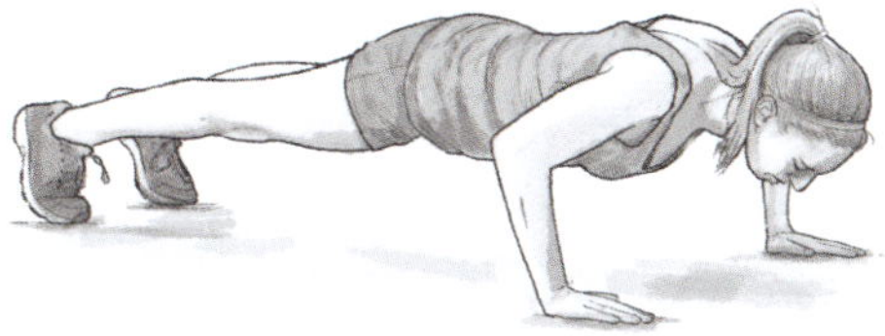

Mittlere Position

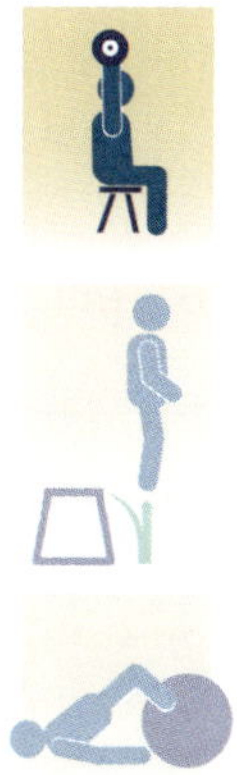

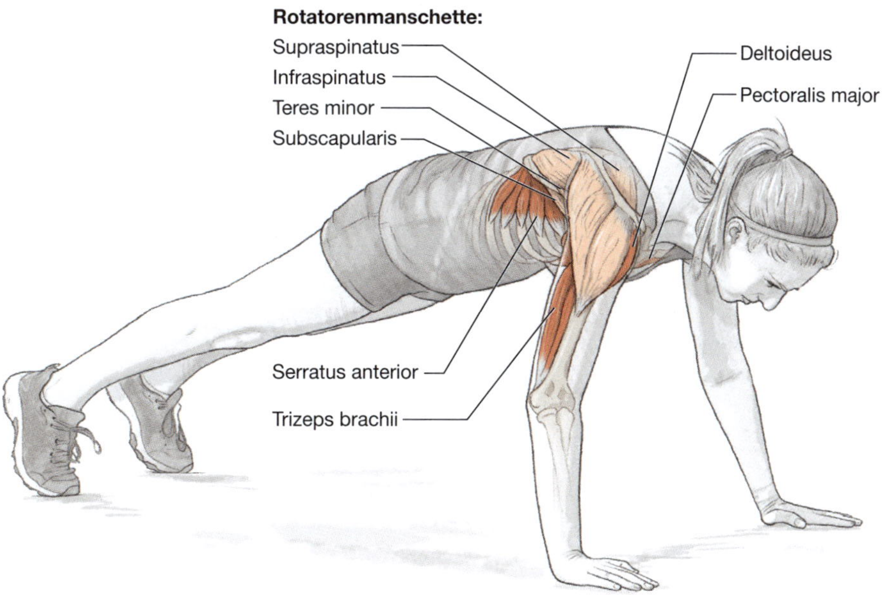

Ausführung

1. Gehen Sie in eine normale Liegestützposition. Die Hände sind schulterbreit auf dem Boden aufgestellt, Ellenbogen, Knie und Körper sind gestreckt.
2. Senken Sie Ihren Körper Richtung Boden ab, indem Sie Ihre Ellenbogen beugen und die Schultern horizontal abduzieren. Halten Sie Rumpf und Knie gerade. Senken Sie sich möglichst weit ab, achten Sie aber darauf, dass die Bewegung keine Schulterschmerzen verursacht.

3. Kehren Sie in die Startposition zurück, indem Sie Ihre Ellenbogen strecken und die Schultern horizontal adduzieren. Halten Sie Rumpf und Knie gerade. Drücken Sie sich hoch, bis Ihre Ellenbogen beinahe gestreckt sind.
4. Der »Plus«-Anteil der Übung wird dadurch erzielt, dass man die obere Endposition des Liegestützes übertreibt. Halten Sie die Ellenbogen gestreckt, versuchen Sie aber, Ihren Körper noch ein wenig mehr nach oben zu drücken, indem Sie die Schulterblätter weiter auseinanderziehen, ohne einen Rundrücken zu machen.

Beteiligte Muskeln

Primär: *Pectoralis major* (großer Brustmuskel), *Deltoideus* (dreieckiger Schultermuskel, hauptsächlich der vordere Anteil), *Triceps brachii* (dreiköpfiger Armmuskel), *Serratus anterior* (vorderer Sägemuskel)
Sekundär: Rotatorenmanschette: *Supraspinatus* (Obergrätenmuskel), *Infraspinatus* (Untergrätenmuskel), *Teres minor* (kleiner Rundmuskel), *Subscapularis* (Unterschulterblattmuskel)

Präventiver Fokus

Der Liegestütz ist eine hervorragende Maßnahme, um alle vier Schultergelenke in einer Übung koordiniert zu bewegen. Es gibt viele Variationen, aber der Liegestütz mit Plus eignet sich für die Verletzungsprävention am besten. Diese Variation ist ein herkömmlicher Liegestütz, der durch eine übertriebene Bewegung in der oberen Endposition ergänzt wird. Die zusätzliche Bewegung – die Protraktion des Schulterblattes – erlaubt es dem *Serratus anterior*, sich stärker an der Übung zu beteiligen, wodurch das Risiko eines Schulter-Impingements verringert wird.

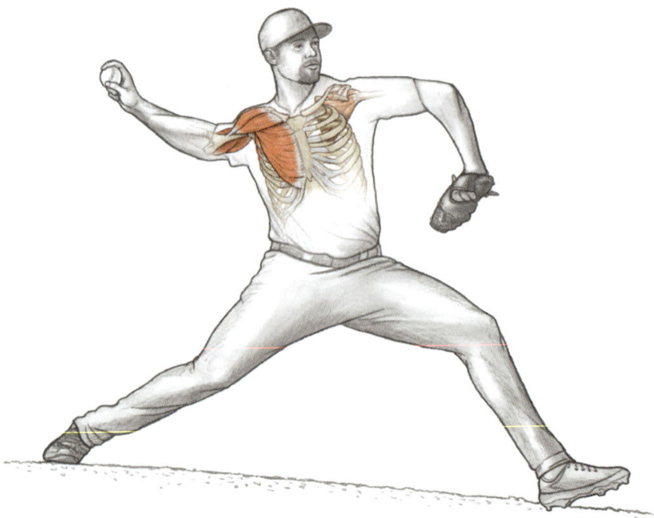

Starke Schultern sind für viele Sportler wichtig, vor allem aber für Werfer. Obwohl die Ausführung des Liegestützes der Wurfbewegung ähnelt, ist der wichtigste Vorteil des Liegestützes mit Plus die Stabilität, die erforderlich ist, um diese Bewegung auszuführen, denn hierfür ist es nötig, dass sich der Humeruskopf in der Gelenkpfanne bewegt. Außerdem erfordern Liegestütze stabile Schulterblätter, um korrekt ausgeführt zu werden, allerdings verstärkt die »Plus«-Protraktion diese Anforderung. Wenn der Werfer kein starkes Fundament (Schulterblätter) hat, nimmt die Wahrscheinlichkeit einer Verletzung an anderer Stelle zu, zum Beispiel am Glenohumeralgelenk. Das bedeutet nicht, dass sich die Schulterblätter nicht bewegen sollen; es bedeutet, dass sich die Schulterblätter kontrolliert bewegen müssen, damit die anderen Gelenke ebenfalls korrekt arbeiten können.

Variation

Erhöhter Liegestütz mit Plus

Der Liegestütz mit Plus lässt sich variieren, indem man die Position der Hände verändert. Die Übung wird einfacher, wenn man die Hände nicht auf dem Boden, sondern auf einer höheren Fläche ablegt, beispielsweise auf einer Tisch- oder Arbeitsplatte. Die Übung wird auf dieselbe Weise ausgeführt, und es sind dieselben Muskeln beteiligt, aber die Intensität nimmt ab, weil die Wirkung der Schwerkraft verringert wird.

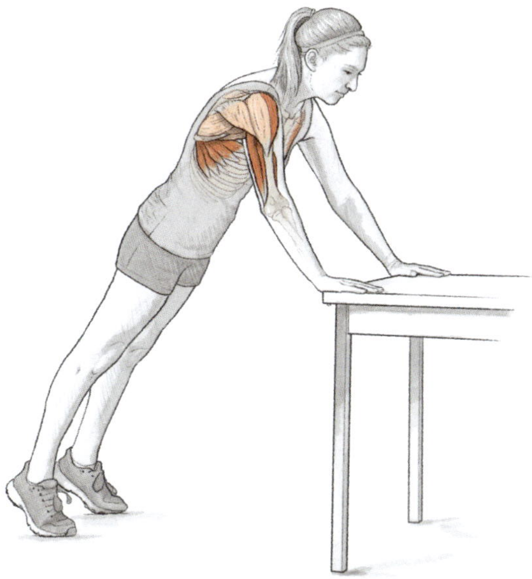

Kurzhantelrudern

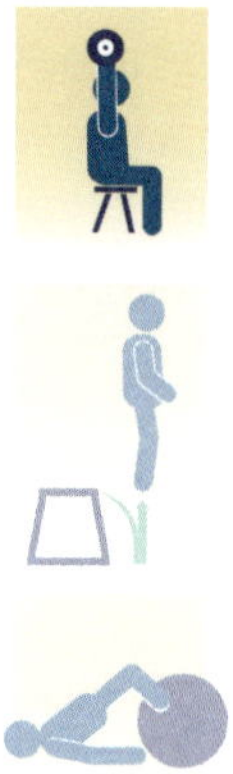

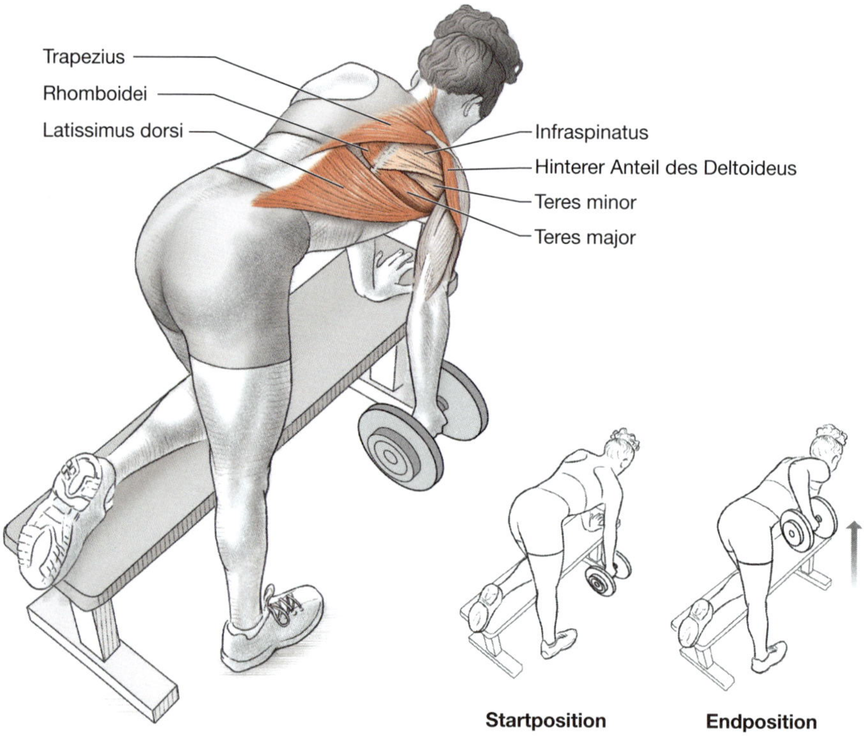

Ausführung

1. Legen Sie Ihr linkes Knie auf einer Bank ab und stellen Sie Ihren rechten Fuß daneben auf den Boden, beugen Sie das Knie leicht.
2. Stützen Sie sich mit Ihrer linken Hand auf der Bank ab.
3. Halten Sie den Rücken gerade und den Rumpf parallel zum Boden.
4. Nehmen Sie die Kurzhantel mit einem geschlossenen Hammergriff in die rechte Hand.
5. Ziehen Sie die Hantel zum Rumpf und halten Sie Ihren Ellenbogen möglichst nah am Körper.
6. Behalten Sie die horizontale Rumpfposition mit leicht gebeugtem Standbein bei.
7. In der oberen Endposition sollte die Kurzhantel den unteren Brustbereich oder den Oberbauch berühren.
8. Senken Sie die Hantel und kehren Sie in die Startposition zurück.

Beteiligte Muskeln

Primär: *Latissimus dorsi* (breiter Rückenmuskel), *Teres major* (großer Rundmuskel), *Trapezius* (Kappen- oder Trapezmuskel), *Rhomboideus major* und *Rhomboideus minor* (großer und kleiner Rautenmuskel), *Deltoideus pars spinalis* (dreieckiger Schultermuskel, hinterer Anteil)
Sekundär: Rotatorenmanschette: *Supraspinatus* (Obergrätenmuskel), *Infraspinatus* (Untergrätenmuskel), *Teres minor* (kleiner Rundmuskel), *Subscapularis* (Unterschulterblattmuskel); *Brachialis* (Oberarmmuskel), *Biceps brachii* (zweiköpfiger Oberarmmuskel)

Präventiver Fokus

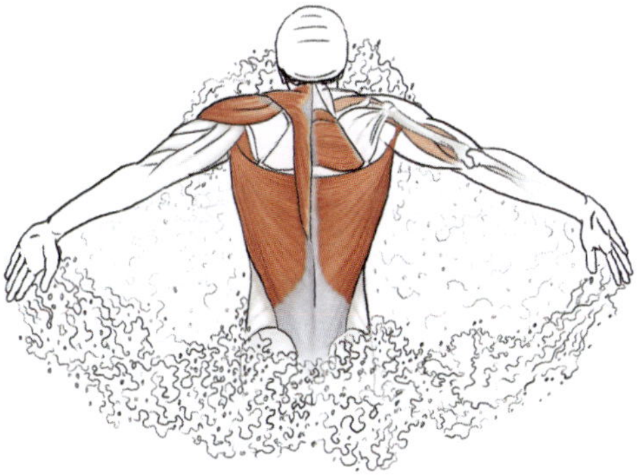

Weil das Kurzhantelrudern eine Übung ist, die alle vier Schultergelenke beansprucht, kann sie dazu beitragen, das Risiko für zahlreiche Verletzungen wie Zerrungen der Rotatorenmanschette, Schulterinstabilität und Schulter-Impingement zu verringern.

Das Kurzhantelrudern ist – wie der Name bereits erahnen lässt – eine Übung, die sich für Ruderer eignet; die Bewegung der Arme beim Rudern ähnelt durchaus dem Bewegungsablauf beim Kurzhantelrudern. Beim Rudern wird die Kraft für den Ruderschlag jedoch in erster Linie durch die Beine erzeugt. Sportler, die mehr von dieser Übung profitieren, sind Schwimmer. Weil die Arme bei jedem Schwimmzug über den Kopf gehoben werden, müssen die Muskeln, die das Schultergelenk umgeben (das Glenohumeral- und Skapulothorakalgelenk), schnellkräftig und ausdauernd sein. Das Kurzhantelrudern trägt zur Verbesserung dieser Qualitäten bei und verringert auf diese Weise das Verletzungsrisiko.

Variation

Langhantelrudern vorgebeugt

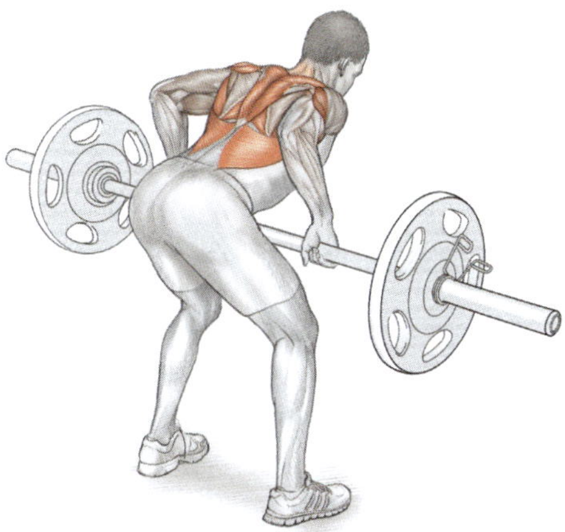

Das Rudern kann auch mit einer Langhantel in vorgebeugter Position ausgeführt werden. Diese Übung beansprucht dieselben Muskeln wie das Kurzhantelrudern, zwingt aber auch die Stabilisierer des unteren Rückens zu einer Mitwirkung am Bewegungsablauf. Für diese Übungsvariation beugen Sie Ihren Rumpf mit geradem Rücken nach vorne, während Sie die Langhantel mit vollständig gestreckten Ellenbogen halten. Ziehen Sie die Langhantel zum Bauch und senken Sie sie anschließend, bis die Ellenbogen wieder vollständig gestreckt sind.

Farmer's Carry

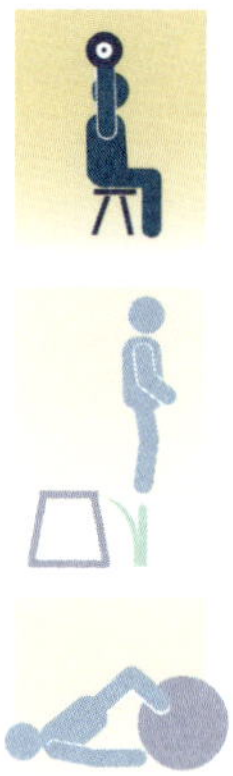

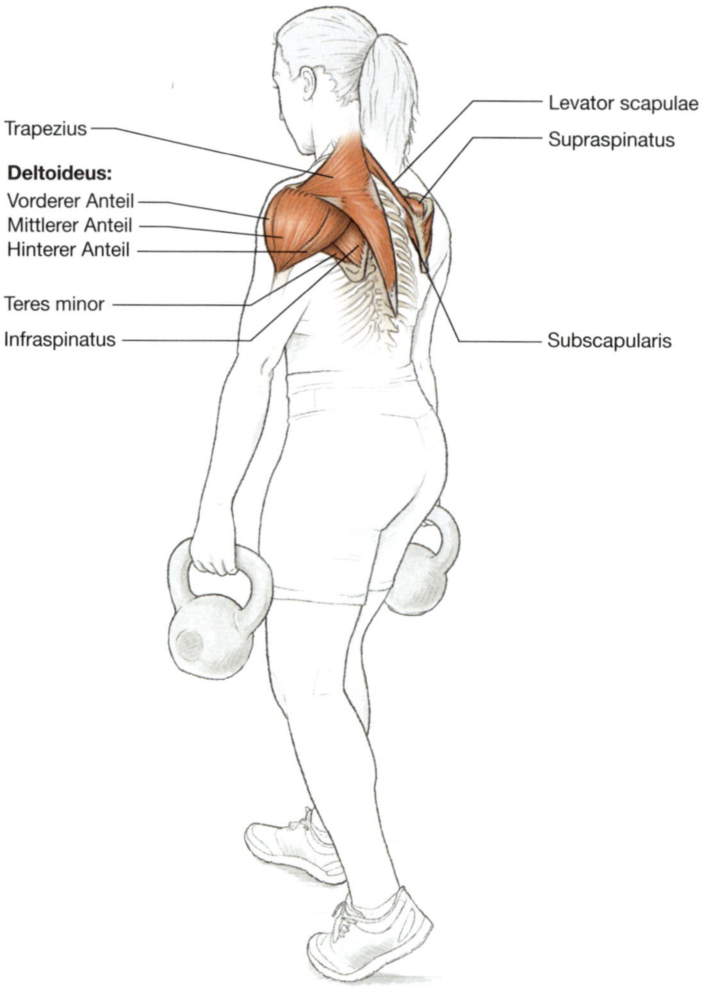

Ausführung

1. Stellen Sie sich aufrecht hin, nehmen Sie je eine Kettlebell in jede Hand und halten Sie diese mit einem geschlossenen Obergriff.
2. Halten Sie die Kettlebells mit gestreckten Ellenbogen seitlich am Körper.
3. Behalten Sie diese Position bei und legen Sie eine vorgebebene Strecke zurück.

Beteiligte Muskeln

Primär und sekundär: Rotatorenmanschette: *Supraspinatus* (Obergrätenmuskel), *Infraspinatus* (Untergrätenmuskel), *Teres minor* (kleiner Rundmuskel), *Subscapularis* (Unterschulterblattmuskel); *Trapezius* (Kappen- oder Trapezmuskel), *Levator scapulae* (Schulterblattheber), *Deltoideus pars clavicularis*, *pars acromialis* und *pars spinalis* (dreieckiger Schultermuskel, vorderer, mittlerer und hinterer Anteil)
Hinweis: Obwohl die Muskeln der unteren Extremitäten und des Unterarms in dieser Übung eine zentrale Rolle spielen, wird sich an dieser Stelle auf die beteiligten Schultermuskeln konzentriert, die isometrisch arbeiten, damit das Gelenk zentriert bleibt.

Präventiver Fokus

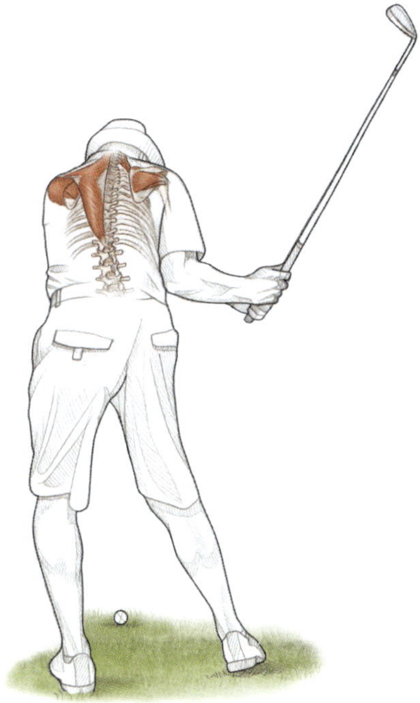

Der Farmer's Carry ist eine Disziplin in Strongman-Wettbewerben und eignet sich hervorragend, um die Stabilisierer des Glenohumeralgelenks zu entwickeln (wie auch die Griffkraft und sogar den unteren Rücken) und die Kraftausdauer der beteiligten Muskeln zu verbessern. Durch die Aktivierung aller Muskeln der Rotatorenmanschette ist diese Übung bestens geeignet, um das Risiko für Zerrungen der Rotatorenmanschette wie auch Episoden von Schulterinstabilität zu verringern.

Der Farmer's Carry dient nicht nur der Verletzungsprävention, er kann auch im Training zur Leistungssteigerung eingesetzt werden. Diese Übung wird hier im Abschnitt über die Schulter behandelt, weil hierfür alle Muskeln der Rotatorenmanschette mitwirken müssen. Dies ist bei allen Aktivitäten wichtig, in denen Schulterstabilität von zentraler Bedeutung ist, beispielsweise beim Golfen. Beim Golfschlag werden die Muskeln der vorderen Schulter einer starken exzentrischen Kontraktion ausgesetzt, auf die nahezu umgehend eine kraftvolle konzentrische Kontraktion folgt. Die Ausführung einer Übung, die die Muskeln der Rotatorenmanschette kräftigt, ist für diese Art von Bewegung wichtig.

Variation

Instabiler Farmer's Carry

Der Farmer's Carry lässt sich auf einfache Weise variieren, indem man variable oder instabile Gewichte verwendet; man kann beispielsweise bergauf gehen oder mit Flüssigkeit gefüllte Eimer tragen.

Horizontale Abduktion in der Bauchlage

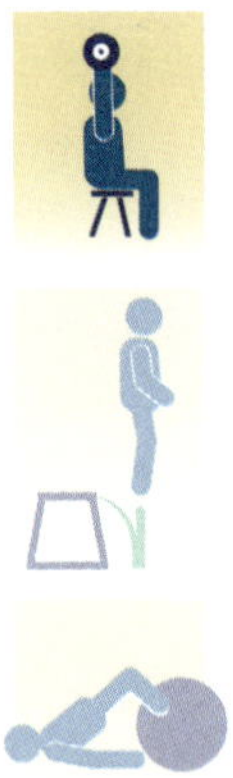

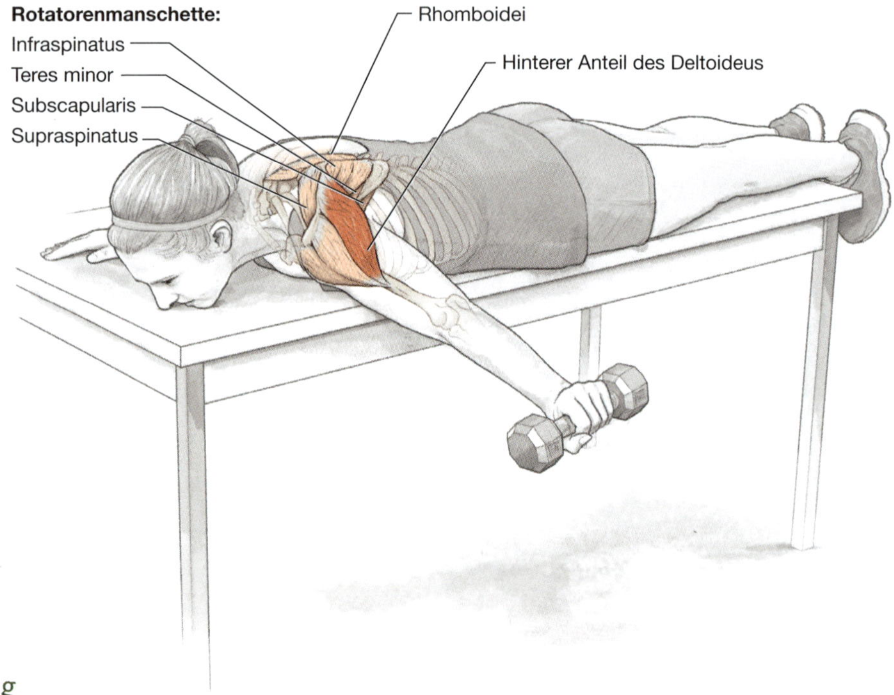

Ausführung

1. Legen Sie sich mit dem Bauch auf ein Bett oder einen Tisch und lassen Sie einen Arm seitlich von der Auflage hängen, sodass er lotrecht über dem Boden schwebt.
2. Nehmen Sie eine Kurzhantel so in diese Hand, dass der Daumen nach vorn zeigt.
3. Halten Sie den Ellenbogen gestreckt und heben Sie den hängenden Arm zur Seite, bis er parallel zum Boden steht – in dieser Position befindet sich Ihr Arm im 90-Grad-Winkel zum Rumpf, und Ihre Handfläche zeigt zum Boden.
4. Senken Sie den Arm langsam und bringen Sie ihn in die senkrecht nach unten hängende Startposition zurück.

Beteiligte Muskeln

Primär: *Deltoideus pars spinalis* (dreieckiger Schultermuskel, hinterer Anteil)
Sekundär: Rotatorenmanschette: *Supraspinatus* (Obergrätenmuskel), *Infraspinatus* (Untergrätenmuskel), *Teres minor* (kleiner Rundmuskel), *Subscapularis* (Unterschulterblattmuskel); *Rhomboideus major* und *Rhomboideus minor* (großer und kleiner Rautenmuskel)

Präventiver Fokus

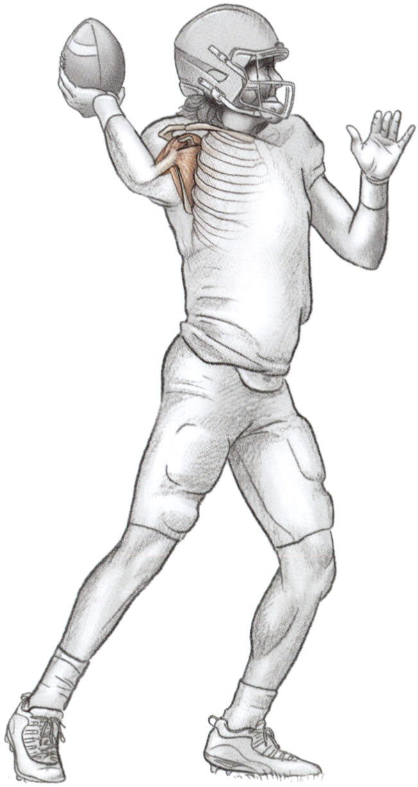

Die horizontale Abduktion in der Bauchlage ist eine anspruchsvolle Eingelenksübung, die auch ohne ein schweres Hantelgewicht effektiv ist. Die horizontale Abduktion in der Bauchlage trägt dazu bei, Schulter-Impingements und Zerrungen der Rotatorenmanschette zu reduzieren.

Diese wie auch die folgenden drei Übungen – die als Schulterisolationsübungen bezeichnet werden – beanspruchen die Rotatorenmanschette auf vielfältige Weise. Manche Bewegungen isolieren spezifische Muskeln – beispielsweise die Außenrotation im 90-Grad-Winkel –, während andere die Rotatorenmanschette dazu zwingen, sich in verschiedenen Körperebenen gleichzeitig zu bewegen, etwa die sogenannte D2-Flexion mit Band. Bei allen diesen Übungen muss die Rotatorenmanschette mitwirken, damit sich die Position des Humeruskopfes in der Gelenkpfanne nicht verändert, wenn der verfügbare Bewegungsumfang des Gelenks bei einer ballistischen Aktivität maximal ausgereizt wird, sich der Arm verlangsamt, im Hang und bei einem Aufprall. Beispiele hierfür sind Würfe, Tennis, Turnen und Hindernisläufe.

Variation

Horizontale Abduktion in der Bauchlage bei 100 Grad

Indem man den Winkel und die Rotation des Arms verändert, kann man den Übungsfokus verändern. Die gängigste Variation ist die Ausführung der Übung mit einer Außenrotation in einem Winkel, der etwas größer ist als bei der normalen Variante. Die Handfläche zeigt hier nach vorn und der Arm befindet sich in der oberen Endposition in einem 100-Grad-Winkel zum Rumpf. Dies führt dazu, dass der *Supraspinatus* stärker an der Bewegung mitwirkt.

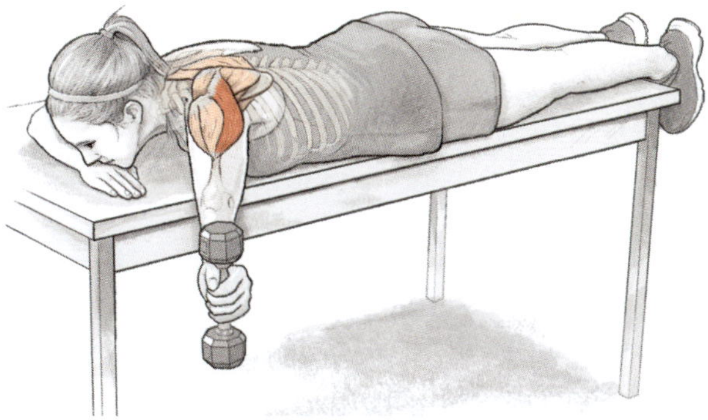

Scaption

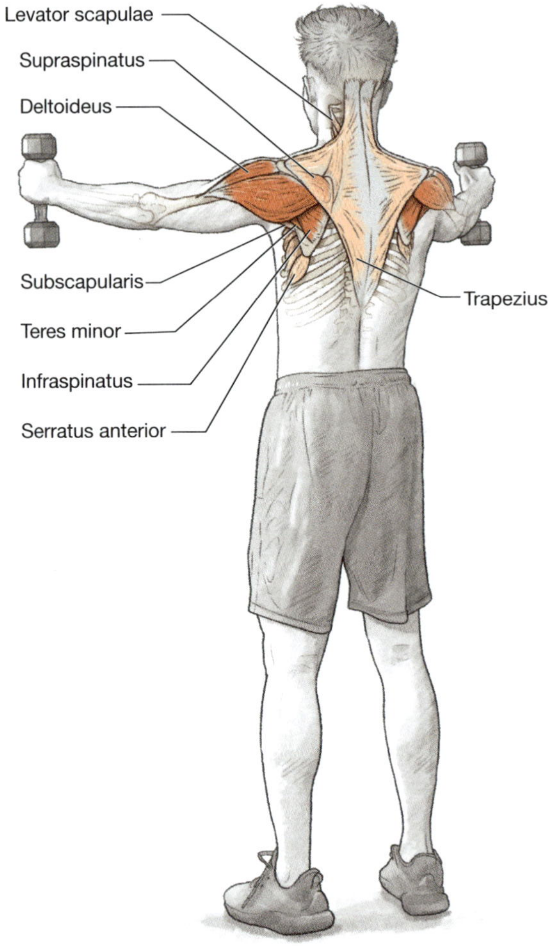

Ausführung

1. Stellen Sie sich aufrecht hin, die Füße sind schulter- bis hüftbreit auseinander und die Knie leicht gebeugt. Nehmen Sie eine Kurzhantel in jede Hand und halten Sie diese mit einem geschlossenen Hammergriff.
2. Rotieren Sie Ihre Schultern nach außen und heben Sie die Hanteln v-förmig in einem 30-Grad-Winkel vor den Körper. Ihre Ellenbogen und Oberarme sollten gleichzeitig aufsteigen und den Unterarmen und Händen vorausgehen.
3. Heben Sie die Hanteln aufwärts, bis die Arme parallel zum Boden oder auf Schulterhöhe sind. Der Daumen sollte in der oberen Endposition nach oben zeigen.
4. Senken Sie die Hanteln langsam und kehren Sie in die Startposition zurück.

Beteiligte Muskeln

Primär: Rotatorenmanschette: *Supraspinatus* (Obergrätenmuskel), *Infraspinatus* (Untergrätenmuskel), *Teres minor* (kleiner Rundmuskel), *Subscapularis* (Unterschulterblattmuskel); *Deltoideus pars clavicularis*, *pars acromialis* und *pars spinalis* (dreieckiger Schultermuskel, vorderer, mittlerer und hinterer Anteil)
Sekundär: *Trapezius* (Kappen- oder Trapezmuskel), *Levator scapulae* (Schulterblattheber), *Serratus anterior* (vorderer Sägemuskel)

Präventiver Fokus

Scaption wird auch als »Full Can« oder »volle Dose« bezeichnet und besteht aus einer Abduktion des Arms, die jedoch in einem Winkel erfolgt, der sich vor der Körperebene befindet – in der Schulterblattebene, die 30 Grad vor der Körperebene ist. Scaption trägt dazu bei, Schulter-Impingements und Zerrungen der Rotatorenmanschette zu verringern. Auch diese Übung ist für verschiedene Athleten vorteilhaft, unter anderem für Turnerinnen und Turner.

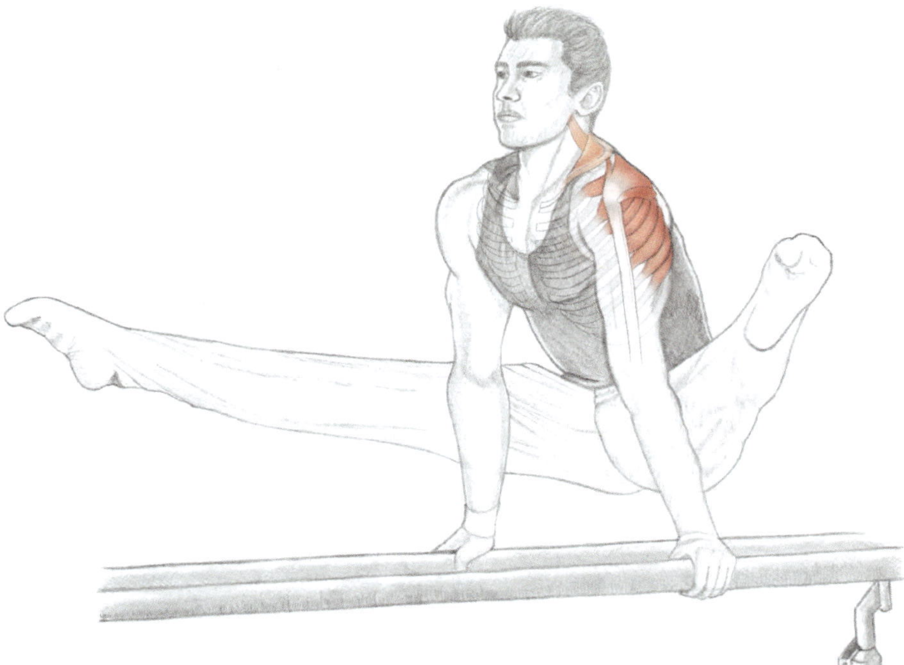

Außenrotation im 90-Grad-Winkel

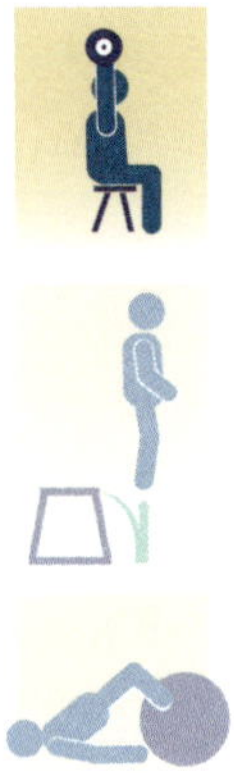

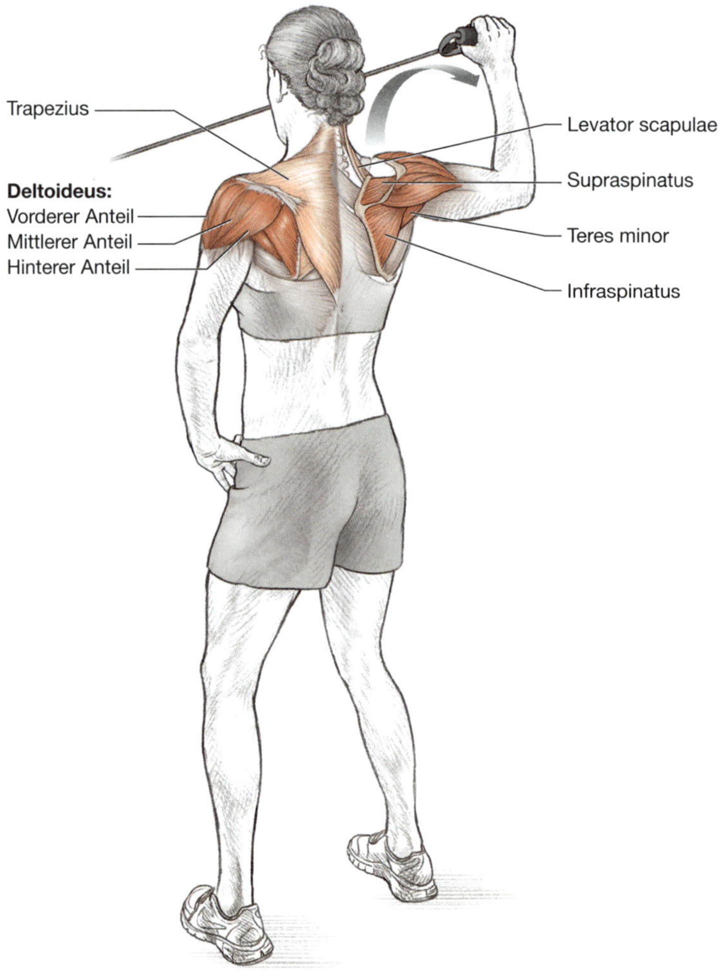

Ausführung

Hinweis: Für diese Übung benötigen Sie ein elastisches Seil oder ein Widerstandsband.

1. Nehmen Sie einen aufrechten schulterbreiten Stand ein. Das eine Ende des Widerstandsbands ist etwa auf Brusthöhe vor Ihnen fixiert. Greifen Sie das Widerstandsband mit einer Hand und achten Sie darauf, dass die Schulter auf derselben Seite im 90-Grad-Winkel abduziert, also zur Seite abgespreizt, ist; der Ellenbogen ist im 90-Grad-Winkel gebeugt, der Unterarm steht parallel zum Boden.

2. Ohne die Schulterposition zu verändern, rotieren Sie Ihre Schulter nach außen (der Ellenbogen bleibt durchgehend im 90-Grad-Winkel gebeugt); dabei hebt sich der Unterarm, bis er in der oberen Endposition lotrecht zum Boden steht. Der Oberarm bleibt parallel zum Boden.
3. Bringen Sie das Widerstandsband in die Startposition zurück – senken Sie den Unterarm ab, bis er wieder parallel zum Boden ausgerichtet ist.

Beteiligte Muskeln

Primär: *Supraspinatus* (Obergrätenmuskel), *Infraspinatus* (Untergrätenmuskel), *Teres minor* (kleiner Rundmuskel), *Deltoideus pars clavicularis*, *pars acromialis* und *pars spinalis* (dreieckiger Schultermuskel, vorderer, mittlerer und hinterer Anteil)
Sekundär: *Trapezius* (Kappen- oder Trapezmuskel), *Levator scapulae* (Schulterblattheber), *Subscapularis* (Unterschulterblattmuskel)

Präventiver Fokus

Weil die primären Stabilisierer des Schultergelenks ebenfalls an der Rotation des Glenohumeralgelenks beteiligt sind, sind Übungen wichtig, die diese Art von Bewegung nutzen. Die Außenrotation im 90-Grad-Winkel ist eine Übung, die besonders effektiv ist, um nicht nur die Schulterstabilität zu erhöhen, sondern auch das Risiko eines Schulter-Impingements und einer Zerrung der Rotatorenmanschette zu verringern. Wie die letzten beiden Übungen ist auch diese Bewegung für viele Athleten vorteilhaft, unter anderem für Tennisspieler.

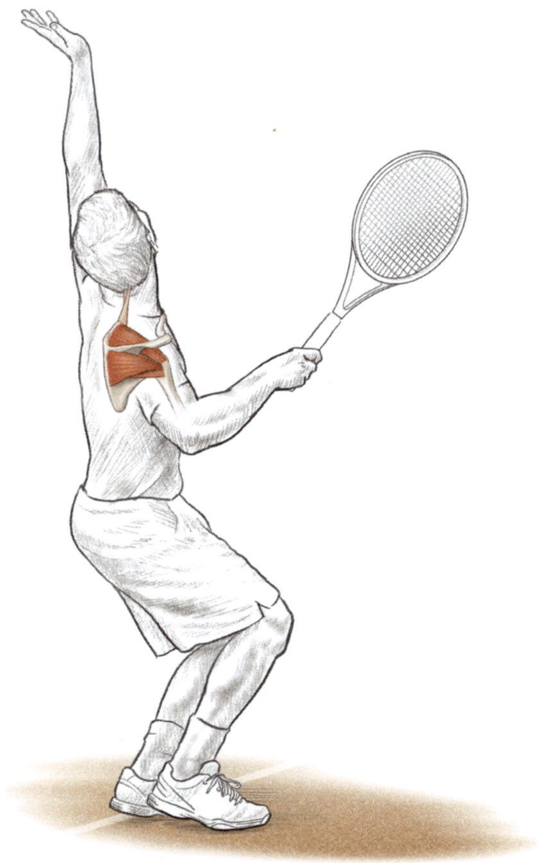

Variation

Außenrotation im 90-Grad-Winkel – schnell

Die gängigste Art, die Außenrotation im 90-Grad-Winkel zu variieren, besteht darin, die Übung in einer höheren Geschwindigkeit auszuführen, um die Muskelaktion beim Werfen möglichst authentisch nachzuahmen.

D2-Flexion mit Band

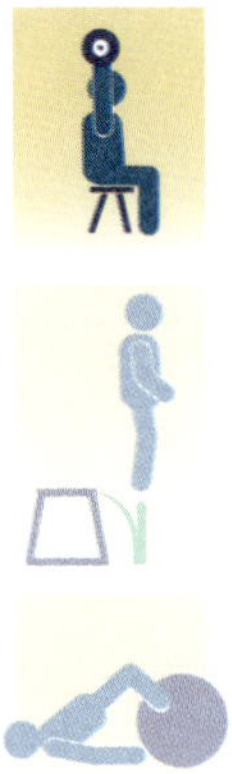

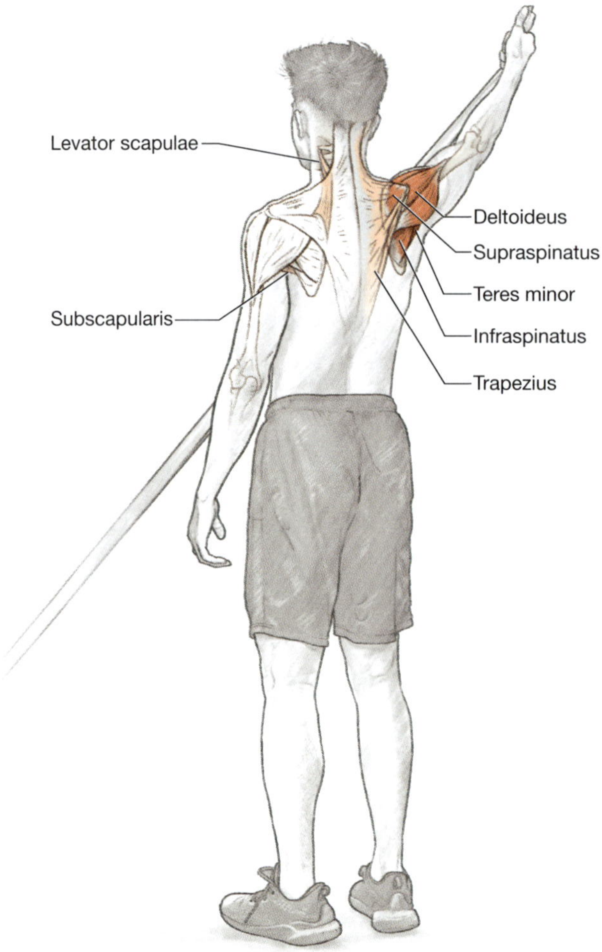

Ausführung

Hinweis: Für diese Übung benötigen Sie ein elastisches Seil oder ein Widerstandsband.

1. Nehmen Sie einen aufrechten schulterbreiten Stand ein. Das eine Ende des Widerstandsbands ist links vor Ihnen auf Bodenhöhe fixiert. Kreuzen Sie Ihren rechten Arm vor den Körper und halten Sie das andere Ende des Widerstandsbands in der rechten Hand, die sich in der Nähe der linken Hüfte befindet.
2. Halten Sie Ihren Ellenbogen leicht gebeugt und rotieren Sie Ihren rechten Arm nach außen, um das Band damit über den Kopf zu ziehen.

3. Führen Sie das Widerstandsband in die Startposition zurück, indem Sie Ihren Arm kontrolliert nach innen rotieren. Es ist hilfreich, sich vorzustellen, dass der Daumen die Armrotation einleitet: In der Aufwärtsbewegung dreht sich der Daumen nach oben; bei der Rückkehr in die Startposition dreht sich der Daumen nach unten.

Beteiligte Muskeln

Primär: *Supraspinatus* (Obergrätenmuskel), *Infraspinatus* (Untergrätenmuskel), *Teres minor* (kleiner Rundmuskel), *Deltoideus pars clavicularis*, *pars acromialis* und *pars spinalis* (dreieckiger Schultermuskel, vorderer, mittlerer und hinterer Anteil)
Sekundär: *Trapezius* (Kappen- oder Trapezmuskel), *Levator scapulae* (Schulterblattheber, *Subscapularis* (Unterschulterblattmuskel)

Präventiver Fokus

Weil die meisten sportspezifischen Bewegungen, an denen die Schulter beteiligt ist, in mehreren Körperebenen erfolgen, ist es wichtig, Übungen auszuführen, die diese Art von Bewegung simulieren. Die D2-Flexion trägt dazu bei, die Schulterstabilität bei der Flexion, Abduktion, horizontalen Abduktion und Außenrotation der Schulter zu verbessern, wodurch das Risiko von Schulter-Impingements und Zerrungen der Rotatorenmanschette abnimmt. Wie die vorherige Übung ist auch diese Übung für viele Athleten vorteilhaft, vor allem wenn sie in ihrem Sport werfen müssen.

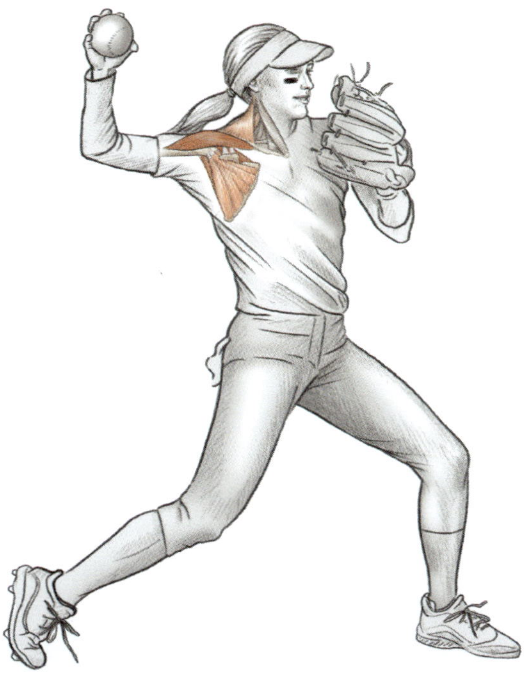

Schulterdrücken mit Kurzhanteln

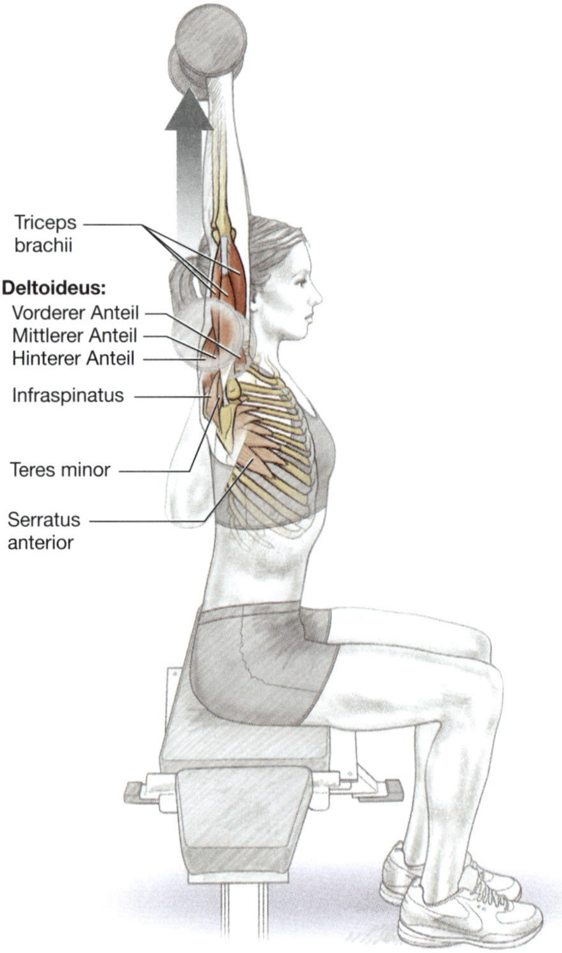

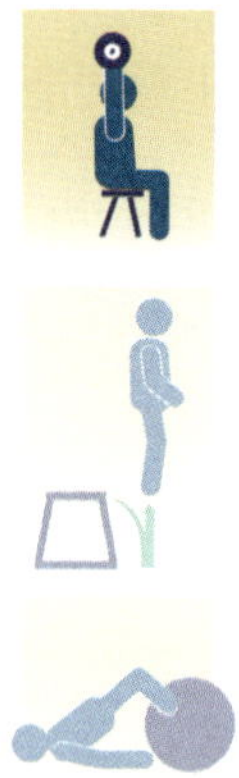

Ausführung

1. Setzen Sie sich auf eine Trainingsbank und stellen Sie beide Füße auf den Boden.
2. Fassen Sie die Kurzhanteln mit einem geschlossenen Obergriff.
3. Drücken Sie die Kurzhanteln über den Kopf, bis die Ellenbogen vollständig gestreckt sind.
4. Halten Sie Ihre Unterarme parallel und beugen Sie die Ellenbogen langsam, um die Kurzhanteln nach unten zu abzusenken.
5. Senken Sie die Hanteln, bis sie Ihre Schlüsselbeine und Schultervorderseite berühren.
6. Vermeiden Sie ein Hohlkreuz.

Beteiligte Muskeln

Primär: *Deltoideus pars clavicularis*, *pars acromialis* und *pars spinalis* (dreieckiger Schultermuskel, vorderer, mittlerer, hinterer Anteil), *Triceps brachii* (dreiköpfiger Armmuskel)
Sekundär: Rotatorenmanschette: *Supraspinatus* (Obergrätenmuskel), *Infraspinatus* (Untergrätenmuskel), *Teres minor* (kleiner Rundmuskel), *Subscapularis* (Unterschulterblattmuskel); *Trapezius* (Kappen- oder Trapezmuskel), *Levator scapulae* (Schulterblattheber), *Rhomboideus major* und *Rhomboideus minor* (großer und kleiner Rautenmuskel), *Serratus anterior* (vorderer Sägemuskel)

Präventiver Fokus

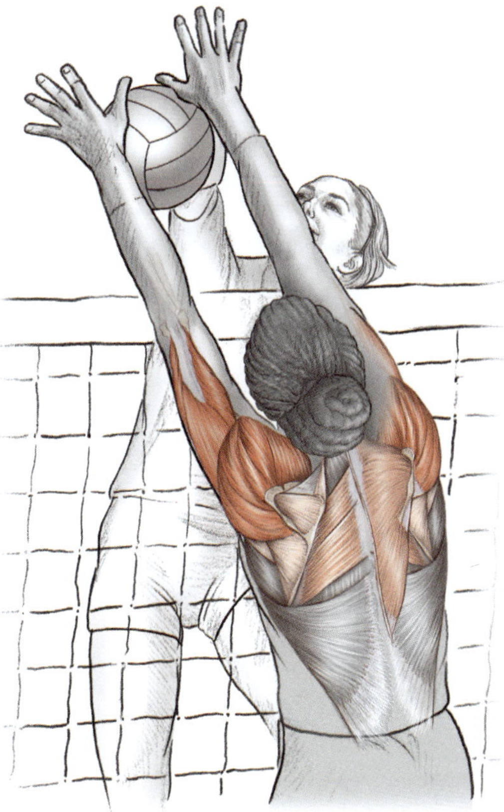

Wie der Liegestütz mit Plus ist das Schulterdrücken mit Kurzhanteln eine Mehrgelenksübung, die alle vier Schultergelenke beansprucht. Diese Übung eignet sich gut, um die Funktion der Rotatorenmanschette zu verbessern und das Verletzungsrisiko zu verringern. Beachten Sie jedoch, dass es sich hierbei um eine fortgeschrittene Übung handelt – wie in den vorherigen Kapiteln besprochen, sollte man mit einem leichten Widerstand anfangen und die Belastung allmählich steigern.

Das Schulterdrücken mit Kurzhanteln ist eine wichtige Übung für alle Athleten, die viel über Kopf arbeiten, die also wiederholt Bewegungen ausführen müssen, die oberhalb der Schultern stattfinden. Hierzu zählen Schwimmer, Tennisspieler, Baseball-Pitcher und Softballspieler. Vor allem Volleyballer – hier speziell Außenangreifer und Mittelblocker – benötigen Kraft in einer vollständig flektierten Schulterposition, bei der die Arme über den Kopf gehoben sind. Die höchste Position beim Schulterdrücken mit Kurzhanteln ähnelt der Position eines Mittelblockers am Netz oder wenn ein Außenangreifer zum Schlag ansetzt und Ballkontakt herstellt. Diese Übung kräftigt speziell die Arme, um diesen Belastungen besser standzuhalten und somit das Risiko des Spielers für eine Schulterverletzung zu verringern.

Variation

Schulterdrücken mit Langhantel

Am einfachsten lässt sich das Schulterdrücken variieren, indem man anstelle von Kurzhanteln eine Langhantel verwendet. Drücken Sie die Langhantel über den Kopf, bis Ihre Ellenbogen vollständig gestreckt sind. Halten Sie Ihre Unterarme parallel und beugen Sie die Ellenbogen langsam, um die Langhantel zu senken. Eine weitere bekannte Variation besteht darin, die Kurzhanteln oder die Langhantel hinter den Kopf zu bewegen. Weil diese Übungsvariante die Schultervorderseite reizen kann – vor allem bei Anfängern, die noch nicht viel Erfahrung im Hanteltraining haben –, sollte sie nur von erfahrenen Kraftsportlern trainiert werden.

4

Ellenbogen, Handgelenke und Hand

Das Schultergelenk ist nicht die einzige Struktur der oberen Extremität, die sich in zahlreichen Sportarten verletzen kann. Obwohl es eine Reihe von Gelenken und Strukturen gibt, wird die obere Extremität grundsätzlich in drei Segmente (Oberarm, Unterarm und Hand) und zwei Gelenke (Ellenbogen und Handgelenk) unterteilt. Dieses Kapitel widmet sich dem Arm mit Ellenbogen, dem Unterarm mit Handgelenk und der Hand – die drei Bereiche, die mit größter Wahrscheinlichkeit von Sportverletzungen betroffen sein können. Zunächst werden die anatomischen Besonderheiten der einzelnen Bereiche vorgestellt, bevor die gängigsten Verletzungen besprochen werden. Dieser Körperbereich ist sehr komplex, und obwohl die Strukturen auf spezifische Weise zu Gruppen zusammengefasst worden sind, sei an dieser Stelle erwähnt, dass manche Muskeln mehrere Gelenke in Bewegung versetzen.

Arm und Ellenbogen

Der anatomische Arm ist der Bereich zwischen Schulter und Ellenbogengelenk. Der Arm besteht aus dem *Humerus* (Oberarmknochen) und wird in ein ventrales und dorsales Kompartiment, also in eine Vorder- und Rückseite, unterteilt, während das Ellenbogengelenk drei Knochen miteinander verbindet: *Humerus*, *Ulna* (Elle) und *Radius* (Speiche). Es gibt fünf Armmuskeln: drei Flexoren (Beuger) auf der Vorderseite und zwei Extensoren (Strecker) auf der Rückseite.

1. ***Biceps brachii* (zweiköpfiger Armmuskel):** Dies ist der oberflächlichste Armmuskel. Er hat, wie sein Name andeutet, zwei Köpfe, einen kurzen und einen langen Kopf. Beide Köpfe entspringen dem Schulterblatt (kurzer Kopf: *Processus coracoideus*, auch Rabenschnabelfortsatz genannt; langer Kopf: *Tuberculum supraglenoidale*, auch Schulterblattbeule genannt) und kommen an der *Tuberositas radii* (Speichenbeule) des *Radius* zusammen. Obwohl der *Biceps brachii* normalerweise als Beuger des Ellenbogengelenks gilt – eine Bewegung, bei der er mitwirkt –, ist seine Hauptfunktion die Supination, also die Auswärtsdrehung, des Unterarms, die im Vergleich zur Pronation, der Einwärtsdrehung, eine sehr starke Bewegung ist. Interessanterweise ist der *Biceps brachii* nicht direkt mit dem *Humerus* verbunden (siehe Abbildung Seite 63 links).
2. ***Brachialis:*** Der Oberarmmuskel entspringt großflächig am ventralen Aspekt der distalen – von der Körpermitte entfernt liegenden – Hälfte des *Humerus* und setzt am *Processus coronoideus* (Kronenfortsatz) der Elle und der *Tuberositas ulnae* an. Seine einzige Aufgabe besteht darin, den Unterarm zu beugen (siehe Abbildung Seite 63 links).
3. ***Coracobrachialis:*** Der Hakenarmmuskel entspringt am Rabenschnabelfortsatz am Schulterblatt und setzt am mittleren Drittel der medialen Fläche des *Humerus* an. Er wirkt bei der Flexion, also der Beugung, und Adduktion, dem Heranziehen, des *Humerus* mit und trägt zur Stabilisierung des Schultergelenks bei.

4. ***Triceps brachii* (dreiköpfiger Armmuskel):** Dies ist der primäre Muskel auf der Armrückseite. Er hat drei Köpfe: einen langen, einen lateralen und einen medialen (siehe nachstehende Abbildung rechts). Der lange Kopf entspringt am *Tuberculum infraglenoidale*, einem Kochenhöckerchen des Schulterblatts, der laterale und der mediale Kopf entspringen der Hinterfläche des *Humerus*; alle drei Köpfe kommen am *Olecranon* (Hakenfortsatz) zusammen, dem proximalen, also zum Rumpf hin gelegenen, Ende der Elle. Der *Triceps brachii* streckt den Unterarm, aber durch die Verbindung des langen Kopfes mit dem Schulterblatt stabilisiert er auch den Humeruskopf, wenn die Schulter abduziert ist, der Arm also abgespreizt wird.
5. ***Anconeus* (Ellenbogenhöckermuskel):** Dieser kleine Muskel entspringt am lateralen *Epikondylus* des *Humerus* und setzt lateral am *Olecranon*, einem breiten, dicken, schnabelartigen Knochensporn am proximalen Ende der *Ulna*, der Elle, an. Er unterstützt den Trizeps bei der Streckung des Unterarms und stabilisiert das Ellenbogengelenk. Der Ellenbogenhöckermuskel wird zwar separat aufgeführt, sollte funktional aber als Teil des Trizeps betrachtet werden und nicht als separat arbeitender Muskel.

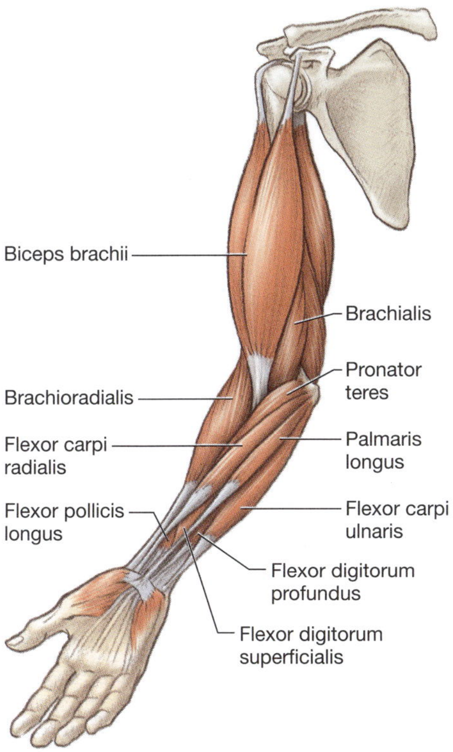

Anatomie der oberen Extremität

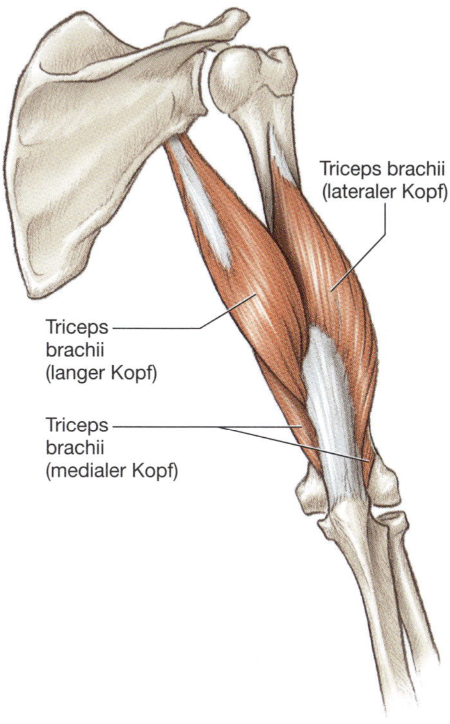

Triceps brachii

Obwohl der Ellenbogen ein Scharniergelenk ist, das zwischen dem distalen Ende des *Humerus* und den proximalen Enden von *Ulna* und *Radius* liegt, erfüllt er eine Reihe komplexer Aufgaben. Er ermöglicht in erster Linie die Beugung (Flexion) und Streckung (Extension) des Unterarms, bewegt sich aber auch medial und lateral, also zum Körper hin und seitlich vom Körper weg, wenngleich in deutlich geringerem Umfang. Ellenbogenverletzungen können auf vielfältige Weise entstehen und diverse Strukturen betreffen, so zum Beispiel Bänder, Knochen, Muskeln und Sehnen. Eine besondere Anmerkung zu den Extensoren und Flexoren des Handgelenks sei hier ergänzt: Weil sich diese Muskeln in erster Linie am Handgelenk bemerkbar machen, werden sie im nächsten Abschnitt behandelt. Viele dieser Muskeln entspringen jedoch dem *Humerus* und lösen eine Bewegung im Ellenbogen aus. Wenn sie verletzt werden, können dort Schmerzen und eine Funktionsbeeinträchtigung wahrgenommen werden. Deshalb ist es wichtig, diese Muskeln in diesem Abschnitt zu nennen, obwohl sie normalerweise als Muskeln gelten, die Bewegungen am Handgelenk ermöglichen.

Zerrung des ulnaren Kollateralbandes

Die Zerrung des ulnaren Kollateralbandes (*Ligamentum ulnare collaterale*, UCL) zählt zu den Verletzungen des Ellenbogengelenks, die besonders eingehend erforscht worden sind. Das ulnare oder ellenseitige Kollateralband hält Valguskräften stand, die auf den Ellenbogen einwirken und den Unterarm in Relation zum Oberarm nach lateral (außen) drücken. Obwohl diese Kräfte in den meisten Alltagsbewegungen nicht auftreten, sind sie bei Würfen präsent, beispielsweise im Baseball und Softball. Die Wurfbewegung in diesen Sportarten führt zu einer erhöhten Spannung in den medialen Ellenbogenstrukturen, speziell im UCL. Wenn die Spannung mit der raschen Beschleunigung der Arme bei einem Wurf kombiniert wird, können die UCL-Fasern reißen und eine Zerrung zur Folge haben. Wenn der Muskelfaserriss so schwerwiegend ist, dass er zu einer Instabilität führt, kann ein operativer Eingriff angezeigt sein; gängig ist hier die UCL-Rekonstruktion, die nach dem gleichnamigen Baseballspieler auch als Tommy-John-OP bezeichnet wird.

Little-League-Ellenbogen

Diese Verletzung tritt häufig bei jüngeren Werfern mit einem unreifen Skelett und offenen Wachstumsfugen auf. In gewisser Hinsicht ähnelt diese Verletzung der Zerrung des ulnaren Kollateralbandes, weil es sich grundsätzlich um denselben Mechanismus handelt. Die Bandfasern reißen zwar nicht, aber die offene Wachstumsfuge kann Schaden nehmen oder das UCL von seinem Ansatz am medialen *Epikondylus* des *Humerus* weggezogen werden.

Laterale Epikondylitis

Eine laterale *Epikondylitis* (Sehnenentzündung) tritt auf, wenn die Sehnen der Unterarmextensoren, die dem *Humerus* entspringen, überlastet werden und eine Reizung mit potenziellen Mikrorissen entsteht. Obwohl diese Verletzung auch als Tennisarm bezeichnet wird, kann sie in vielen Sportarten auftreten, vor allem wenn man dabei immer wieder greifen muss und Ellenbogen und Handgelenk ständig in Bewegung sind. Die Sehnen und Muskeln des Unterarms werden durch die Überlastung beschädigt, die durch die wiederholten Bewegungen oder Aktivitäten hervorgerufen wird.

Mediale Epikondylitis

Eine mediale *Epikondylitis* – auch als Golferarm bezeichnet – ist eine Verletzung der Handgelenkflexoren in der Nähe ihres Ansatzes am medialen *Epikondylus* des *Humerus*. Es handelt sich hierbei um eine Überlastungsverletzung der Sehne infolge einer wiederholt auftretenden, erzwungenen passiven Handgelenkextension und Supination des Unterarms, die zu einer Degeneration führt. Aktivitäten, die dazu führen können, sind beispielsweise Bewegungen, die eine Flexion des Handgelenks und Pronation des Unterarms herbeiführen.

Trizeps- und Bizeps-Tendinopathie

Eine Reizung der Trizepssehne, die am *Olecranon* (Hakenfortsatz) ansetzt, wird als Trizeps-Tendinopathie oder Gewichtheberarm bezeichnet. Diese wird normalerweise durch eine wiederholte Bewegung – einer Extension – am Ellenbogen verursacht. Würfe, Liegestütze, Bankdrücken und andere Aktivitäten, die dem Trizeps eine hohe Kraftentwicklung abverlangen, sind Bewegungen, die zu einer Verletzung der Trizepssehne führen können.

Bei einer Bizeps-Tendinopathie ist normalerweise die Sehne des langen Bizepskopfes betroffen, sie kann aber auch den distalen Ansatz am *Radius* (an der Speiche) betreffen. Eine Tendinopathie des langen Bizepskopfes gilt in der Regel als Schulterverletzung, weil diese Sehne am *Tuberculum supraglenoidale*, einem kleinen Höcker oberhalb des Randes der Gelenkpfanne des Schulterblatts, ansetzt. Vor allem Schwimmer, Volleyballer, Tennisspieler und Wurfathleten, die immer wieder Überkopfbewegungen ausführen müssen, sind anfällig für Verletzungen der proximalen Bizepssehne. Obwohl wiederholte Bewegungen eine distale Bizeps-Tendinopathie verursachen können, wird diese wahrscheinlich eher durch das Heben zu schwerer Gewichte verursacht. Eine Verletzung der distalen Bizepssehne ist vergleichsweise selten.

Unterarm und Handgelenk

Der Unterarm ist der Bereich zwischen Ellenbogen und Handgelenk. Er besteht aus *Radius* (Speiche) und *Ulna* (Elle) und kann in eine Palmar- und Dorsalseite unterteilt werden, obwohl diese häufig auch als Flexoren- beziehungsweise Extensoren-Kompartimente bezeichnet werden (siehe Abbildung Seite 66). Es gibt viele Muskeln im Unterarm; in den Tabellen Seite 67 und Seite 68 findet sich eine vollständige Liste.

Das Handgelenk ist eine komplexe Kombination zahlreicher Gelenke, die den Unterarm mit der Hand verbinden. Die Knochen dieses Gelenks sind in zwei Reihen angeordnet, die zusammengefasst als Handwurzelknochen bezeichnet werden. Die proximale, näher am Rumpf gelegene Reihe besteht aus dem *Os scaphoideum* (Kahnbein), *Os lunatum* (Mondbein), *Os triquetrum* (Dreiecksbein) und *Os pisiforme* (Erbsenbein), während zu der distalen, weiter vom Rumpf entfernten Reihe das *Os trapezium* (großes Vieleckbein), *Os trapezoideum* (kleines Vieleckbein), *Os capitatum* (Kopfbein) und *Os hamatum* (Hakenbein) gehören.

- **Radiokarpalgelenk:** Dieses Gelenk verbindet das distale Ende des *Radius* mit der proximalen Handwurzelreihe.
- **Mediokarpalgelenk:** Dieses Gelenk ist die Artikulation zwischen proximaler und distaler Handwurzelreihe.
- **Karpometakarpalgelenk:** Dieses Gelenk verbindet das proximale Ende der Mittelhandknochen mit den Flächen der distalen Reihe der Handwurzelknochen. Das Karpometakarpalgelenk des Daumens verbindet das *Os trapezium* mit dem ersten Mittelhandknochen; es wird manchmal als ein anderes Gelenk betrachtet, weil es im Vergleich zu den anderen vier Karpometakarpalgelenken anders arbeitet.

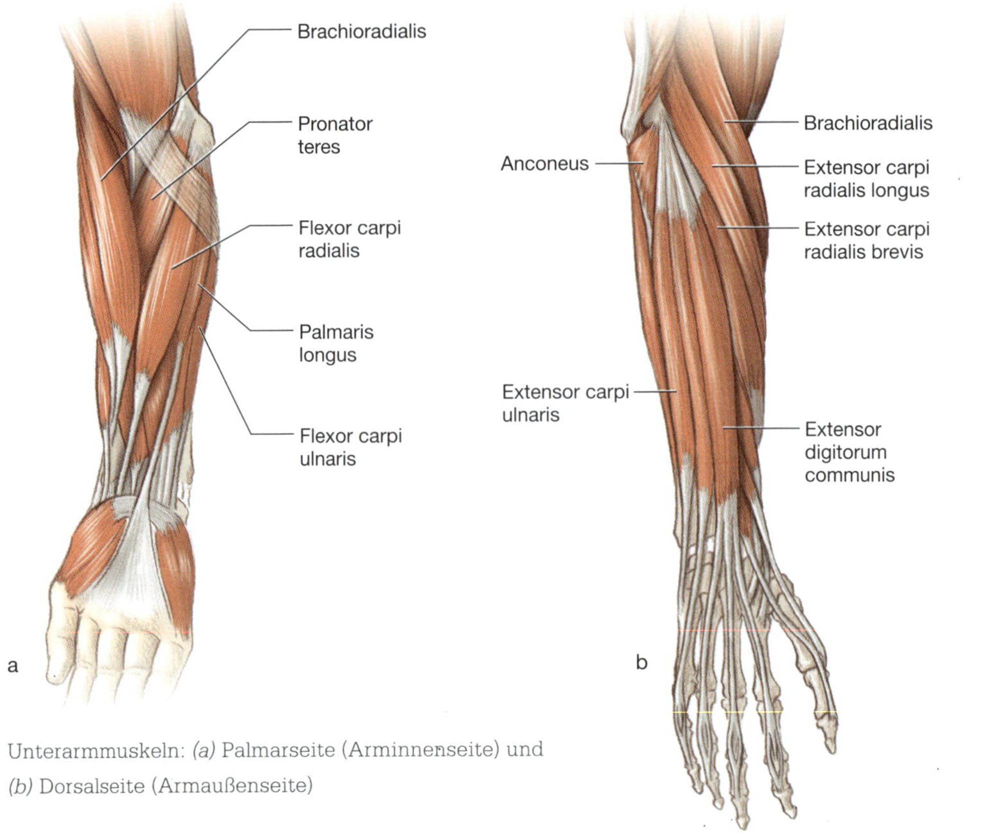

Unterarmmuskeln: *(a)* Palmarseite (Arminnenseite) und *(b)* Dorsalseite (Armaußenseite)

- **Distales Radioulnargelenk:** Es handelt sich hierbei um ein Scharniergelenk, das proximal zum Handgelenk zwischen *Radius* (Speiche) und *Ulna* (Elle) liegt; zu den Bewegungen, die an dieser Stelle stattfinden, zählen die Pronation und Supination des Unterarms.

Frakturen der Handgelenkknochen treten häufig auf, lassen sich aber kaum verhindern. Die meisten Verletzungen, die am Handgelenk auftreten, sind auf eine dauerhafte, wiederholte Überlastung zurückzuführen; diese Arten von Verletzungen sprechen am besten auf Prävention an.

Flexoren des Unterarms

Muskel	Ursprung	Ansatz	Bewegung
Pronator teres	Flexorensehne (medialer *Epikondylus* des *Humerus*)	Mitte der Lateralfläche des *Radius*	Pronation und teilweise Flexion des Unterarms
Flexor carpi radialis	Flexorensehne (medialer *Epikondylus* des *Humerus*)	Basis des zweiten Mittelhandknochens	Flexion und Abduktion des Handgelenks
Palmaris longus	Flexorensehne (medialer *Epikondylus* des *Humerus*)	Palmaraponeurose	Flexion des Handgelenks
Flexor carpi ulnaris	Flexorensehne (medialer *Epikondylus* des *Humerus*)	*Os pisiforme* (palmare Fläche); Haken des *Os hamatum* (palmare Fläche); fünfter Mittelhandknochen	Flexion und Abduktion des Handgelenks
Flexor digitorum superficialis	Flexorensehne (medialer *Epikondylus* des *Humerus*); obere Hälfte der Vorderfläche des *Radius*	Mittelglied der Finger 2 bis 5	Flexion des Mittelglieds der Finger 2 bis 5
Flexor digitorum profundus	Proximale drei Viertel der Innen- und Vorderfläche der *Ulna*	Basis des Endglieds der Finger 2 bis 5	Flexion des Endglieds der Finger 2 bis 5 und Unterstützung bei der Flexion des Handgelenks
Flexor pollicis longus	Vorderfläche der *Ulna*	Basis des Daumenendglieds	Flexion der Daumenglieder
Pronator quadratus	Distales Viertel der Vorderfläche der *Ulna*	Distales Viertel der Vorderfläche des *Radius*	Pronation des Unterarms

Extensoren des Unterarms

Muskel	Ursprung	Ansatz	Bewegung
Brachioradialis	Obere zwei Drittel der *Crista supracondylaris* des *Humerus*	Griffelfortsatz des *Radius*	Flexion des Unterarms bei proniertem Unterarm
Extensor carpi radialis longus	*Crista supracondylaris lateralis* (des *Humerus*)	Basis des zweiten Mittelhandknochens	Extension des Handgelenks und Abduktion der Hand am Handgelenk
Extensor carpi radialis brevis	Extensorensehne (lateraler *Epikondylus* des *Humerus*)	Basis des dritten Mittelhandknochens	Extension des Handgelenks und Abduktion der Hand am Handgelenk
Extensor digitorum communis	Extensorensehne (lateraler *Epikondylus* des *Humerus*)	Finger 2 bis 5	Extension der Finger und des Handgelenks
Extensor digiti minimi	Extensorensehne (lateraler *Epikondylus* des *Humerus*)	Kleiner Finger	Unabhängige Extension des kleinen Fingers
Extensor carpi ulnaris	Extensorensehne (lateraler *Epikondylus* des *Humerus*)	Basis des fünften Mittelhandknochens	Adduktion des Handgelenks und Unterstützung bei der Handgelenksextension
Supinator	Lateraler *Epikondylus* des *Humerus*	Lateral-, Hinter- und Vorderfläche des oberen Drittels des *Radius*	Supination des Unterarms und Unterstützung des Bizeps bei der Supination des Unterarms
Abductor pollicis longus	Rückseite von *Ulna* und *Radius*	Basis des ersten Mittelhandknochens	Abduktion des Daumens und Extension des Daumens am Karpometakarpalgelenk
Extensor pollicis brevis	Hinterfläche des *Radius*	Basis des Daumengrundglieds	Extension des Daumengrundglieds am Karpometakarpalgelenk
Extensor pollicis longus	Rückseite des mittleren Drittels der *Ulna*	Basis des Daumenendglieds	Extension des Daumenendglieds am Karpometakarpalgelenk und am Interphalangealgelenk
Extensor indicis	Rückseite der *Ulna*	Extensorexpansion des Zeigefingers	Extension des Zeigefingers und Unterstützung bei der Extension des Handgelenks

Zerrung der Unterarmflexoren

Es handelt sich hierbei um eine Reizung der Muskeln, die das Handgelenk beugen und pronieren, also nach innen drehen. Weil sie sich distal vom Ellenbogen ereignet, darf sie nicht mit dem am medialen *Epikondylus* auftretenden Golferarm verwechselt werden. Diese Verletzung betrifft den Muskelbauch und nicht die (gemeinsame) Ursprungssehne am medialen *Epikondylus*. Athleten, die viele Würfe absolvieren oder immer wieder dieselben Bewegungen mit dem Handgelenk und dem Unterarm ausführen müssen, sind besonders verletzungsanfällig.

Verstauchung oder Zerrung der Handgelenkbänder

Eine Verletzung eines oder mehrerer Bänder, die das Handgelenk stabilisieren, wird als Verstauchung bezeichnet. Handgelenkverstauchungen treten normalerweise aufgrund wiederholter Bewegungen und Überlastung auf. Werfen oder Greifen kann ebenfalls Schmerzen im Handgelenk verursachen, die oft nach anhaltenden oder wiederholten Bewegungen auftreten.

Hand

Die Hand ist der Bereich, der distal an das Handgelenk anschließt und aus 19 Knochen besteht. Es gibt eine Reihe von extrinsischen und intrinsischen Muskeln, die dafür sorgen, dass sich die Hand bewegen kann. Die extrinsischen Muskeln, die im letzten Abschnitt vorgestellt wurden, entspringen dem Unterarm. Sie unterstützen bei der Handfunktion, spielen aber auch eine wichtige Rolle am Handgelenk. Die intrinsischen Muskeln sind kleinere Muskeln, die ihren Ursprung und Ansatz in der Hand haben und für koordinative Aufgaben wie den Pinzetten- und Zangengriff verantwortlich sind. Wie im Unterarm gibt es auch in der Hand eine große Anzahl intrinsischer Muskeln (siehe nachstehende Abbildung und Tabelle Seite 70).

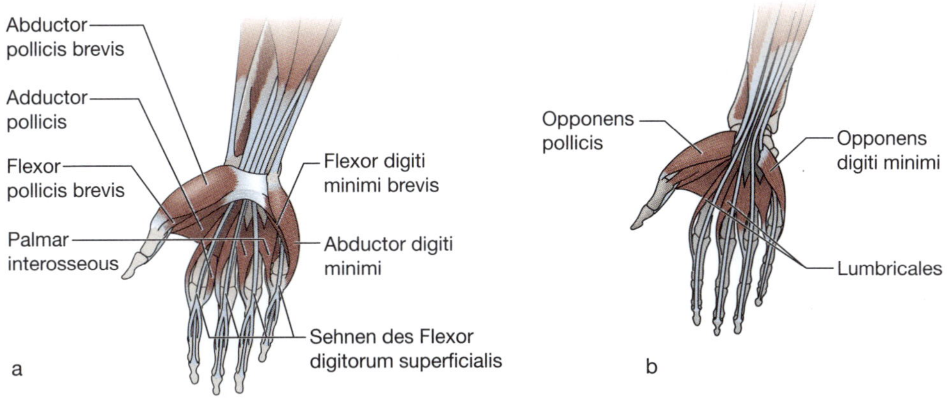

Intrinsische Handmuskeln: *(a)* Palmarseite (Handinnenfläche) und *(b)* Dorsalseite (Handrücken)

Die Hand hat von Finger zu Finger viele Ähnlichkeiten. Es gibt fünf Handwurzelknochen, die mit dem Handgelenk und den Karpometakarpalgelenken verbunden sind. Jeder Handwurzelknochen wird über das Metakarpophalangealgelenk (MKG) mit dem Grundglied des Fingers verbunden. Jeder Finger besteht aus drei separaten Gliedern oder Phalangen, die durch zwei Interphalangealgelenke voneinander getrennt sind – ein proximales Interphalangealgelenk (PIP) und ein distales Interphalangealgelenk (DIP). Der Daumen hat nur zwei Glieder und ein Interphalangealgelenk (IP).

Intrinsische Handmuskeln

Muskel	Ursprung	Ansatz	Bewegung
Abductor pollicis brevis	*Flexor retinaculum* und *Tuberculum ossis scaphoidei*	Lateraler Aspekt des Daumengrundglieds	Abduktion des Daumens
Flexor pollicis brevis	*Flexor retinaculum* und *Tuberculum ossis trapezii*	Lateraler Aspekt des Daumengrundglieds	Flexion des Daumens
Opponens pollicis	*Flexor retinaculum* und *Tuberculum ossis trapezii*	Lateraler Aspekt des Daumens	Opposition des Daumens
Abductor digiti minimi	*Os pisiforme*	Medialer Aspekt des Grundglieds des kleinen Fingers	Abduktion des kleinen Fingers
Flexor digiti minimi brevis	*Flexor retinaculum* und Haken des *Os hamatum*	Medialer Aspekt des Grundglieds des kleinen Fingers	Flexion des kleinen Fingers
Opponens digiti minimi	*Flexor retinaculum* und Haken des *Os hamatum*	Medialer Aspekt des fünften Mittelhandknochens	Opposition des kleinen Fingers
Musculi interossei dorsales	Mittelhandknochen	Streckerhaube und Grundglieder der Finger 2 bis 4	Abduktion der Finger 2 bis 4
Musculi interossei palmares	Palmarer Aspekt der Mittelhandknochen 2, 4 und 5	Streckerhaube und Grundglieder der Finger 2, 4 und 5	Adduktion der Finger 2 bis 4
Lumbricales	Sehnen des *Flexor digitorum profundus*	Streckerhaube der Finger 2 bis 5	Flexion der MKP-Gelenke mit Extension der PIP- und DIP-Gelenke

MKP = metakarpophalangeal
PIP = proximal interphalangeal
DIP = distal interphalangeal

Die meisten Handverletzungen betreffen hauptsächlich die Knochen und bestehen aus Quetschungen, Frakturen oder Avulsionen (Abrissen). Zu diesen Frakturen zählen:

- Boxerfraktur (Bruch des fünften Mittelhandknochens),
- Bennett-Fraktur (Bruch an der Daumenbasis),
- Rolando-Fraktur (Bruch und Dislokation des Daumens),
- Jersey-Finger-Avulsion (Ruptur der Beugesehne von seinem Ansatz am Fingerendglied) und
- Mallet-Finger-Avulsion (Ruptur der Strecksehne von seinem Ansatz am Fingerendglied).

Obwohl Schutzausrüstung hilfreich ist, ist es kaum möglich, das Risiko dieser Verletzungen durch gezielte Übungen zu reduzieren.

Weitere Handverletzungen können die Sehnen oder Bänder betreffen. Drei der gängigsten Verletzungen sind das De-Quervain-Syndrom, der Torwartdaumen und der Skidaumen.

De-Quervain-Syndrom

Das De-Quervain-Syndrom ist eine Überlastungsverletzung der Sehnen des *Abductor pollicis longus* (langer Daumenspreizer) und des *Extensor pollicis brevis* (kurzer Daumenstrecker). Sie kann durch spezifische Aktivitäten wie das »Auswringen eines Handtuchs, Greifen eines Golfschlägers, Hochheben eines Kindes oder Einschlagen eines Nagels« (Goel und Abzug, 2015) verursacht werden.

Torwartdaumen und Skidaumen

Diese beiden Begriffe beziehen sich auf eine Avulsion oder Ruptur des ulnaren Kollateralbandes des ersten Metakarpophalangealgelenks. Der Unterschied zwischen den beiden Verletzungen betrifft die Art und Weise, wie das Kollateralband beschädigt wurde; der Torwartdaumen ist eine chronische Überlastungsverletzung, während der Skidaumen eine akute Verletzung aufgrund einer Hyperabduktion des Daumens ist, wenn sich dieser in der Schlaufe eines Skistocks verfängt.

Trizepsextension über Kopf

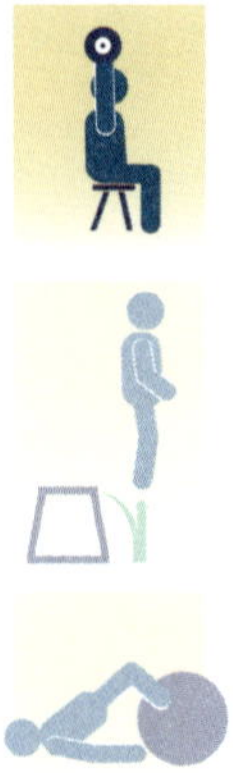

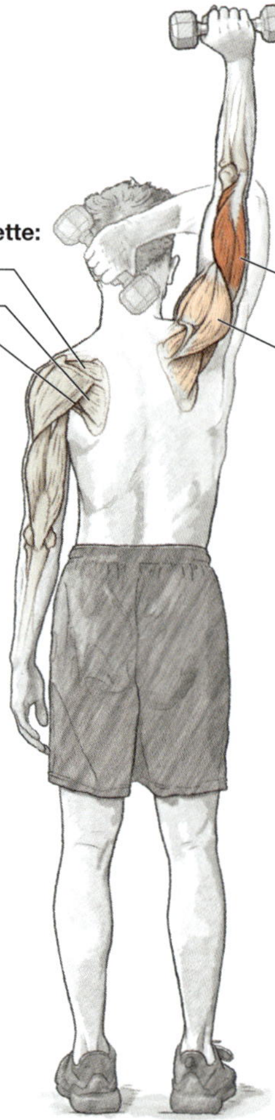

Ausführung

1. Nehmen Sie einen aufrechten schulterbreiten Stand ein und lassen Sie den linken Arm locker an der Seite herabhängen. Halten Sie eine Kurzhantel in der rechten Hand; dabei befindet sich der rechte Arm hinter dem Kopf und oberen Rücken, der Ellenbogen ist gebeugt.
2. Halten Sie das rechte Handgelenk stabil und drücken Sie die Kurzhantel aufwärts, bis der Ellenbogen vollständig gestreckt ist.
3. Beugen Sie den rechten Ellenbogen, um die Kurzhantel langsam in die Startposition zu senken.
4. Schließen Sie den Satz ab und wiederholen Sie die Bewegung mit dem anderen Arm.

Beteiligte Muskeln

Primär: *Triceps brachii* (dreiköpfiger Armmuskel)
Sekundär: Rotatorenmanschette: *Supraspinatus* (Obergrätenmuskel), *Infraspinatus* (Untergrätenmuskel), *Teres minor* (kleiner Rundmuskel), *Subscapularis* (Unterschulterblattmuskel); *Deltoideus pars clavicularis, pars acromialis* und *pars spinalis* (dreieckiger Schultermuskel, vorderer, mittlerer, hinterer Anteil)

Präventiver Fokus

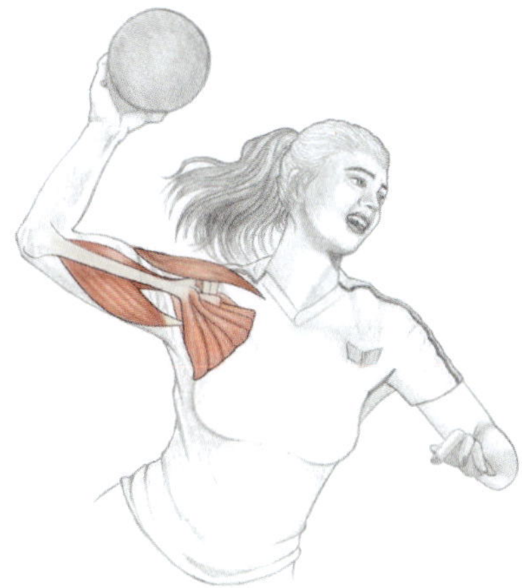

Trizepsverletzungen treten auf, wenn auf diesen Muskel und seine Sehne eine schnelle Kraft einwirkt, wie beim Werfen. Wenn diese Strukturen unter Last gesetzt werden, kann dies helfen, ihre Kraft zu verbessern, wodurch die Wahrscheinlichkeit einer Muskelzerrung oder Tendinopathie des Trizeps verringert wird.

Aufgrund der schnellen Ellenbogenstreckung ist die Trizepsextension über Kopf eine wichtige Übung für alle Wurfathleten, unter anderem für Kugelstoßer, Baseball-Pitcher und Softballspieler. Zu den Vorteilen dieser Übung zählen nicht nur eine verbesserte Leistung, sondern auch ein geringeres Verletzungsrisiko. Weil diese Übung den langen Trizepskopf stärker beansprucht als der herkömmliche Trizeps-Pushdown, führt die Trizepsextension über Kopf zu einer stärkeren Dehnung der Trizepssehne, wodurch sich ihre Fähigkeit verbessert, die Wurfbewegung zu tolerieren.

Variation

Trizeps-Kickback

Statt einen aufrechten Stand einzunehmen, hält man bei dieser Übung den Rumpf parallel zum Boden, indem man sich auf einer Bank abstützt. Beugen Sie sich leicht nach vorn und halten Sie den Rumpf gerade. Stützen Sie sich mit einer Hand auf der Bank ab und halten Sie die Kurzhantel in der anderen Hand. Strecken Sie den Ellenbogen langsam nach hinten, während Sie den Oberarm eng am Körper halten.

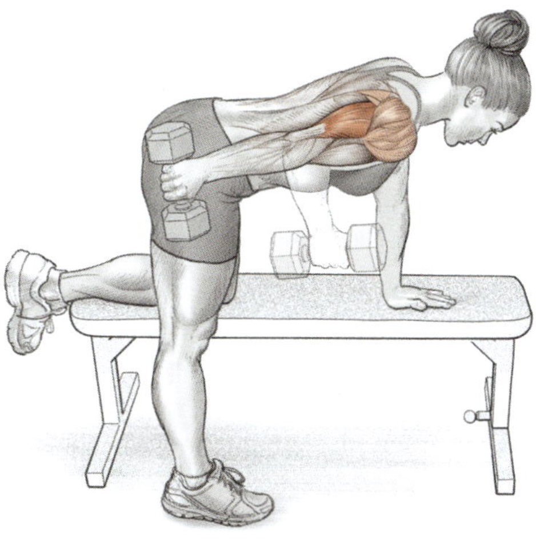

Bizeps-Curl mit Langhantel

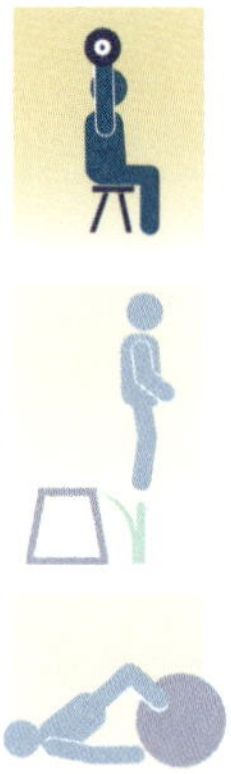

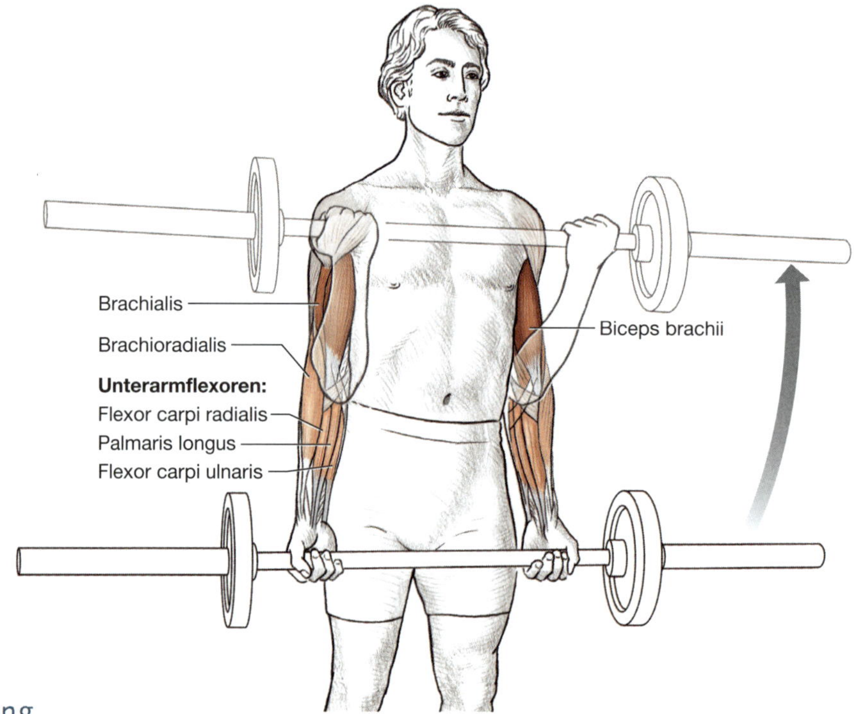

Ausführung

1. Nehmen Sie einen schulterbreiten Stand ein und fassen Sie die Hantelstange mit einem geschlossenen Untergriff. Die Hände sind ungefähr schulterbreit auseinander.
2. Halten Sie die Hantelstange vor den Oberschenkeln und die Ellenbogen vollständig gestreckt. Die Oberarme liegen am Rumpf an und sind lotrecht zum Boden.
3. Beugen Sie die Ellenbogen, ohne die Oberarme zu bewegen, um die Hantel zu den Schultern zu heben. In der oberen Endposition befindet sich die Hantel zehn bis fünfzehn Zentimeter vor den Schultern.
4. Halten Sie die Oberarme immer noch eng am Körper und strecken Sie die Ellenbogen langsam, um in die Startposition zurückzukehren.

Beteiligte Muskeln

Primär: *Brachialis* (Oberarmmuskel), *Biceps brachii* (zweiköpfiger Oberarmmuskel)
Sekundär: *Brachioradialis* (Oberarm-Speichen-Muskel), Unterarmflexoren: *Flexor carpi radialis* (innerer Speichenmuskel), *Palmaris longus* (langer Hohlhandmuskel), *Flexor carpi ulnaris* (ellenseitiger Handbeuger); *Supinator* (Auswärtsdreher)

Präventiver Fokus

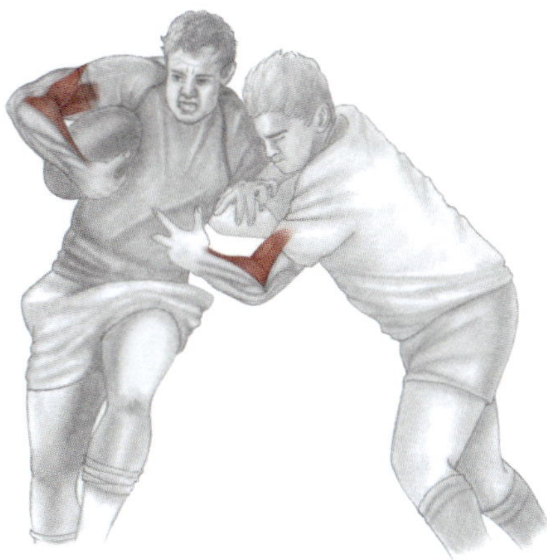

Distale Verletzungen des Bizeps treten üblicherweise auf, wenn eine große Kraft auf den Muskel und die Sehne einwirkt, während proximale Verletzungen in der Regel bei Überkopfbewegungen auftreten. Wenn diese Strukturen unter Last gesetzt werden, kann dies helfen, ihre Kraft zu verbessern, wodurch die Wahrscheinlichkeit einer Muskelzerrung oder Tendinopathie des Bizeps verringert wird. Weil bei dieser Übung das Ellenbogengelenk gegen eine Last arbeiten muss, wird außerdem das Risiko einer UCL-Verletzung verringert.

Zwei Sportarten stellen besondere Anforderungen an den distalen Bizeps, und ihre Athleten würden davon profitieren, den Bizeps-Curl mit Langhantel in ihr Training zu integrieren:

- Rugbyspielern wird im Spielverlauf oft der Ball aus den Händen gerissen, wodurch Druck auf den gebeugten Ellenbogen ausgeübt wird und die Wahrscheinlichkeit einer Verletzung der distalen Bizepssehne steigt. Um dieser Bewegung standzuhalten, sind starke Ellenbogenflexoren (*Brachialis*, Bizeps) erforderlich. Der Bizeps-Curl mit Langhantel kann das Risiko dieser Verletzung verringern.
- Softball-Pitcher würden ebenfalls sehr von dieser Übung profitieren. Die von unten ausgeführten Würfe, durch die sich Softball von Baseball unterscheidet, erfordern eine kraftvolle, wiederholte Bewegung des *Brachialis* und des Bizeps. Um das Risiko einer Verletzung des Ellenbogens oder der distalen Bizepssehne zu reduzieren, ist es Softball-Pitchern dringend angeraten, diese Übung in ihr Training zu integrieren.

Variation

Alternierender Bizeps-Curl mit Kurzhanteln

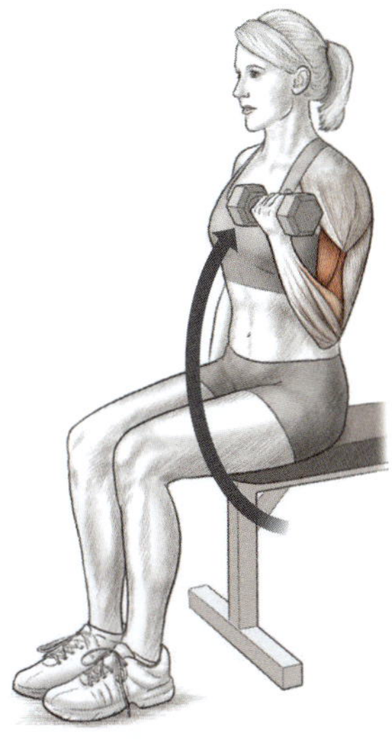

Nehmen Sie einen aufrechten Stand ein oder setzen Sie sich wie abgebildet auf eine Bank. Nehmen Sie eine Kurzhantel in jede Hand und lassen Sie die Daumen nach vorn zeigen. Halten Sie die Oberarme eng am Körper, beugen Sie den rechten Ellenbogen und drehen Sie das Handgelenk in der Aufwärtsbewegung nach außen (Supination). Senken Sie die Kurzhantel, bis der Ellenbogen vollständig gestreckt ist, und bringen Sie den Unterarm in Pronation, sodass der Daumen wieder nach vorn zeigt. Die Übung auf der andere Seite wiederholen.

Handgelenkextension mit Langhantel

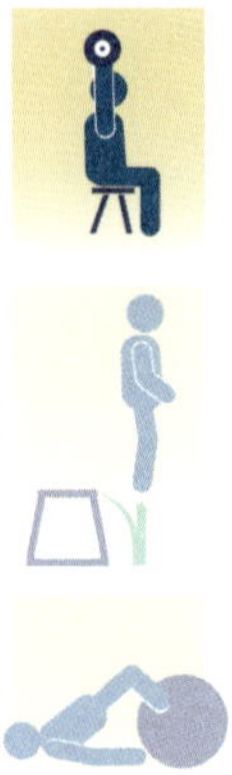

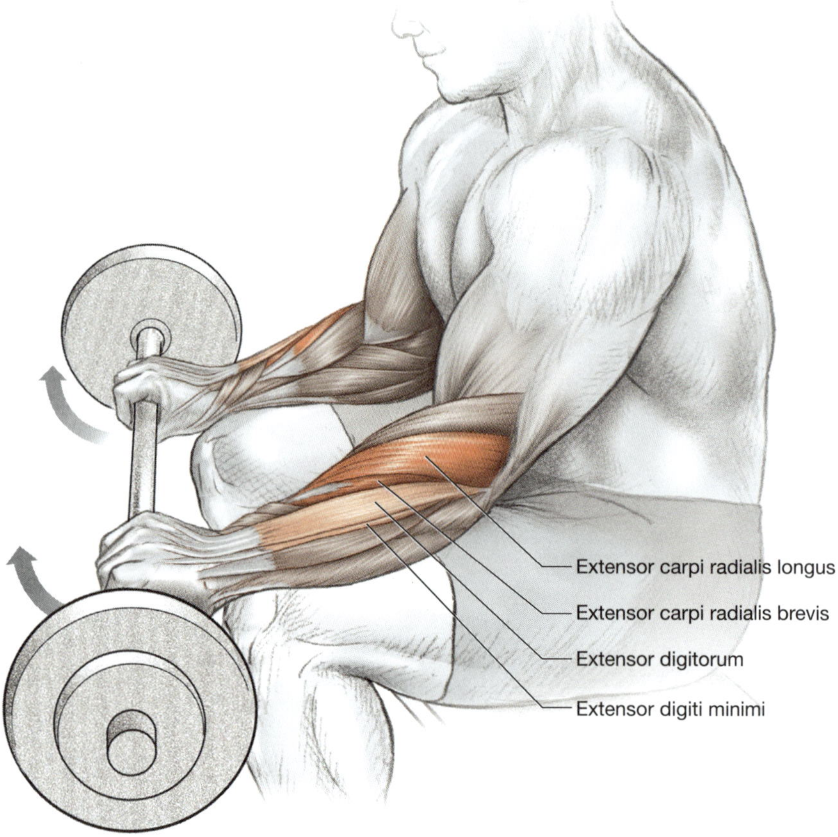

Ausführung

1. Setzen Sie sich auf eine Bank, stellen Sie die Füße flach auf den Boden und fassen Sie eine Langhantel in einem hüftbreiten geschlossenen Obergriff. Legen Sie die Ellenbogen und Unterarme auf den Oberschenkeln ab und lassen Sie dabei die Handgelenke und Hände über die Knie hinausragen.
2. Heben Sie die Hantel möglichst weit aufwärts, indem Sie die Handgelenke strecken, ohne Ihre Ellenbogen oder Unterarme zu bewegen.
3. Lassen Sie die Handgelenke langsam wieder in die Startposition zurückkehren.

Beteiligte Muskeln

Primär: *Extensor carpi radialis longus* (langer Handstrecker), *Extensor carpi radialis brevis* (kurzer Handstrecker)
Sekundär: *Extensor digitorum* (Fingerstrecker), *Extensor digiti minimi* (Kleinfingerstrecker), *Extensor indicis* (Zeigefingerstrecker)

Präventiver Fokus

Die Kräftigung der Handgelenkextensoren – wie bei der eben vorgestellten Übung – trägt dazu bei, das Handgelenk zu stabilisieren und das Risiko von Verletzungen zu verringern, die vor allem in Sportarten und Berufen auftreten können, in denen man wiederholt greifen und fassen muss. Tennis ist das offensichtlichste Beispiel für einen Sport, in dem der Athlet von der Handgelenkextension mit Langhantel profitieren würde. (Wie bereits erwähnt, wird die Verletzung der gemeinsamen Streckersehne als Tennisarm bezeichnet.) Im Tennis treten zwei Bewegungen auf, die den Handgelenkextensoren eine korrekte Funktion abverlangen: dauerhaftes Greifen und die Handgelenkextension gegen Widerstand. Es besteht eine starke Korrelation zwischen der Griffkraft und der Kraft der Handgelenkextensoren. Beim Tennisschlag – vor allem der Rückhand – müssen die Handgelenkextensoren gegen die Flexion des Handgelenks arbeiten, damit das Handgelenk stabil bleibt. Durch die Kräftigung der Handgelenkextensoren nimmt das Verletzungsrisiko der gemeinsamen Streckersehne am lateralen *Epikondylus* ab.

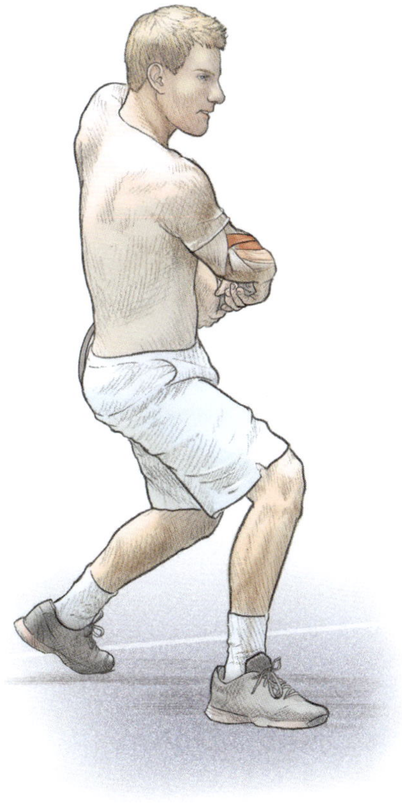

Variation

Handgelenkextension mit Kurzhantel im Stehen

Stellen Sie sich aufrecht hin, die Füße sind schulterbreit auseinander, und nehmen Sie in jede Hand eine Kurzhantel; greifen Sie sie dabei im geschlossenen Obergriff. Die Ellenbogen und Unterarme sind seitlich am Körper. Heben Sie die Hanteln möglichst weit aufwärts, indem Sie die Handgelenke strecken, ohne Ihre Ellenbogen oder Unterarme zu bewegen. Beugen Sie die Handgelenke langsam, um in die Startposition zurückzukehren.

Handgelenkflexion mit Langhantel

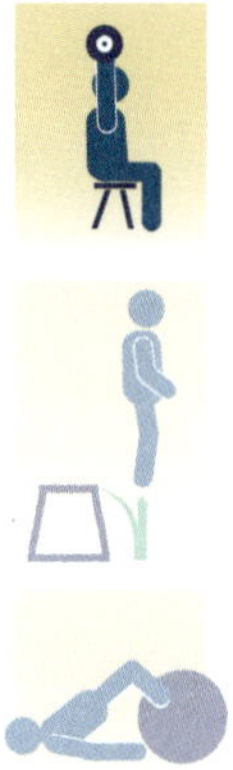

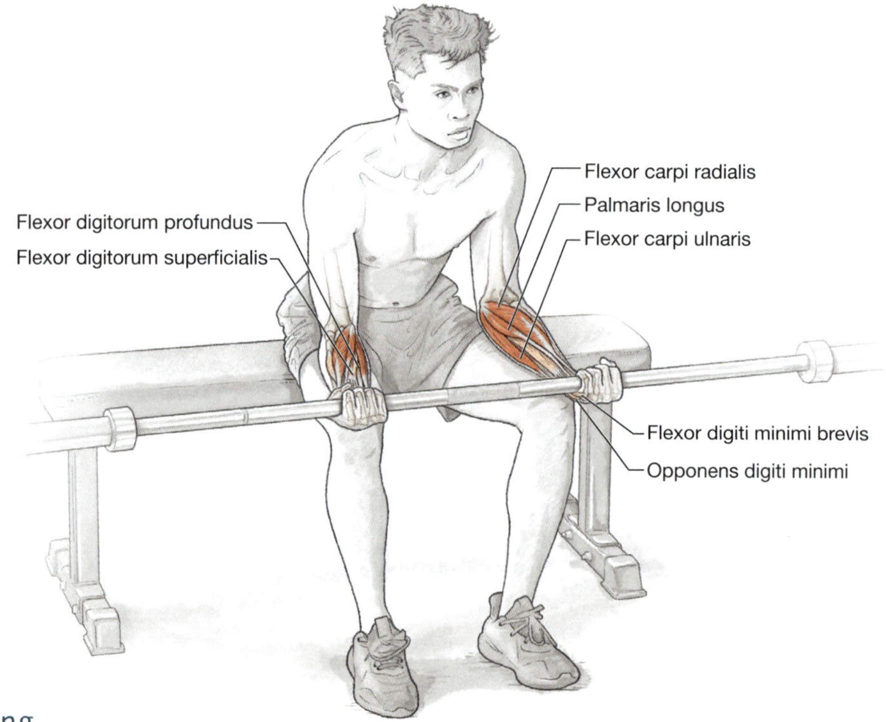

Ausführung

1. Setzen Sie sich auf eine Bank, stellen Sie die Füße flach auf den Boden und fassen Sie eine Langhantel in einem hüftbreiten, geschlossenen Untergriff. Legen Sie die Ellenbogen und Unterarme auf den Oberschenkeln ab und lassen Sie dabei die Handgelenke und Hände über die Knie hinausragen.
2. Heben Sie die Hantel möglichst weit aufwärts, indem Sie die Handgelenke beugen, ohne Ihre Ellenbogen oder Unterarme zu bewegen.
3. Lassen Sie die Handgelenke langsam wieder in die Startposition zurückkehren.

Beteiligte Muskeln

Primär: *Flexor carpi radialis* (innerer Speichenmuskel), *Palmaris longus* (langer Hohlhandmuskel), *Flexor carpi ulnaris* (ellenseitiger Handbeuger)
Sekundär: *Flexor digitorum superficialis* (oberflächlicher Fingerbeuger), *Flexor digitorum profundus* (tiefer Fingerbeuger), *Opponens digiti minimi* (Kleinfingergegensteller), *Flexor digiti minimi brevis* (kurzer Kleinfingerbeuger)

Präventiver Fokus

Handgelenkverletzungen treten in der Regel bei wiederholter Beanspruchung auf. Werden diese Strukturen unter Last gesetzt, nimmt ihre Kraft zu, wodurch die Wahrscheinlichkeit einer Muskelzerrung oder Verstauchung des Handgelenks verringert wird. Weil diese Muskeln in der Nähe der medialen Gelenklinie des Ellenbogens entspringen, kann diese Maßnahme auch hilfreich sein, um das Risiko einer UCL-Verletzung zu verringern.

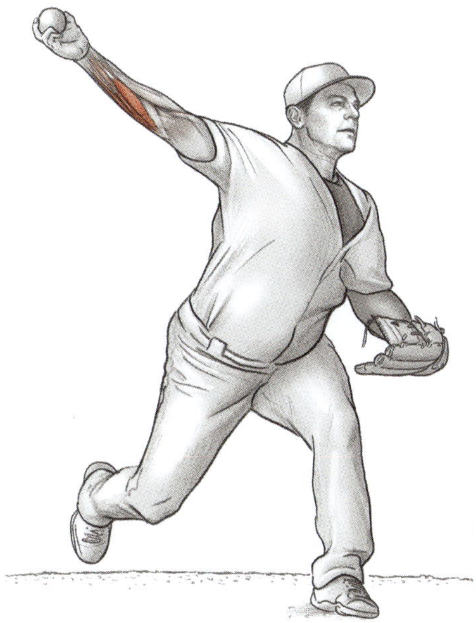

Im Baseball gibt es eine Reihe von Wurftechniken – zum Beispiel den Fastball, Change-up oder Slider –, mit denen der Ball gegriffen und manipuliert werden kann, um bestimmte Flugeigenschaften zu erzielen. Diese unterschiedlichen Griffe und Bewegungen setzen eine angemessene Kraft der Handgelenkflexoren voraus. Außerdem wird die Wurfbewegung wiederholt mit hoher Geschwindigkeit ausgeführt. Die Kombination all dieser Faktoren erhöht die Wahrscheinlichkeit einer Verletzung der Handgelenkflexoren. Durch die Kräftigung dieser Muskeln nimmt ihre Toleranz für schnelle wiederholte Bewegungen zu und das Verletzungsrisiko ab.

Variation

Handgelenkrollen

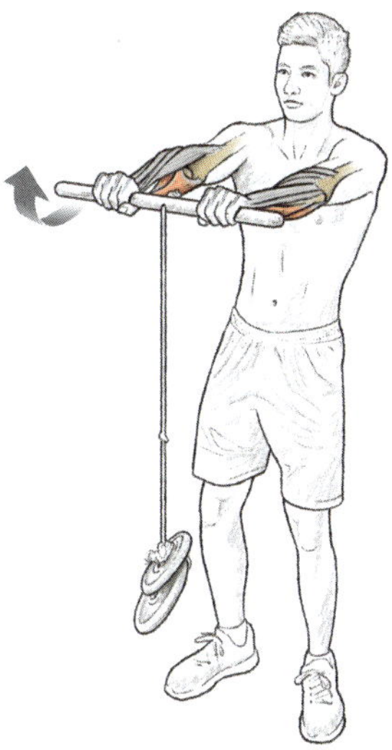

Befestigen Sie eine Hantelscheibe mit einem Seil an einen Stab und lassen Sie das Gewicht nach unten baumeln. Halten Sie den Stab mit einem geschlossenen Obergriff, bei dem die Hände zehn bis fünfzehn Zentimeter auseinander sind. Halten Sie Ihre gestreckten Arme auf Schulterhöhe gerade nach vorn und rollen Sie die Hantelscheibe langsam aufwärts, indem Sie abwechselnd die linke und rechte Hand nach vorn drehen. Machen Sie weiter, bis die Hantelscheibe aufgerollt ist und den Stab berührt. Führen Sie die Bewegung langsam in umgekehrter Richtung aus, um das Gewicht wieder in die Startposition zu bringen.

Supination und Pronation des Unterarms

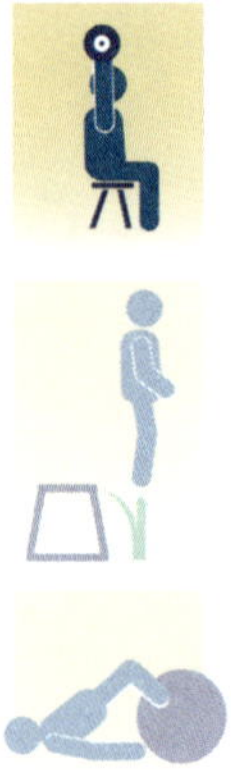

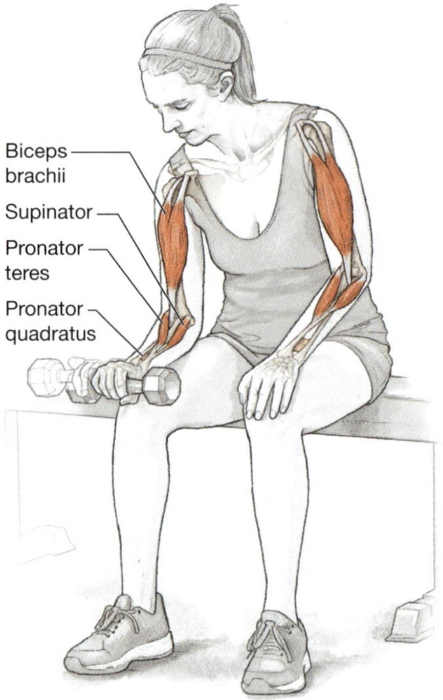

Supination des Unterarms

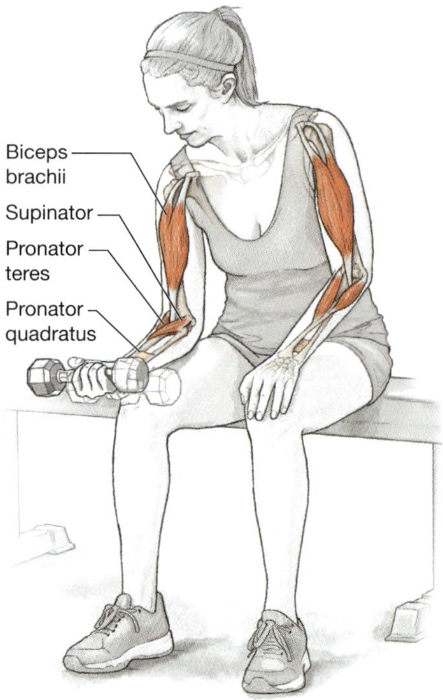

Pronation des Unterarms

Ausführung

1. Setzen Sie sich auf eine Bank und stellen Sie die Füße flach auf den Boden. Beginnen Sie mit der rechten Hand und fassen Sie wie abgebildet die Mitte oder das Ende einer Kurzhantel mit einem geschlossenen Obergriff. Legen Sie Ihren rechten Ellenbogen und Unterarm auf dem Oberschenkel ab und lassen Sie dabei das Handgelenk und die Hand über das Knie hinausragen.
2. Drehen Sie die Kurzhantel möglichst um 180 Grad nach außen, indem Sie Ihren Unterarm supinieren, ohne Ihren Ellenbogen oder Unterarm zu heben.
3. Drehen Sie die Kurzhantel möglichst um 180 Grad nach innen, indem Sie Ihren Unterarm pronieren, ohne Ihren Ellenbogen oder Unterarm zu heben.
4. Wiederholen Sie die Übung mit dem linken Arm.

Beteiligte Muskeln

Primär: *Biceps brachii* (zweiköpfiger Oberarmmuskel), *Supinator* (Auswärtsdreher), *Pronator teres* (runder Einwärtsdreher)
Sekundär: *Pronator quadratus* (viereckiger Einwärtsdreher)

Präventiver Fokus

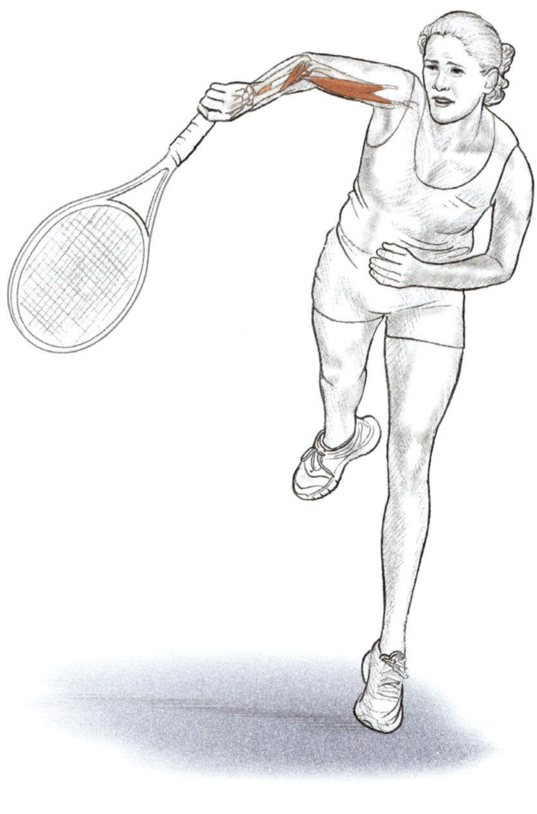

In vielen Sportarten muss das Handgelenk gedreht (das heißt proniert oder supiniert) werden; diese Übung hilft, die Muskeln zu kräftigen, die an solchen Bewegungen beteiligt sind; darüber hinaus wird das Risiko von UCL- und Handgelenkverletzungen verringert.

Weiter vorn im Kapitel wurde bereits darauf hingewiesen, dass eine kraftvolle Extension des Handgelenks im Tennis eine wichtige Rolle spielt, aber die Pronation wird ebenfalls wichtig, vor allem wenn man versucht, den Schlag zu gestalten. Obwohl eine Vorhand nach dem Aufsprung an und für sich nicht viel Pronation erfordert, werden die Pronatoren stärker an der Bewegung beteiligt, wenn der Tennisspieler versucht, mehr Topspin in den Schlag zu bringen. Durch die Kräftigung dieser Muskeln ist der Tennisspieler in der Lage, seine Leistung zu verbessern, während er gleichzeitig das Verletzungsrisiko senkt.

Variation

Supination und Pronation des Unterarms mit einem Baseballschläger

Man kann die Kurzhantel auch durch ein längeres Objekt – wie einen Baseballschläger – mit einer höheren Hebelwirkung ersetzen, wodurch die Übung anspruchsvoller und intensiver wird.

5

Wirbelsäule und Rumpf

Wirbelsäule und Rumpf zählen zu den Körperbereichen, die im Sport und Alltag am häufigsten verletzt werden. Verletzungen in diesem Bereich können die Lebensqualität erheblich einschränken und bergen das Potenzial für chronische Bewegungseinschränkungen. Es scheint auf den ersten Blick sehr schwierig zu sein, das Verletzungsrisiko in diesem Bereich zu senken, aber wenn man seine Strukturen gründlich untersucht, zeichnet sich eine Vorlage für die Verringerung des Risikos ab. Bei diesem Körperbereich wird zwischen der Wirbelsäule mit ihren Wirbeln, Muskeln und Strukturen, die unmittelbar an ihrer Funktion beteiligt sind, und dem Rumpf, der aus den anderen Strukturen, in erster Linie Muskeln, besteht, die dazu beitragen, die Bewegungen der Wirbelsäule zu unterstützen, unterschieden.

Wirbelsäule

Die Wirbelsäule hat die Aufgabe, das Rückenmark zu schützen – eine Sammlung aus Nerven und Leitbahnen, die Signale zwischen dem Gehirn und dem restlichen Körper übertragen. Die Wirbelsäule besteht aus Knochen – Wirbeln – und Muskeln und wird für gewöhnlich in fünf Abschnitte unterteilt: Hals-, Brust- und Lendenwirbel, Kreuzbein und Steißbein (siehe Abbildung), die alle besondere Funktionen erfüllen. Die meisten Wirbel sind durch Bandscheiben getrennt, über Facettengelenke miteinander verbunden und mit Öffnungen versehen, die dafür sorgen, dass die Rückenmarksäste als periphere Nerven die verschiedenen Körperteile innervieren. Jeder Wirbel hat einen dorsalen Dornfortsatz, der einen gewissen Schutz bietet, aber in erster Linie als Anheftungspunkt für Muskeln dient.

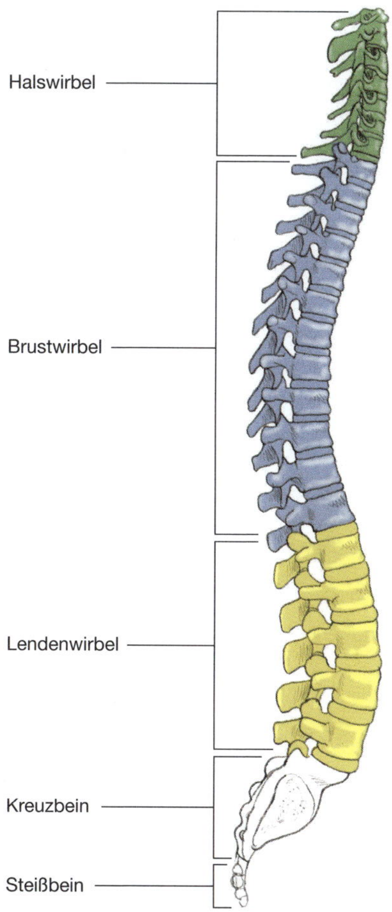

Anatomie der Wirbelsäule

- **Halswirbelsäule:** Die sieben obersten Wirbel der Wirbelsäule, C1 bis C7, sind mit der Schädelbasis verbunden und für die Bewegung und normale Funktion von Hals und Nacken verantwortlich. Die beiden obersten Wirbel – C1 und C2, die als Atlas und Dreher bezeichnet werden – haben eine einzigartige Struktur, die eine gelenkige Verbindung zwischen Schädel und Wirbelsäule ermöglicht. Verletzungen der Halswirbelsäule wurden in Kapitel 3 besprochen.

- **Brustwirbelsäule:** Die nächsten zwölf Wirbel, T1 bis T12, dienen als Ansatzpunkte für die Rippen.
- **Lendenwirbelsäule:** Die Lendenwirbel, L1 bis L5, auch als unterer Rücken bezeichnet, stellen den größten gewichttragenden Bereich der Wirbelsäule dar. Dieser Wirbelsäulenabschnitt wird am häufigsten verletzt und steht in diesem Kapitel daher im Mittelpunkt.
- ***Sacrum* (Kreuzbein):** Die nächsten fünf Wirbel, S1 bis S5, verbinden über das Iliosakralgelenk (ISG) die Wirbelsäule mit dem Becken. Diese fünf Wirbel sind miteinander verwachsen, haben keine Bandscheiben als Puffer, und das ISG wird durch eine Reihe sehr fester Bänder stabilisiert. Obwohl in diesem Bereich nur wenig Bewegung möglich ist, treten dort oft Schmerzen auf.
- ***Coccyx* (Steißbein):** Die untersten vier Wirbel bilden das Steißbein; sie sind wie das Kreuzbein miteinander verwachsen; Verletzungen in diesem Bereich der Wirbelsäule werden in den meisten Fällen durch Stürze verursacht.

Bänder tragen dazu bei, jeden Wirbel mit dem darüber beziehungsweise darunter liegenden Wirbel zu verbinden, und tragen daher enorm zur Stabilität bei. In der Seitenansicht (siehe Abbildung Seite 83) zeigt sich, dass die Hals- und die Lendenwirbelsäule eine Lordose (Krümmung nach vorn) aufweisen, die Brustwirbelsäule hingegen eine Kyphose (Krümmung nach hinten). Diese Krümmungen haben eine stabilisierende Wirkung und tragen dazu bei, im aufrechten Stand das Gleichgewicht zu halten und das Gewicht von Kopf und Oberkörper zu tragen. Mit Ausnahme der miteinander verwachsenen Wirbel von Kreuz- und Steißbein liegen zwischen den übrigen Wirbeln Bandscheiben, die eine Puffer-

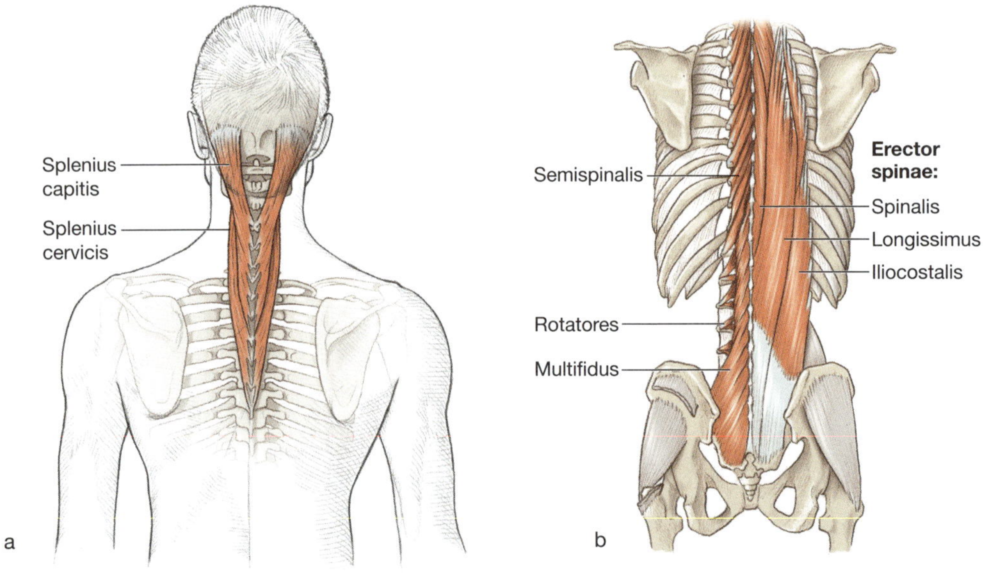

Die Wirbelsäule mit ihrer *(a)* oberflächlichen, *(b)* mittleren und tiefen Muskelschicht

funktion haben. Sie fungieren als Abstandshalter für die peripheren Nerven und bieten eine gewisse Dämpfung. Sie ermöglichen es der Wirbelsäule, sich auf natürliche Weise zu beugen und zu drehen. Jede Bandscheibe hat zwei separate Bereiche: den äußeren *Anulus fibrosus* (Faserring), der aus festen Kollagenfasern besteht, und den weicheren innen liegenden *Nucleus pulposus* (Gallertkern).

Die Wirbelsäule besteht aber nicht nur aus Wirbeln, Bändern und Bandscheiben, sie ist auch von Muskeln umgeben, die den Körper stabilisieren und bewegen. Diese Muskeln können in eine oberflächliche, mittlere und tiefe Muskelschicht unterteilt werden (siehe Abbildung Seite 84).

Zur oberflächlichen Schicht zählen die *Splenius*-Muskeln (Riemenmuskeln) – mit einem kranialen und zervikalen Anteil –, die der unteren Hälfte des *Ligamentum nuchae* (Nackenband), dem lateralen Aspekt des *Processus mastoideus* (Warzenfortsatz) und dem lateralen Drittel der *Linea nuchae superior* (eine knöcherne Leiste an der hinteren Fläche der Hinterhauptschuppe, des occipitalen Schädelknochens) entspringen. Diese Muskeln setzen an den Wirbelfortsätzen der ersten sechs Brustwirbel (T1 bis T6) und den Querfortsätzen der ersten vier Halswirbel (C1 bis C4) an. Wenn Sie nur auf einer Seite (unilateral) aktiv sind, bewirken sie eine laterale Flexion (auch als Seitneigung bezeichnet) und eine Kopf- und Halsrotation auf derselben Seite; wenn sie auf beiden Seiten (bilateral) aktiv sind, führen sie zu einer Extension von Kopf und Nacken.

Die mittlere Schicht besteht aus dem *Erector spinae* (Rückenstrecker). Diese große Muskelgruppe kleidet beide Seiten der Wirbelsäule wie ein Polster aus und verläuft in drei senkrechten Reihen: *Iliocostalis* (Darmbein-Rippen-Muskel, äußere Reihe), *Longissimus* (längster Muskel, mittlere Reihe) und *Spinalis* (Dornfortsatzmuskel, innere Reihe). Alle Rückenstrecker haben einen gemeinsamen Ursprung (eine breite Sehne, die mit dem dorsalen Beckenkamm, dem dorsalen Kreuzbein und den Dornfortsätzen von Kreuzbein und unterer Lendenwirbelsäule verbunden ist); sie setzen an den lumbalen, thorakalen und zervikalen Dorn- und Querfortsätzen und der proximalen Rippenregion an. Wenn die Rückenstrecker bilateral aktiv sind, strecken sie den Kopf und einen Teil oder die gesamte Wirbelsäule; wenn sie unilateral aktiv sind, ist eine laterale Flexion (Seitneigung) von Kopf und Wirbelsäule die Folge.

Die drei tiefen Rückenmuskeln sind der *Semispinalis* (Halbdornmuskel), *Multifidus* (viel gefiederter Muskel) und die *Rotatores* (Drehmuskeln). Diese Muskeln sorgen nicht nur für Bewegung und Stabilität, sondern auch für eine Stabilisierung der Wirbelsäule; darüber hinaus tragen sie zur Balance und Propriozeption bei. Diese individuellen Muskeln haben ihren Ursprung am Querfortsatz eines Wirbels und setzen am Schädel oder am Dornfortsatz eines Wirbels an, der ein bis zwei *(Rotatores)*, zwei bis vier *(Multifidus)* oder vier bis sechs *(Semispinalis)* Segmente über dem Ursprung liegt.

Die beiden gängigsten Rückenverletzungen betreffen die Muskeln oder Bandscheiben. Obwohl Knochenbrüche und Bandverletzungen auftreten können, sind diese eher selten und lassen sich nicht durch präventive Übungen vermeiden.

Zerrung der lumbosakralen Muskulatur

Eine Muskelzerrung im Bereich der Lendenwirbelsäule und des Kreuzbeins – eine Verletzung der paraspinalen Muskeln, also der Muskeln, die entlang beziehungsweise neben der Wirbelsäule verlaufen – gehört zu den gängigsten Verletzungen des unteren Rückens (Will et al. 2018). In Kapitel 1 wurde bereits darauf hingewiesen, dass es sich bei einer Zerrung um einen Muskelfaserriss handelt, den man abhängig vom Schweregrad in drei Stufen unterteilen kann, wobei die meisten Zerrungen der lumbosakralen Muskulatur Mikrorisse sind. Diese können traumatisch sein, aber auch schleichend eintreten. Die Zerrung kann vor allem im betroffenen Muskel zu Schmerzen und Krämpfen führen, obwohl sie auch auf einen größeren Bereich ausstrahlen können. Diese Symptome verschlimmern sich oft durch Stehen, Heben und Rumpfdrehungen. Es widerspricht zwar den gängigen Überzeugungen, aber es gibt doch gewisse Anzeichen dafür, dass eine schlechte Körperhaltung und eine falsche Hebetechnik dazu beitragen können, das Risiko einer lumbosakralen Muskelzerrung zu erhöhen.

Bandscheibenvorfall der Lendenwirbelsäule

Bei einem Bandscheibenvorfall der Lendenwirbelsäule verlässt der gallertartige Kern der Bandscheibe seinen Bereich zwischen zwei benachbarten Wirbeln. Diese sogenannte Herniation setzt aufgrund einer Degeneration des äußeren Faserrings ein, die eine nach außen gerichtete Bewegung oder Vorwölbung verursacht (in der Regel in eine posterolaterale Richtung, also seitlich nach hinten). Wenn die Vorwölbung zunimmt, kann der Gallertkern den Faserring durchbrechen; dies ist der Vorfall oder Prolaps. Ein Bandscheibenvorfall der Lendenwirbelsäule kann, so wie eine lumbosakrale Muskelzerrung, durch ein Trauma entstehen oder sich über einen längeren Zeitraum entwickeln. Der Schmerz, der durch einen Prolaps verursacht wird, ist vermutlich auf eine Nervenkompression durch die austretende Bandscheibe in Kombination mit einer lokalen Zunahme von Entzündungsproteinen zurückzuführen. Zum gegenwärtigen Zeitpunkt werden aktivitätsbezogene Risikofaktoren für eine Bandscheibenverletzung noch nicht in vollem Umfang verstanden.

Rumpf

Der Rumpf hat vier Hauptaufgaben:

- Er schützt die inneren Organe (unter anderem die Leber).
- Er ist ein Fettspeicher, vor allem bei Männern.
- Er unterstützt die Atmung.
- Seine Muskeln erzeugen Bewegungen der Wirbelsäule.

Die Oberflächenanatomie des Rumpfes ist einzigartig und besteht aus drei Faserbändern. Die *Linea alba* (weißer Sehnenstreifen) ist eine mediane Bindegewebsnaht oder ein Sehnenband, das den *Processus xiphoideus* (Schwertfortsatz am unteren Ende des Brustbeins) mit der *Symphysis pubica* (Schambeinfuge, die Gelenkverbindung zwischen den beiden Beckenhälften) verbindet und die ventrale (an der Vorderseite) Bauchwand in eine linke und eine rechte Hälfte teilt. Sie ist äußerlich als senkrecht über die Bauchmitte verlaufende Einbuchtung in der Haut erkennbar. Die *Linea semilunaris* (Spieghel-Linie) ist eine gebogene Linie, die sich von der knorpeligen Verbindung der neunten Rippe zum *Tuberculum pubicum* (Schambeinhügel) erstreckt; sie markiert die Außengrenze des *Rectus abdominis* (gerader Bauchmuskel) und trennt diesen vom *Obliquus externus abdominis* (äußerer schräger Bauchmuskel) (siehe nachstehende Abbildung). Die *Linea semilunaris* ist durch konvexe Einbuchtungen erkennbar, die sich in einem Abstand von etwa fünf bis zehn Zentimetern auf beiden Seiten der *Linea alba* befinden. Zwischensehnen zeigen sich als horizontale Linien am *Rectus abdominis*.

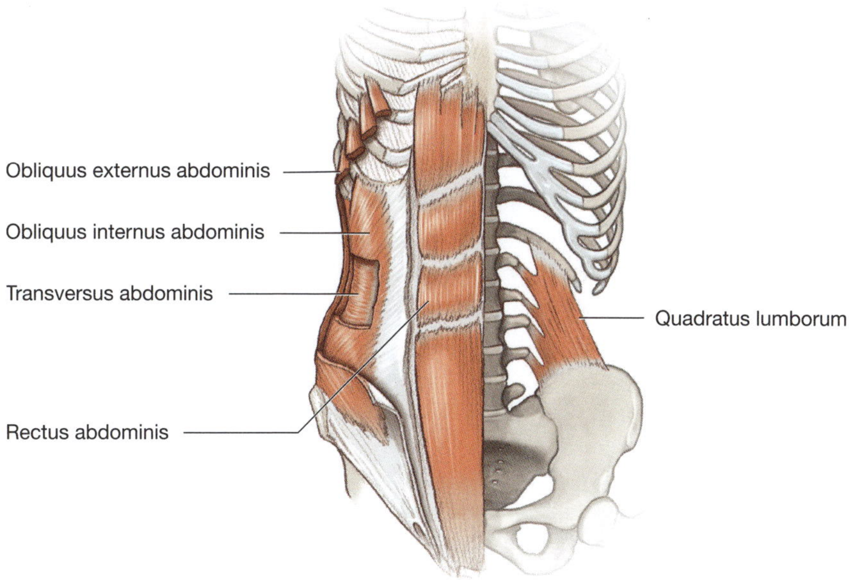

Anatomie der Bauch- und Rumpfmuskeln

Es gibt fünf Rumpfmuskeln: den *Rectus abdominis* (gerader Bauchmuskel), *Obliquus externus abdominis* (äußerer schräger Bauchmuskel), *Obliquus internus* (innerer schräger Bauchmuskel), *Transversus abdominis* (querer Bauchmuskel) und *Quadratus lumborum* (viereckiger Lendenmuskel). Aufgrund seiner Rolle bei der Flexion und Extension der Wirbelsäule kann der *Erector spinae* (Rückenstrecker) ebenfalls zu den Rumpfmuskeln gezählt werden.

- ***Rectus abdominis* (gerader Bauchmuskel):** Dieser Muskel entspringt an der *Symphysis pubica* (Schambeinfuge) und der *Crista pubica* (Schambeinkamm) und setzt am Schwertfortsatz (des Brustbeins) und der knorpeligen Verbindung der Rippen 5 bis 7 an. Er beugt den Rumpf und ist der primäre Beuger der Lendenwirbel.
- ***Obliquus externus abdominis* (äußerer schräger Bauchmuskel):** Dieser Muskel entspringt an den Außenflächen der Rippen 5 bis 12 (die unteren acht) und verzahnt sich mit dem Ansatz des *Serratus anterior* (vorderer Sägemuskel) und dem Ursprung des *Latissimus dorsi* (breiter Rückenmuskel). Er setzt an der *Linea alba* (weißer Sehnenstreifen in der Mitte der Bauchwand), dem Schambeinhügel und der vorderen Hälfte des Beckenkamms an. Wenn er bilateral aktiv ist, hilft er bei der Flexion des Rumpfes; eine Flexion und Rotation des Rumpfes in die Gegenrichtung tritt ein, wenn sie separat aktiv sind. Der Verlauf seiner Muskelfasern ähnelt der Position der Finger, wenn man seine Hand in die Hosentasche steckt.
- ***Obliquus internus abdominis* (innerer schräger Bauchmuskel):** Der innere schräge Bauchmuskel liegt tiefer als der äußere schräge Bauchmuskel und entspringt den vorderen zwei Dritteln des Beckenkamms und der lateralen Hälfte des Leistenbands. Sein Ansatz befindet sich am unteren Ende der Rippen 10 bis 12, der *Linea alba* und dem Schambein. Wie der *Obliquus externus* trägt dieser Muskel, wenn er bilateral aktiv ist, zur Flexion des Rumpfes bei. Wenn er jedoch unilateral aktiv ist, arbeitet er genau entgegengesetzt zum *Obliquus externus*; das heißt, dass er auf derselben Seite eine Flexion und Rotation des Rumpfes hervorruft. Interessanterweise kann der *Obliquus internus* eine Flexion und Rotation des Rumpfes auf der Gegenseite erzeugen, wenn er separat agiert und der Brustkorb fixiert ist.
- ***Transversus abdominis* (querer Bauchmuskel):** Es handelt sich hierbei um den tiefsten Bauchmuskel, der den Innenflächen der knorpeligen Verbindungen der Rippen 7 bis 12 (die unteren sechs), dem Beckenkamm und dem lateralen Drittel des Leistenbandes entspringt. Er setzt (mit dem *Obliquus internus*) an der *Linea alba* und der *Crista pubica* an. Obwohl dieser Muskel zur Stabilisierung des Rumpfes beiträgt, ist seine primäre Rolle die Kompression und Stützung der inneren Organe.
- ***Quadratus lumborum* (viereckiger Lendenmuskel):** Dieser tiefe Muskel entspringt an der Unterkante der Rippe 12 und den Querfortsätzen der Lendenwirbelsäule; er setzt am *Ligamentum iliolumbale* (Darmbein-Lenden-Band) und dem Beckenkamm an. Der viereckige Lendenmuskel wirkt bei der Extension der Wirbelsäule mit, und seine Bewegungen erzeugen eine laterale Flexion der Wirbelsäule.

Rumpfverletzungen betreffen normalerweise die Muskeln in unterschiedlichem Ausmaß. Die beiden nachfolgend vorgestellten Verletzungen betreffen die Muskeln an ihrem Ursprung oder Ansatz oder am Muskelbauch selbst.

Athleten-Pubalgie (Sportlerleiste)

Die Athleten-Pubalgie oder »Sportlerleiste«, wie sie auch oft genannt wird, ist eine Zerrung oder ein Riss des Weichgewebes im Unterbauch oder in der Leiste. Die Muskeln, die am häufigsten von der Athleten-Pubalgie betroffen sind, sind die unteren schrägen Bauchmuskeln und die Oberschenkeladduktoren, primär die Muskelansätze am Schambein. Sportliche Aktivitäten, bei denen man sich unter Last verdreht, können einen Riss im Weichgewebe des Unterbauchs oder der Leiste verursachen. Die Athleten-Pubalgie tritt hauptsächlich in dynamischen Sportarten mit schnellen Richtungswechseln auf, beispielsweise im Football, Fußball und Eishockey. Diese Verletzung führt in der Regel zu Leistenschmerzen, die sich sofort bemerkbar machen. Sie kann sich durch Ruhe verbessern, kehrt aber oft zurück, sobald die sportliche Aktivität wieder aufgenommen wird, vor allem bei Drehbewegungen. Obwohl die Athleten-Pubalgie häufig als Sportlerleiste bezeichnet wird, ist keine sichtbare Ausbuchtung in der Leiste erkennbar, wie dies beim gängigeren Leistenbruch der Fall ist.

Hüft-Pointer

Hierbei handelt es sich um eine starke Prellung des Beckenkamms, oft aufgrund eines direkten Stoßes oder Sturzes, vor allem in Kontaktsportarten wie Football oder Eishockey, oder bei Aktivitäten, bei denen man oft auf die Seite fällt, zum Beispiel beim Volleyball oder Skateboarding. Jemand, der sich einen Hüft-Pointer zugezogen hat, beschreibt meist Schmerzen und Druckempfindlichkeit an der betroffenen Stelle. Um sich von dieser Verletzung zu erholen, muss man normalerweise eine Pause vom Sport einlegen, bis die Verletzung verheilt ist.

Deadlift

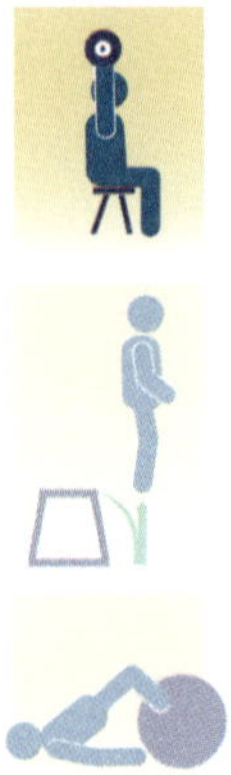

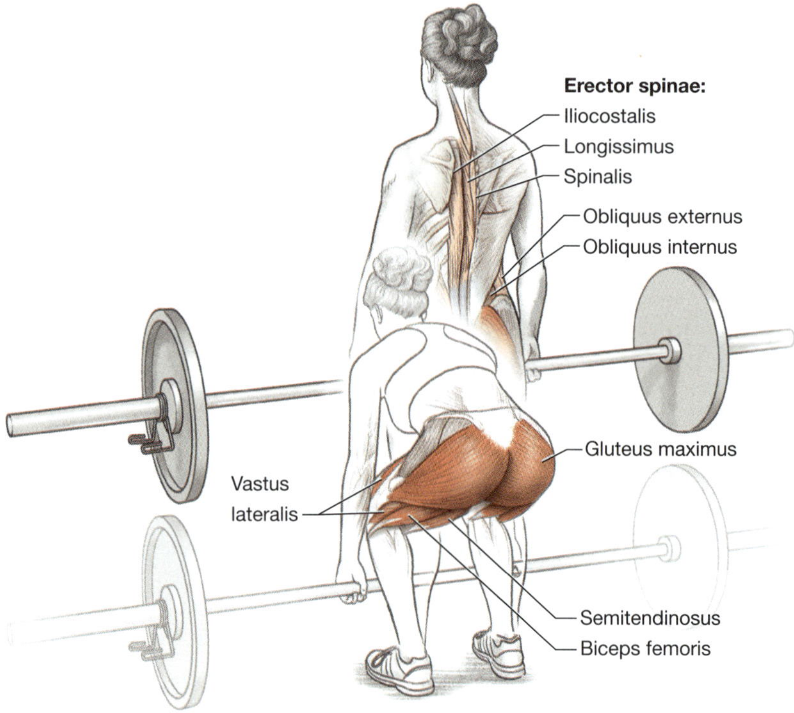

Ausführung

1. Nehmen Sie einen schulter- bis hüftbreiten Stand ein. Die Füße sind flach auf dem Boden, die Zehen zeigen leicht nach außen.
2. Gehen Sie in die Knie und fassen Sie die Hantelstange mit einem geschlossenen schulterbreiten Obergriff. In dieser unteren Position sollten die Hüften tiefer als die Schultern sein. Die Hantel sollte sich etwa drei Zentimeter vor den Schienbeinen befinden, der Rücken ist gerade und die Brust aufrecht, sie zeigt nach vorn.
3. Halten Sie den Rücken und die Ellenbogen gerade, während Sie die Hüften und Knie strecken, um die Hantel vom Boden zu heben, bis Sie im aufrechten Stand sind. Lassen Sie die Hüften nicht schneller aufsteigen als die Schultern.
4. Halten Sie den Rücken weiterhin gerade und legen Sie die Hantel langsam wieder auf dem Boden ab, indem Sie die Hüften und Knie beugen.

Beteiligte Muskeln

Primär: *Gluteus maximus* (großer Gesäßmuskel), ischiokrurale Muskulatur: *Semitendinosus* (Halbsehnenmuskel), *Semimembranosus* (Plattensehnenmuskel), *Biceps femoris* (zweiköpfiger Schenkelmuskel); Quadrizeps: *Rectus femoris* (gerader Schenkelmuskel), *Vastus lateralis* (äußerer Schenkelmuskel), *Vastus medialis* (innerer Schenkelmuskel), *Vastus intermedius* (mittlerer Schenkelmuskel)

Sekundär: Hüftabduktoren: *Gluteus medius* (mittlerer Gesäßmuskel), *Gluteus minimus* (kleiner Gesäßmuskel), *Piriformis* (birnenförmiger Muskel); Hüftadduktoren: *Adductor longus* (langer Schenkelanzieher), *Adductor magnus* (großer Schenkelanzieher), *Adductor brevis* (kurzer Schenkelanzieher); *Erector spinae* (Rückenstrecker): *Iliocostalis* (Darmbein-Rippen-Muskel), *Longissimus* (langer Rückenmuskel); *Spinalis* (Dornmuskel), *Rectus abdominis* (gerader Bauchmuskel), *Obliquus externus* und *internus abdominis* (äußere und innere schräge Bauchmuskeln), *Transversus abdominis* (querer Bauchmuskel)

Präventiver Fokus

Der Deadlift, der im Deutschen auch Kreuzheben genannt wird, beansprucht alle Rumpf- und Oberschenkelmuskeln und erfordert eine korrekte Ausrichtung von Unterkörper und Rumpf, damit der Bewegungsablauf richtig ausgeführt werden kann. Aufgrund dieser Faktoren eignet sich der Deadlift hervorragend, um das Risiko von Wirbelsäulen- und Rumpfverletzungen zu verringern.

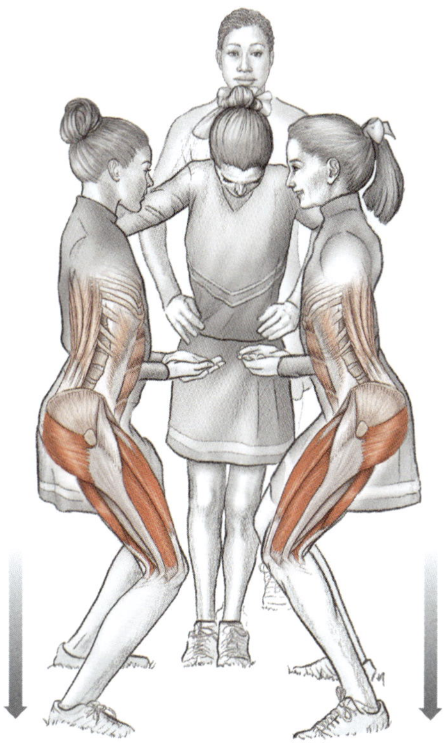

Die meisten sportlichen Aktivitäten profitieren davon, wenn der Deadlift im Rahmen des Verletzungspräventionsprogramms trainiert wird. Football-Linemen und Cheerleading-Bases sind zwei gute Beispiele für Athleten, die besonders von dieser Übung profitieren. Ein Lineman muss sich aus einer halben Kniebeuge gegen einen Widerstand aufrichten, während die Cheerleading-Base ihre springende Kollegin stützen muss. Starke Muskeln und eine gute Körperausrichtung verringern das Verletzungsrisiko bei diesen Aktivitäten.

Seitstütz

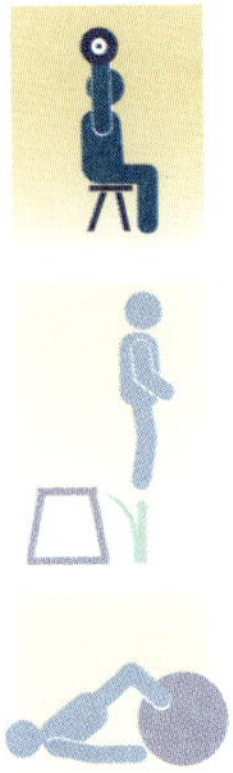

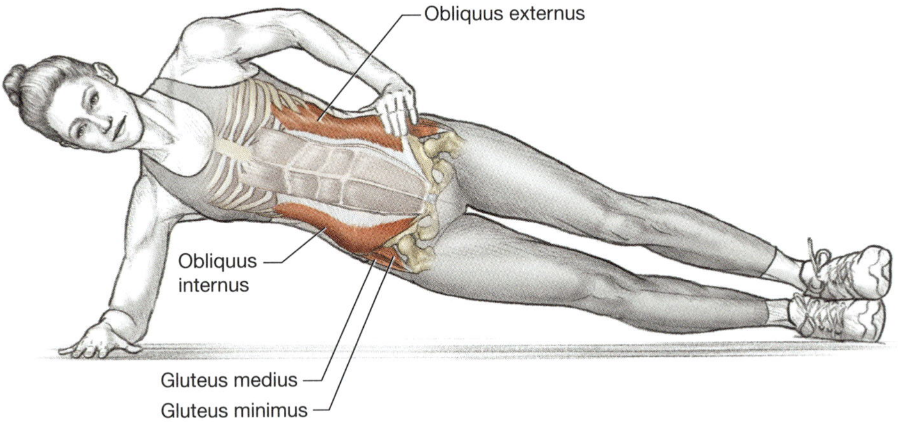

Ausführung

1. Legen Sie sich auf die rechte Körperseite. Ihr rechter Ellenbogen befindet sich direkt unter der rechten Schulter, während der rechte Unterarm lotrecht zum Körper steht.
2. Stellen Sie Ihren linken Fuß auf oder vor den rechten Fuß, legen Sie Ihre linke Hand an die Hüfte und halten Sie Ihren Kopf in einer neutralen Position; richten Sie Ihren Blick gerade nach vorn.
3. Heben Sie Ihre Hüften vom Boden, bis das rechte Fußgelenk mit Knie, Hüfte und Schulter eine gerade Linie bildet.
4. Spannen Sie den Rumpf isometrisch an und halten Sie diese Position, ohne sich zu bewegen. Dabei bleibt der rechte Ellenbogen weiterhin direkt unter der rechten Schulter und der Kopf in einer neutralen Position.

Beteiligte Muskeln

Primär: *Obliquus externus und internus abdominis* (äußere und innere schräge Bauchmuskeln), *Gluteus medius* (mittlerer Gesäßmuskel), *Gluteus minimus* (kleiner Gesäßmuskel)
Sekundär: *Quadratus lumborum* (viereckiger Lendenmuskel), *Erector spinae* (Rückenstrecker): *Iliocostalis* (Darmbein-Rippen-Muskel), *Longissimus* (langer Rückenmuskel), *Spinalis* (Dornmuskel)

Präventiver Fokus

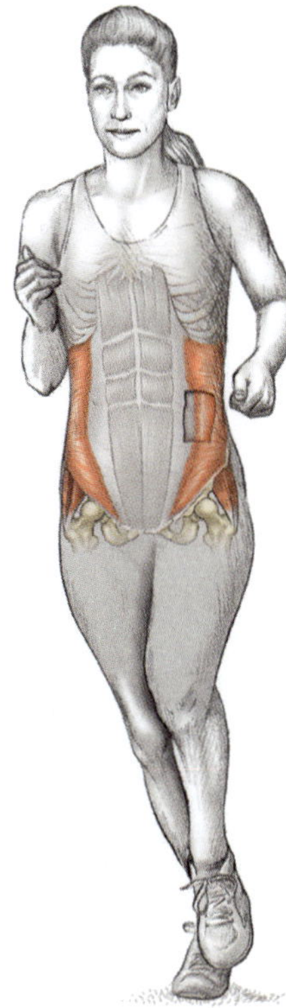

Die Kräftigung der Wirbelsäulen- und Rumpfmuskeln verringert das Verletzungsrisiko für Sportarten wie Turnen, in denen man auf eine stabile Wirbelsäule angewiesen ist. Turner müssen in der Lage sein, die Wirbelsäule und den Rumpf stabil zu halten, während sie eine Vielzahl von Bewegungen ausführen und verschiedene Körperpositionen halten. Dies macht den Seitstütz zu einer hervorragenden Übung, um die sportliche Leistung zu verbessern und das Verletzungsrisiko zu senken.

Durch die stärkere Aktivierung der farblich hervorgehobenen Muskeln erhöht der Seitstütz die Stabilität der Wirbelsäule und die Kraft der Hüftabduktoren – Faktoren, die nachweislich Verletzungen in diesen Bereichen reduzieren (Moffroid et al. 1993). Obwohl die Hüfte in Kapitel 6 ausführlich besprochen wird, ist es an dieser Stelle wichtig, auf die Rolle des Seitstützes und starker Hüftabduktoren hinzuweisen. Zahlreiche Sportarten nutzen die Kraft dieses Muskels zur Verringerung des Verletzungsrisikos. Ein Beispiel hierfür ist das Laufen: Jedes Mal, wenn der Fuß des Läufers den Boden berührt, müssen die Hüftabduktoren exzentrisch arbeiten, um der Hüftadduktion entgegenzuwirken. Durch die Ausführung des Seitstützes können Läufer das Risiko von Verletzungen der Hüfte und der unteren Extremitäten verringern.

Variation

Seitstütz mit Hüftabduktion

Führen Sie den Seitstütz wie zuvor beschrieben aus. Wenn Ihre Hüften oben sind und der Körper in einer geraden Position ist, heben Sie das obere Bein und führen die vorgegebene Anzahl an Wiederholungen aus. Weil das obere Bein nicht mehr unterstützend mitwirken kann, stellt diese Variation die Hüftabduktoren und Rumpfmuskeln auf eine härtere Probe.

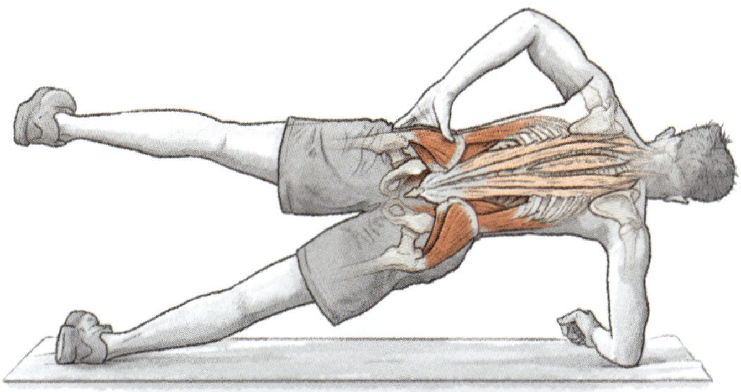

PNF-Chop im Halbkniestand

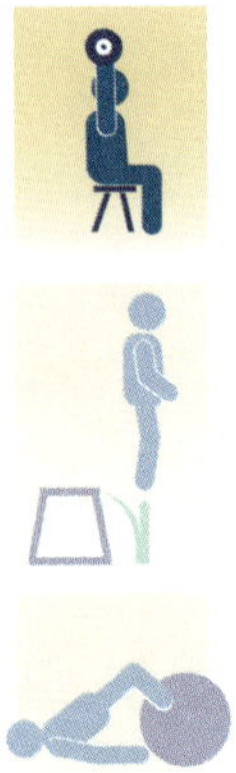

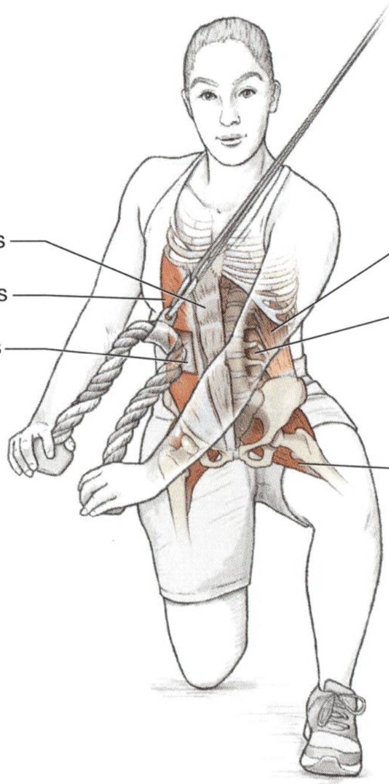

Ausführung

1. Stellen Sie sich seitlich neben den Kabelturm und knien Sie sich mit dem äußeren Bein auf den Boden. Beide Knie sind im 90-Grad-Winkel gebeugt.
2. Greifen Sie mit beiden Händen nach oben, um das Seil, den Griff oder die Stange zu fassen, und ziehen Sie das Gewicht vor dem Körper in einer diagonalen Bewegung von der Schulter zur gegenüberliegenden Hüfte. Halten Sie die Ellenbogen gestreckt.
3. Kehren Sie langsam in die Startposition zurück.

Beteiligte Muskeln

Primär: *Obliquus internus* und *externus* (innere und äußere schräge Bauchmuskeln), *Gluteus maximus* (großer Gesäßmuskel)
Sekundär: *Erector spinae* (Rückenstrecker): *Iliocostalis* (Darmbein-Rippen-Muskel), *Longissimus* (langer Rückenmuskel), *Spinalis* (Dornmuskel); *Rectus abdominis* (gerader Bauchmuskel), *Quadratus lumborum* (viereckiger Lendenmuskel)

Präventiver Fokus

Der PNF-Chop im Halbkniestand simuliert die Rotationsbewegung, die ein Athlet in vielen Sportarten ausführen muss, beispielsweise als Richtungswechsel im Football oder Fußball oder als Abwehr eines Korbwurfs im Basketball. Eine Aktivität, die besonders von dieser Übung profitiert, ist der Ballschlag im Baseball oder Softball. Schlagen ist eine kraftvolle, schnelle Bewegung, bei der der Spieler viel Kraft erzeugen muss, die er dann genauso schnell wieder abbremsen muss. Die Kräftigung der Muskeln, die an dieser Bewegung beteiligt sind, trägt dazu bei, sie auf diese Aktivität vorzubereiten und vor Verletzungen zu schützen.

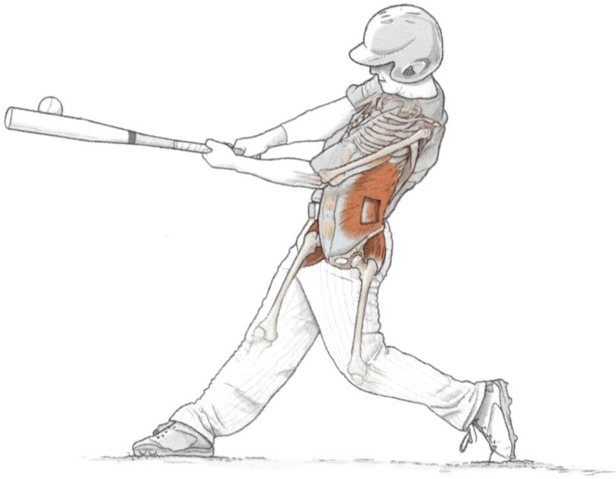

Variation

PNF-Chop mit Medizinball

Es gibt zahlreiche Variationen des PNF-Chop im Halbkniestand. Diese ist ballistischer und verwendet anstelle eines Kabelzugs einen Medizinball als Widerstand. Um die Übung auszuführen, gehen Sie wieder in den Halbkniestand, halten diesmal aber einen Medizinball über Kopf. Bringen Sie Ihre Arme in einer diagonalen Abwärtsbewegung zur gegenüberliegenden Hüfte und schleudern Sie den Ball auf den Boden.

PNF-Lift im Stand

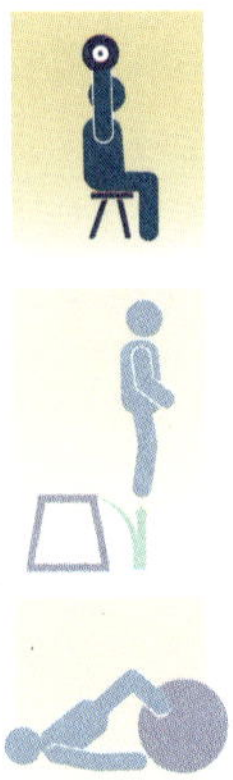

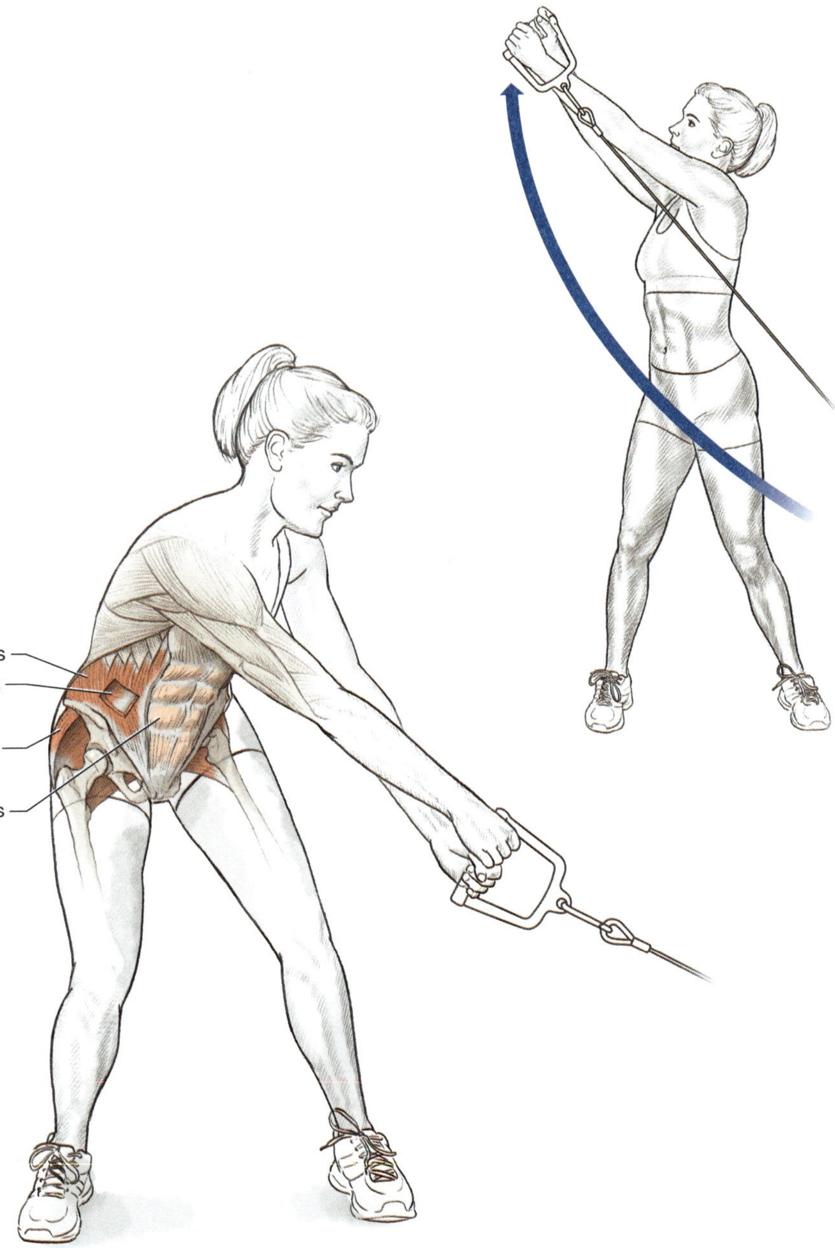

Ausführung

1. Stellen Sie sich seitlich neben den Kabelturm.
2. Greifen Sie mit beiden Händen nach unten, um das Seil, den Griff oder die Stange zu fassen, und ziehen Sie das Gewicht vor dem Körper in einer diagonalen Bewegung von der Hüfte zur gegenüberliegenden Schulter. Halten Sie die Ellenbogen gestreckt.
3. Kehren Sie langsam in die Startposition zurück.

Beteiligte Muskeln

Primär: *Obliquus internus* und *externus* (innere und äußere schräge Bauchmuskeln), *Gluteus maximus* (großer Bauchmuskel)
Sekundär: *Erector spinae* (Rückenstrecker): *Iliocostalis* (Darmbein-Rippen-Muskel), *Longissimus* (langer Rückenmuskel), *Spinalis* (Dornmuskel); *Rectus abdominis* (gerader Bauchmuskel), *Quadratus lumborum* (viereckiger Lendenmuskel)

Präventiver Fokus

Wie der diagonale PNF-Chop simuliert der PNF-Lift im Stand die Rotation, die in vielen Sportarten gefordert wird, beispielsweise die Rückhand im Tennis. Obwohl diese in der Regel als Bewegung der oberen Extremitäten betrachtet wird, beansprucht diese Schlagtechnik auch die Muskeln des Rumpfes und der unteren Extremitäten. Wenn der Fokus nur auf den oberen Extremitäten liegt, nimmt das Risiko von Wirbelsäulen- oder Rumpfverletzungen zu. Durch die Ausführung von Übungen, die alle Muskeln kräftigen, die im Tennis beansprucht werden, sinkt das Risiko für diese Verletzungen.

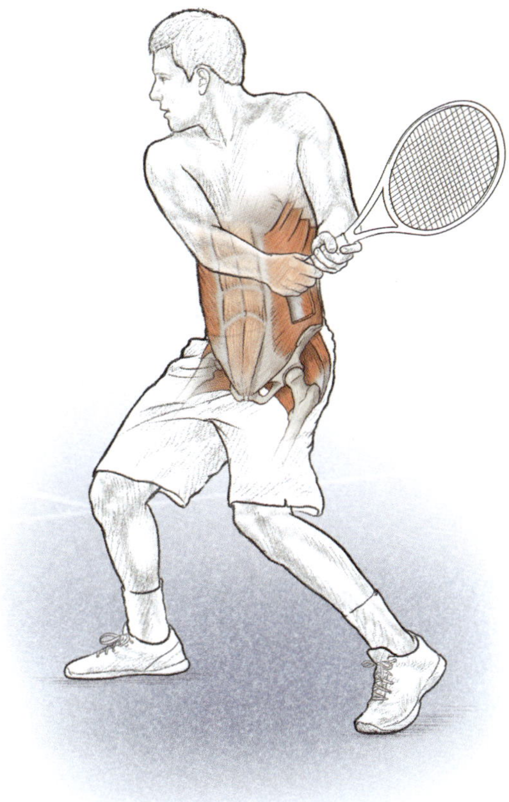

Hyperextension in Bauchlage

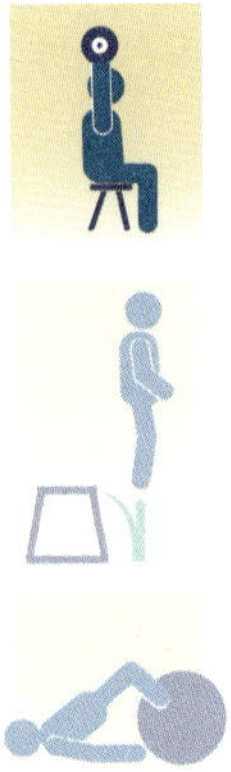

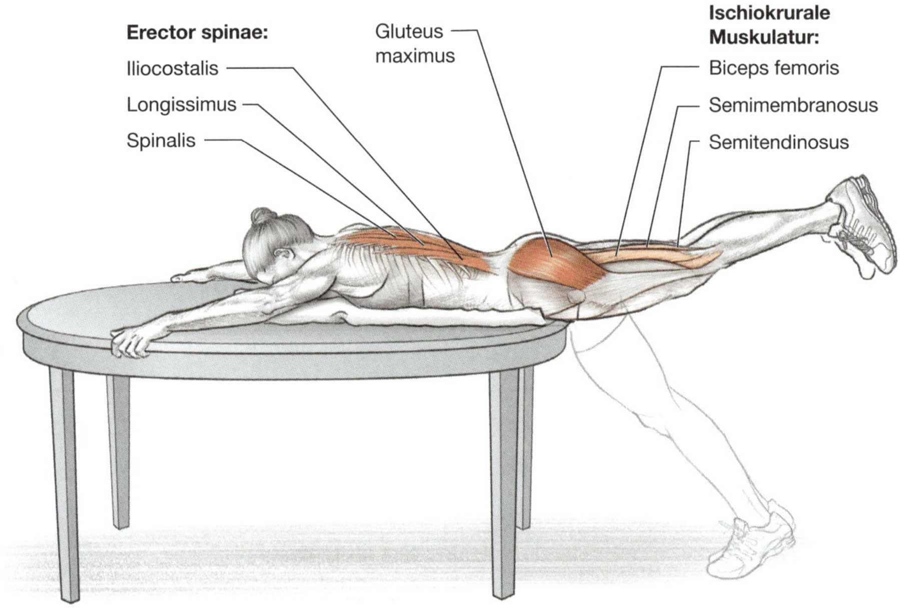

Ausführung

1. Legen Sie sich mit dem Bauch auf einen Tisch, eine Hyperextensionsmaschine oder eine Glute-Ham-Maschine.
2. Halten Sie sich mit den Händen links und rechts an der Tischkante fest.
3. Halten Sie die Beine geschlossen und heben Sie sie gleichzeitig an, bis sie auf derselben Höhe sind wie der Rumpf; vermeiden Sie eine Überstreckung der Lendenwirbelsäule.
4. Senken Sie die Beine langsam in die Startposition ab.

Beteiligte Muskeln

Primär: *Erector spinae* (Rückenstrecker): *Iliocostalis* (Darmbein-Rippen-Muskel), *Longissimus* (langer Rückenmuskel), *Spinalis* (Dornmuskel); *Gluteus maximus* (großer Gesäßmuskel)
Sekundär: Ischiokrurale Muskulatur: *Semitendinosus* (Halbsehnenmuskel), *Semimembranosus* (Plattensehnenmuskel), *Biceps femoris* (zweiköpfiger Schenkelmuskel)

Präventiver Fokus

Starke Rückenmuskeln sind besser in der Lage, die Wirbelsäule bei sportlichen Aktivitäten zu stabilisieren. Diese Stabilität setzt nicht voraus, dass die Wirbelsäule reglos bleibt, sondern vielmehr dass die Bewegung auf relativ kontrollierte Weise stattfindet. Schwimmer sind Athleten, die von einer Übung wie der Hyperextension in der Bauchlage profitieren, vor allem wenn sie den Freistil- und Schmetterlingarmzug ausführen. In der entsprechenden Bewegung streckt und beugt sich die Wirbelsäule – zusätzlich zur Seitwärtsbewegung und Rotation. Durch die Kräftigung der Rückenstrecker sind sie besser auf diese Bewegungen vorbereitet, und das Risiko von Wirbelsäulen- und Rumpfverletzungen nimmt auf diese Weise ab.

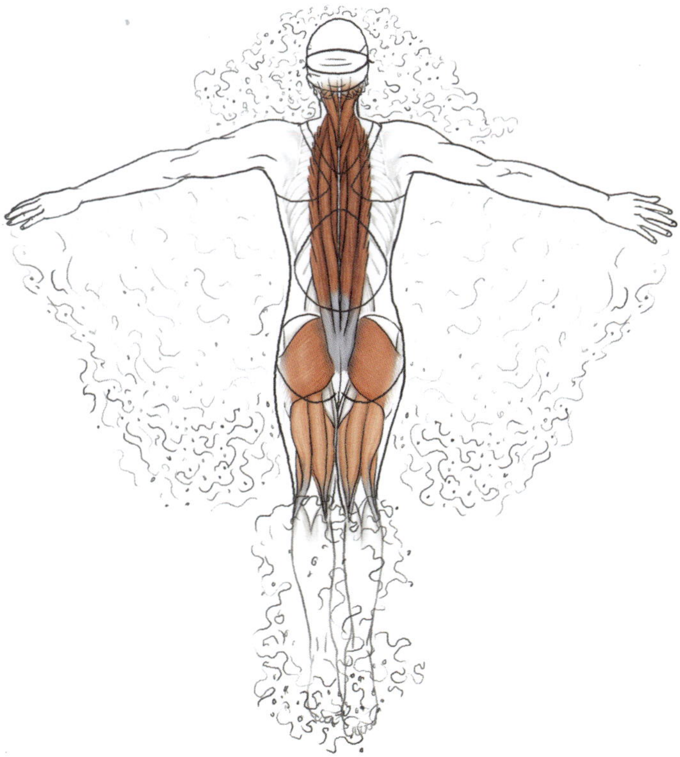

Variation

Medizinball-Überkopfwurf

Diese Übungsvariante simuliert die Explosivität vieler Sportarten. Nehmen Sie einen bequemen, aufrechten Stand mit schulterbreit geöffneten Füßen ein und halten Sie mit beiden Händen einen Medizinball vor den Hüften. Senken Sie den Ball zu Boden, holen Sie weit aus und werfen Sie ihn rückwärts über Kopf einem Partner zu.

Medizinball-Seitwurf

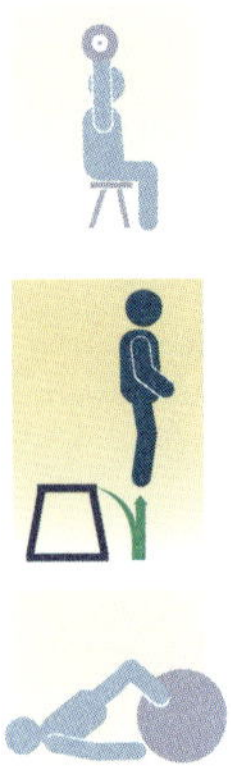

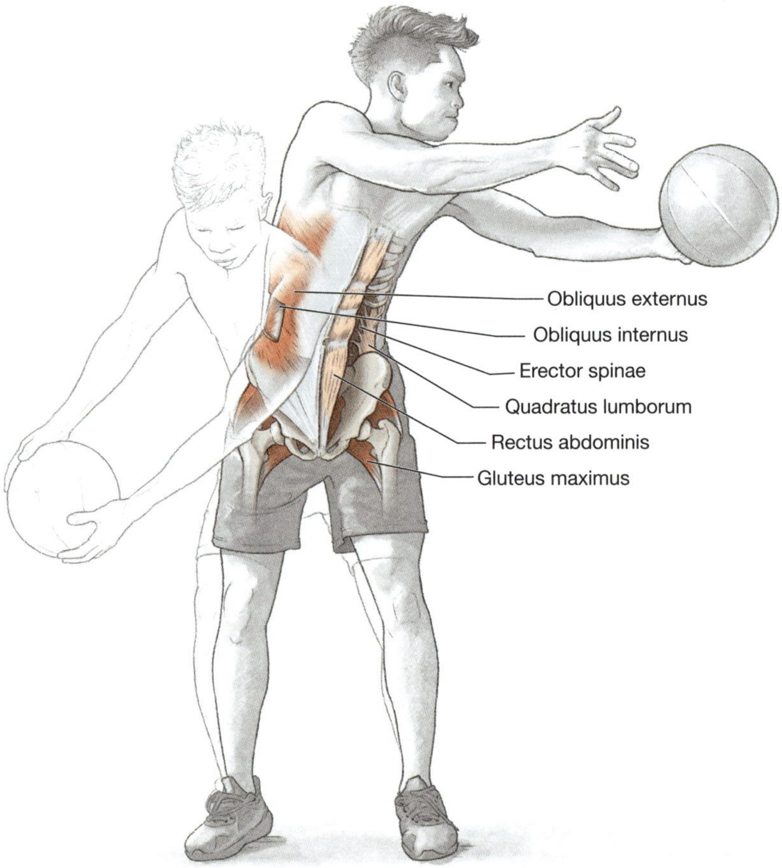

Ausführung

1. Stellen Sie sich in einem Abstand von 1,80 Metern seitlich neben eine Wand. Nehmen Sie einen bequemen, aufrechten Stand mit schulterbreit geöffneten Füßen ein und halten Sie mit beiden Händen einen Medizinball vor den Hüften.
2. Achten Sie darauf, dass Ihre Fußsohlen vollflächig Bodenkontakt haben, drehen Sie Ihren Oberkörper von der Wand weg, und schleudern Sie den Ball mit beiden Armen gegen die Wand.
3. Fangen Sie den Ball auf, wenn er zurückprallt, und lassen Sie umgehend den nächsten Wurf folgen.

Beteiligte Muskeln

Primär: *Obliquus internus* und *externus* (innere und äußere schräge Bauchmuskeln), *Gluteus maximus* (großer Gesäßmuskel)
Sekundär: *Erector spinae* (Rückenstrecker): *Iliocostalis* (Darmbein-Rippen-Muskel), *Longissimus* (langer Rückenmuskel), *Spinalis* (Dornmuskel); *Rectus abdominis* (gerader Bauchmuskel), *Quadratus lumborum* (viereckiger Lendenmuskel)

Präventiver Fokus

Die Kräftigung der Muskeln, die eine Rotation der Wirbelsäule und des Rumpfes erzeugen, trägt dazu bei, diese Muskeln auf die sportliche Aktivität vorzubereiten. Wie der PNF-Chop im Halbkniestand und der PNF-Lift im Stand simuliert der Medizinball-Seitwurf die Rotation, die in vielen Sportarten zu beobachten ist, beispielsweise beim Tennisschlag, beim Baseball- oder Softballwurf. Ein weiteres Beispiel ist die typische Bewegung eines Football-Cornerbacks, der zunächst rückwärtsläuft, bevor er explosiv wendet und einen Receiver deckt. Der Medizinball-Seitwurf eignet sich hervorragend, um sich auf diese und ähnliche Bewegungen vorzubereiten.

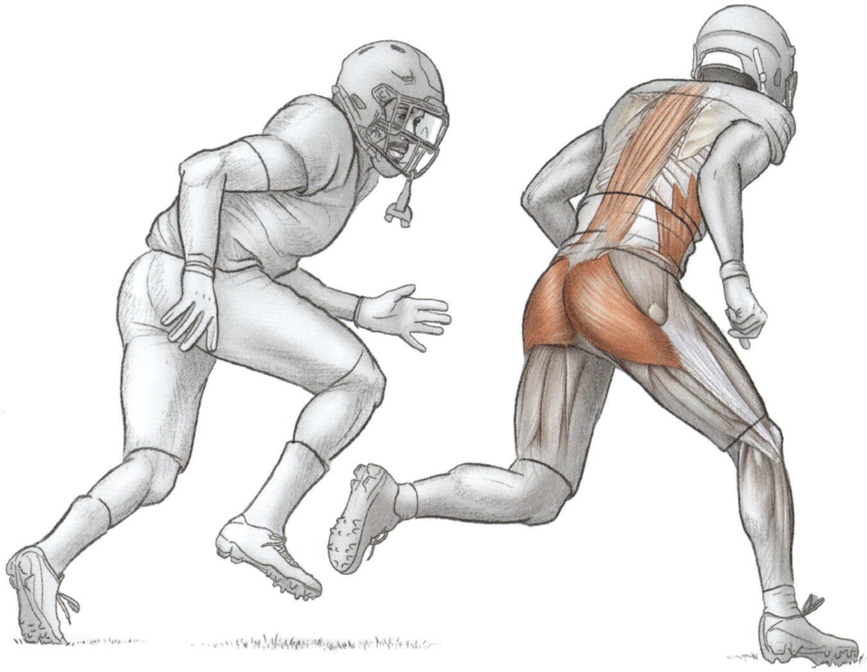

Variation

Shuffle to Side Toss

Diese Variation beginnt wie der Medizinball-Seitwurf; allerdings gehen dieser Übung zwei bis drei Shuffle-Schritte auf die Wand zu voraus. Setzen Sie den äußeren Fuß auf und schleudern Sie den Medizinball mit beiden Armen gegen die Wand. Der Ball wird voraussichtlich zu Boden fallen; heben Sie ihn auf und wiederholen Sie die Übung.

Hinweis: Es gibt zwei Übungen, die in diesem Kapitel zwar nicht beschrieben werden, aber trotzdem besondere Erwähnung verdienen: der Romanian Deadlift (RDL oder rumänisches Kreuzheben) und der Copenhagen Hold, die in Kapitel 7 vorgestellt werden. Der Romanian Deadlift gilt in der Regel als Übung für die ischiokrurale Muskulatur auf der Oberschenkelrückseite, verringert aber auch das Risiko von Verletzungen des unteren Rückens. Für eine korrekte Ausführung muss der Athlet eine überwiegend isometrische Kontraktion halten, um die Rückenstrecker anzusprechen und unter Last zu setzen.

Der Copenhagen Hold ist eine Übung, mit der das Risiko für Verletzungen der Leiste – oder der Hüftadduktoren – verringert werden kann. Hierzu zählt unter anderem die Athleten-Pubalgie (wie bereits in diesem Kapitel beschrieben wurde, kann die Athleten-Pubalgie die Hüftadduktoren betreffen).

6

Hüfte

Die Hüfte ist das Gelenk zwischen Becken und *Femur* (Oberschenkelknochen). Die Gesundheit und Integrität des Hüftgelenks ist an und für sich wichtig, aber viele wissenschaftliche Belege zeigen, dass eine gut arbeitende Hüfte auch dafür sorgt, dass andere Gelenke – vor allem Knie und Rücken – besser funktionieren. In diesem Kapitel werfen wir einen Blick auf die relevante Anatomie der Hüfte, gehen auf ihre typischen Verletzungen ein und stellen Übungen vor, die das Risiko für ihr Auftreten verringern.

Die Hüfte ist ein Kugelgelenk mit drei Freiheitsgraden, die eine hohe Beweglichkeit ermöglichen. Die Kombination aus knöchernen Strukturen und umliegendem Weichgewebe führt zu einem relativ stabilen Gelenk, das wenig Muskelaktivierung erfordert.

Die Knochen, aus denen das Hüftgelenk besteht, sind Becken und *Femur* (siehe Abbildung unten). Der Femurkopf (Kugelgelenk) sitzt im *Acetabulum* (Gelenkpfanne). Das *Acetabulum* ist ventral und lateral, also nach vorn und zur Seite hin, geöffnet; der Grad der Vorwärts- und Seitenorientierung kann manche Menschen jedoch verletzungsanfällig machen. Das Becken wird durch *Ilium* (Darmbein), *Ischium* (Sitzbein) und *Pubis* (Schambein) gebildet. Wie andere Gelenke sind die Gelenkflächen von Becken und *Femur* mit Knorpel

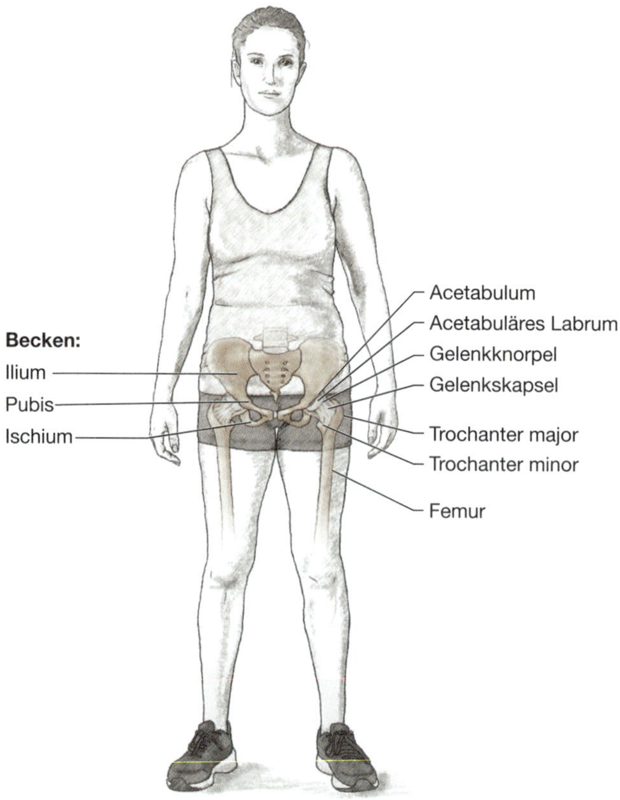

Anatomie der Hüfte

überzogen, es gibt aber auch einen Knorpelrand, der einen Großteil der Gelenkpfanne umgibt. Dieser Rand ist das sogenannte *Labrum* des *Acetabulums* und ist das Pendant zum glenoidalen Schulterlabrum. Wie sein Gegenstück in der Schulter kann das Hüftlabrum einreißen oder sich lösen. Drei Hauptbänder verbinden sich, um eine Kapsel zu bilden, die das Gelenk umgibt und für zusätzliche passive Stabilität sorgt.

Es gibt zahlreiche Muskeln, die die Hüfte umgeben, um Bewegung zu erzeugen und zusätzlich zu stabilisieren. Diese Muskeln lassen sich in eine dorsale, ventrale und mediale Gruppe unterteilen. Einige dieser Muskeln, darunter alle medialen (zum Körper beziehungsweise zur Mitte hin gelegenen) Muskeln, werden in Kapitel 7 behandelt, das sich dem Oberschenkel widmet. Hier folgt nun ein näherer Blick auf die dorsalen und ventralen Hüftmuskeln.

Dorsale Hüftmuskeln

Die Muskeln auf der Rückseite der Hüfte lassen sich in die größeren, oberflächlicheren Gesäßmuskeln und die tiefer liegende Gruppe kleinerer Muskeln unterteilen, die in erster Linie für die laterale Rotation des Oberschenkels zuständig sind (siehe Abbildung Seite 106):

- ***Gluteus maximus* (großer Gesäßmuskel):** Der große Gesäßmuskel ist einer der stärksten Muskeln im menschlichen Körper. Im aufrechten Stand liegt er über dem *Tuber ischiadicum* (Sitzbeinhöcker); im Sitzen (bei Hüftflexion) gleitet der Unterrand des Muskels aufwärts, wodurch der Sitzbeinhöcker zu einer oberflächlicheren Struktur wird. Der Muskel entspringt am Beckenkamm, Kreuzbein, Steißbein und *Ligamentum sacrotuberale* (Kreuzbein-Sitzbeinhöcker-Band). Sein Ansatz befindet sich am *Tractus iliotibialis* (Iliotibialband, ein Faserzug der *Fascia lata*, also der tiefen Faszie des Oberschenkels) und der *Tuberositas glutealis* des *Femurs* (eine raue Stelle an der Rückseite des Oberschenkelknochens). Der *Gluteus maximus* ist ein kraftvoller Muskel, der den Oberschenkel im Hüftgelenk streckt; obwohl er den Oberschenkel auch nach außen rotiert, hat er in erster Linie die Aufgabe, den Oberschenkel aus einer gebeugten Position in eine Linie zum Körper zu bringen (zum Beispiel beim Treppensteigen).
- ***Gluteus medius* (mittlerer Gesäßmuskel):** Der mittlere Gesäßmuskel befindet sich ebenfalls auf der Rückseite der Hüfte. Er liegt unter dem *Gluteus maximus* und hat seinen Ursprung an der Außenfläche des *Iliums*, zwischen der *Linea glutea anterior* (eine raue Knochenleiste zwischen vorderem und hinterem unterem Darmbeinstachel) und der *Linea glutea posterior* (einer rauen Knochenleiste hinter dem Rand des *Acetabulums*, der Gelenkpfanne). Er setzt an der Lateralfläche des *Trochanter major* (großer Rollhügel) am *Femur* an. Der *Gluteus medius* hat drei Abschnitte, die ihm die Fähigkeit geben, eine Reihe von Aktionen auszuführen. Dieser Muskel abduziert den Oberschenkel und führt sowohl eine Innenrotation (ventraler Anteil) als auch eine Außenrotation (dorsaler Anteil) des *Femurs* im Hüftgelenk aus. Er trägt auch dazu bei, das Becken zu

stabilisieren, wenn dieselbe Seite unter Last steht – und verhindert so ein Absacken der Gegenseite. Darüber hinaus hilft der *Gluteus medius*, die nach innen gerichtete (Valgus-)Bewegung des Knies zu kontrollieren, indem das Ausmaß der Hüftadduktion und Innenrotation im Stehen eingeschränkt wird.

- ***Gluteus minimus* (kleiner Gesäßmuskel):** Dies ist der am tiefsten liegende und kleinste Gesäßmuskel. Er entspringt an der Außenfläche des *Iliums*, zwischen der *Linea glutea anterior* und der *Linea glutea posterior*, und setzt an der Vorderfläche des *Trochanter major* (großer Rollhügel) am *Femur* an. Er unterstützt den *Gluteus medius* bei der Abduktion und Innenrotation des Oberschenkels im Hüftgelenk.
- **Tiefe laterale Rotatoren:** Diese sechs Muskeln sind der *Piriformis* (birnenförmiger Muskel), *Obturatorius internus* (innerer Hüftlochmuskel), *Gemellus superior* (oberer Zwillingsmuskel), *Gemellus inferior* (unterer Zwillingsmuskel), *Quadratus femoris* (vierseitiger Schenkelmuskel) und *Obturatorius externus* (äußerer Hüftlochmuskel, obwohl dieser Muskel lagebedingt zu den ventralen Hüftmuskeln gehört, wird er funktionell den lateralen Rotatoren zugeordnet). Diese Muskeln werden oft zu einer Gruppe zusammengefasst, weil sie dieselbe primäre Funktion erfüllen und generell zusammenarbeiten. Alle sechs Muskeln entspringen dem Becken und setzen am *Trochanter major* (großer Rollhügel) an. Wie ihr Name andeutet, sind sie für die laterale – oder nach außen gerichtete – Rotation des *Femurs* im Hüftgelenk verantwortlich.

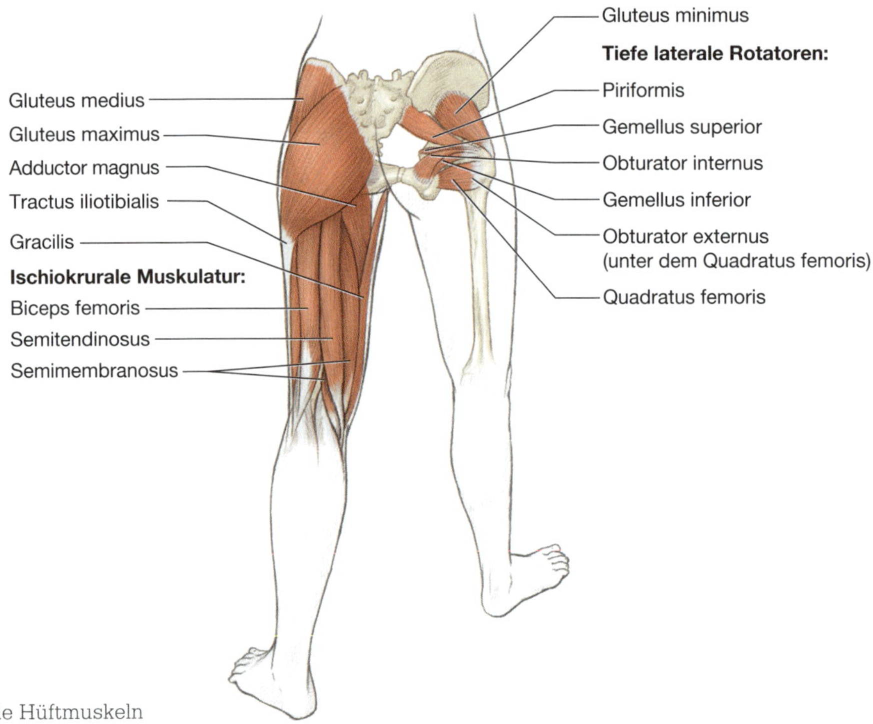

Dorsale Hüftmuskeln

Ventrale Hüftmuskeln

Die Muskeln auf der Vorderseite der Hüfte haben eine primäre Aufgabe: den Oberschenkel in der Hüfte zu beugen. Die meisten von ihnen sind distinkte Strukturen, manche kommen aber zusammen oder setzen mit anderen Muskeln an derselben Stelle an (siehe Abbildung Seite 108).

- ***Iliopsoas* (Darmbein-Lenden-Muskel):** Der *Iliopsoas* besteht aus zwei Muskeln, die einen unterschiedlichen Ursprung haben, aber denselben Ansatz teilen und dieselben Aktionen ausführen. Er hat in erster Linie die Aufgabe, den Oberschenkel im Hüftgelenk zu beugen, verleiht dem Hüftgelenk aber auch eine gewisse Stabilität und kann den Rumpf beugen.
  - ***Psoas major* (großer Lendenmuskel):** Dieser Muskel entspringt den Seitenflächen der Wirbel T12 bis L5 und der dazugehörigen Bandscheiben und setzt am *Trochanter minor* (kleiner Rollhügel) des *Femurs* an.
  - ***Iliacus* (Darmbeinmuskel):** Dieser Muskel entspringt am Beckenkamm, Hüftbein und an den *Ligamenta sacroiliaca anteriora* (faserreiche Bänder, die von der Vorderfläche des Kreuzbeins zum Darmbein ziehen). Er setzt wie der *Psoas major* (großer Lendenmuskel) am *Trochanter minor* (kleiner Rollhügel) an.
- ***Tensor fasciae latae* (Schenkelbindenspanner):** Dieser kleine Muskel entspringt am vorderen oberen Darmbeinstachel (*Spina iliaca anterior superior*, SIAS) und einem Teil des Beckenkamms; sein Ansatz befindet sich am *Tractus iliotibialis* (Iliotibialband). Er trägt zur Flexion, Abduktion und medialen Rotation des Oberschenkels im Hüftgelenk bei, ist aber auch in der Lage, den *Tractus iliotibialis* und die Oberschenkelbinde (eine breite Faszie, die die Oberschenkelmuskeln umgibt) anzuspannen, wodurch die Oberschenkelmuskeln mehr Kraft aufbringen können. Weil der *Gluteus maximus* (großer Gesäßmuskel) ebenfalls am *Tractus iliotibialis* ansetzt, sorgt der *Tensor fasciae latae* dafür, dass der große Gesäßmuskel unterstützend mitwirkt, um das Kniegelenk in der gestreckten Position zu halten.
- ***Sartorius* (Schneidermuskel):** Dieser Muskel verdankt seinen Namen seinem einzigartigen Verlauf (er verläuft quer über die Oberschenkelvorderseite und ist spürbar, wenn man in den Schneidersitz geht); er entspringt an der *Spina iliaca anterior superior* (SIAS) und dem oberen Teil des darunter liegenden Knochenvorsprungs, der durch die SIAS und den vorderen unteren Darmbeinstachel gebildet wird, und setzt am oberen Teil der medialen *Tibia*-Fläche an. Dieser Ansatzpunkt – den er mit dem *Gracilis* (schlanker Muskel, an der Innenseite des Oberschenkels) und *Semitendinosus* (Halbsehnenmuskel) teilt – wird als *Pes anserinus* (Gänsefuß) bezeichnet (siehe Kapitel 7).

Tractus iliotibialis

Eine andere Struktur, die aufgrund ihrer Rolle bei vielen Verletzungen erwähnt werden muss, ist der *Tractus iliotibialis* oder das Iliotibialband, kurz IT-Band. Das IT-Band ist ein breites, faseriges Bindegewebe, das dem distalen Beckenkamm entspringt und zahlreiche Ansätze an der lateralen proximalen *Tibia* (Schienbein) hat (zum Beispiel am *Tuberculum gerdyi* [Gerdy'sches Tuberkulum] und anderen). Das IT-Band stabilisiert die Hüfte, vor allem in der Frontalebene, und speichert beim Laufen viel Energie (Hutchinson et al. 2022). Wenn diese Energie gespeichert wird, wird sie freigesetzt, und diese Freisetzung verbessert die Laufökonomie.

Hüftschmerzen und -verletzungen sind eine gängige Ursache für Dysfunktionen bei Athleten. Früher wurde angenommen, dass die meisten Hüftschmerzen auf muskuläre Verletzungen zurückgeführt werden können. Obwohl Muskeln durchaus eine Schmerzquelle sein können, wissen wir mittlerweile, dass es noch viele andere Gründe geben kann. Gängige Hüftverletzungen können auch an den knöchernen Strukturen, Muskeln, Sehnen und Bändern auftreten. Jede Art von Verletzung zeichnet sich durch einen besonderen Mechanismus aus und wird in den folgenden Abschnitten besprochen.

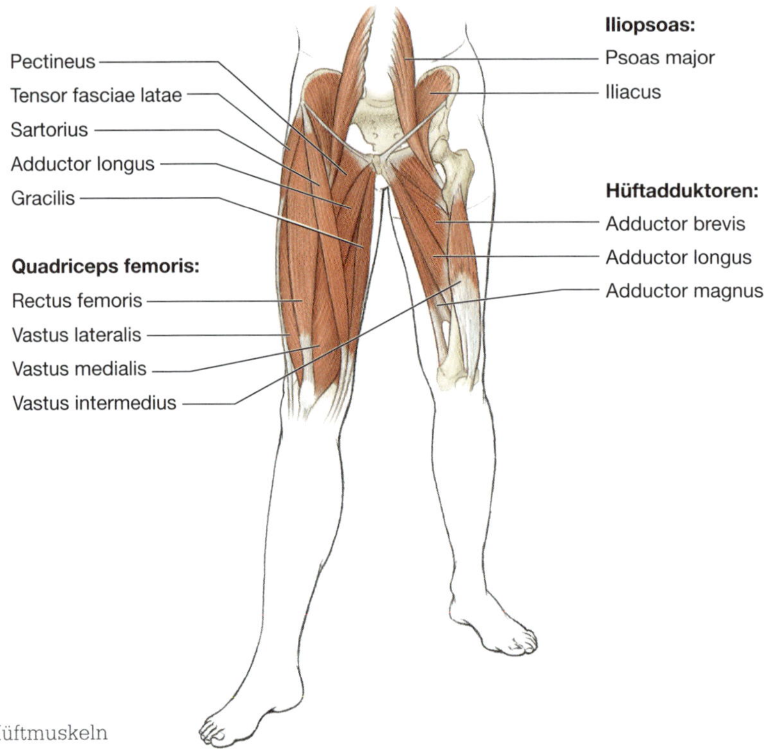

Ventrale Hüftmuskeln

Femoroazetabuläres Impingement (FAI)

Das *femoroazetabuläre Impingement* (FAI) entsteht aufgrund eines vorstehenden Knochenwuchses am Oberschenkelkopf, einer atypischen Orientierung der Hüftpfanne oder einer Kombination beider Phänomene. Dies führt zu einer suboptimalen Gelenkverbindung, die dazu führen kann, dass die Knochen in der Bewegung aneinanderreiben. Schließlich kann dieser Kontakt zu einer Reizung oder Schädigung der Strukturen in der Hüfte führen, die Schmerzen und eine eingeschränkte Bewegungsfähigkeit verursachen. Es gibt drei Arten von FAI: Pincer, Cam und eine Mischform. Ein Pincer-FAI tritt aufgrund einer stärker abwärts gerichteten oder lateralen Orientierung des *Acetabulums* auf, bei der die Vorderwand über den Rand der Gelenkpfanne hinausragt. Bei einem Cam-FAI ist der Femurkopf durch einen knöchernen Vorsprung in seiner Beweglichkeit eingeschränkt; diese anatomische Besonderheit verursacht eine höhere Gelenkkompression auf der Vorderseite der Hüfte, wenn diese sich beugt oder nach innen rotiert. Die Mischform stellt eine Kombination aus Pincer- und Cam-Variante dar. Die Ursache der FAI-Morphologie ist noch unbekannt und schließt vermutlich sowohl genetische als auch exogene Faktoren ein. Das Vorliegen eines FAI ohne Schmerz oder Dysfunktion sollte als normaler Zustand betrachtet werden, vor allem bei Athleten, die häufiger davon betroffen sind. Wenn das FAI mit Schmerzen verbunden ist, treten diese in erster Linie auf der Vorderseite des Hüftgelenks auf und strahlen zur Leiste aus. Wenn Symptome vorliegen, können Bewegungen, bei denen man sich (ver)dreht und tief in die Knie geht, die Schmerzen verstärken.

Trochanter-major-Schmerzsyndrom

Das *Trochanter-major*-Schmerzsyndrom, das manchmal auch als *Trochanter-Bursitis* oder gluteale Tendinopathie bezeichnet wird, ist die Folge degenerativer Veränderungen, die die Sehnen und Schleimbeutel des *Gluteus* betreffen. Schleimbeutel enthalten eine Flüssigkeit und liegen oft unter (tiefer als) Sehnen, um Reibung zu verringern. Athleten berichten manchmal von Schmerzen auf der Außenseite – der lateralen Seite – der Hüfte, die bei der Ausübung von Aktivitäten wie Laufen, Springen und Landungen zunehmen, in denen der Körper einen Aufprall dämpfen muss. Wenn man schwache Hüftabduktoren hat, neigt man während der Aktivität zu einer stärkeren Adduktion der Hüfte, obwohl nicht bekannt ist, ob es sich hierbei um die Ursache oder Folge der Schmerzen handelt. Diese ausgeprägtere Adduktion kann zu einer Kompression der Sehnen von *Gluteus medius* (mittlerer Gesäßmuskel) und *Gluteus minimus* (kleiner Gesäßmuskel) am *Trochanter major* (großer Rollhügel) führen, die zu einer Reizung dieser Sehnen beitragen kann. Wenn die Hüftadduktion zunimmt, kann das Iliotibialband außerdem eine höhere Druckkraft auf die Sehnen der Gesäßmuskeln ausüben. In einem sportlichen Umfeld zeigt sich diese ausgeprägtere Hüftadduktion oft durch ein Absenken des Beckens auf der Gegenseite (siehe Abbildung Seite 110).

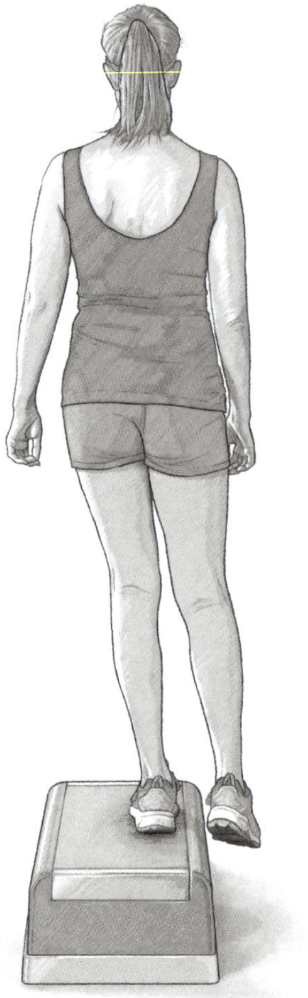

Ein Beispiel für das Absenken des Beckens

Coxa saltans (schnappende Hüfte)

Coxa saltans bedeutet »schnappende Hüfte« und ist ein Phänomen, das an der Außen-, Vorder- oder Rückseite der Hüfte auftreten kann. Sie tritt normalerweise bei einem kraftvollen Heben oder Schwingen der Beine auf und betrifft das Iliotibialband oder die Gesäßsehnen, die über den *Trochanter major* (großer Rollhügel) gleiten. Ein Schnappen auf der Rückseite ist zwar seltener, kann aber auftreten, wenn ein ischiokruraler Muskel über den *Tuber ischiadicum* (Sitzbeinhöcker) rollt. Ein Schnappen auf der Hüftvorderseite kann darauf zurückzuführen sein, dass die *Iliopsoas*-Sehne über zahlreiche Strukturen – wie Knochenvorsprünge und sogar einen anderen Teil der Sehne – rollt, die die Hüfte umgeben, hauptsächlich vorn in der Nähe des Hüftgelenks.

Zerrung der Hüftflexoren

Es gibt eine Reihe von Hüftflexoren, aber die Muskeln, die mit größter Wahrscheinlichkeit eine Zerrung erleiden, sind der *Iliopsoas* (*Iliacus* [Darmbeinmuskel] und *Psoas major* [großer Lendenmuskel]) und der *Rectus femoris* (gerader Schenkelmuskel). Dieses Kapitel befasst sich mit der Zerrung des *Iliopsoas*; in Kapitel 7 wird ausführlicher auf die Zerrung des *Rectus femoris* eingegangen. Obwohl es sowohl chronische als auch akute Hüftflexorenzerrungen gibt, treten chronische Zerrungen viel häufiger auf. Chronische Überlastungsverletzungen können durch jede Aktivität entstehen, bei der man eine wiederholte kraftvolle Hüftflexion ausführen muss, beispielsweise beim Treten eines Fußballs oder beim Sprinten. Die sogenannte Tänzerhüfte und die sogenannte Springerhüfte sind Varianten dieser Verletzung, die üblicherweise bei einer wiederholten Hüftflexion in eine nach außen rotierte Position auftreten. Zerrungen des *Iliopsoas* können mit einer Sehnenreizung und Schnappen auf der Hüftvorderseite verbunden sein. Akute Verletzungen sind normalerweise die Folge einer kraftvollen exzentrischen Muskelkontraktion oder einer abrupten Flexion gegen eine externe Kraft, beispielsweise den Boden oder einen Gegner, die die Kapazität der Sehne übersteigt.

Iliotibiales Bandsyndrom (Läuferknie)

Das iliotibiale Bandsyndrom ist eine Überlastungsverletzung, die oft Läufer und Radfahrer betrifft. Das Iliotibialband spielt bei der (weiter vorn besprochenen) *Coxa saltans* eine Rolle und gilt als reibungsbedingte Verletzung. Es wurde die Theorie aufgestellt, dass das Iliotibialband über den lateralen *Femurkondylus* scheuert und Reibung erzeugt, die als schmerzhaft wahrgenommen wird. Neuere Forschung deutet jedoch darauf hin, dass an dieser Stelle zwischen dem lateralen *Femurkondylus* und dem Iliotibialband Kompression – und nicht Reibung – entsteht, die die Nerven reizt, die unter dem Iliotibialband liegen (Archbold und Mezzadri 2014; Fairclough et al. 2007). Diese Erkenntnis ist wichtig, weil das Läuferknie wahrscheinlich nicht durch ein verspanntes Iliotibialband verursacht wird, wie gemeinhin angenommen wird (Fairclough et al. 2007; Hutchinson et al. 2022). Die Ursache des iliotibialen Bandsyndroms bleibt jedoch unklar.

Hüftabduktion in Seitenlage

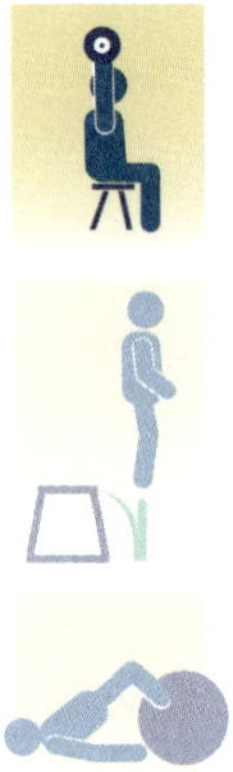

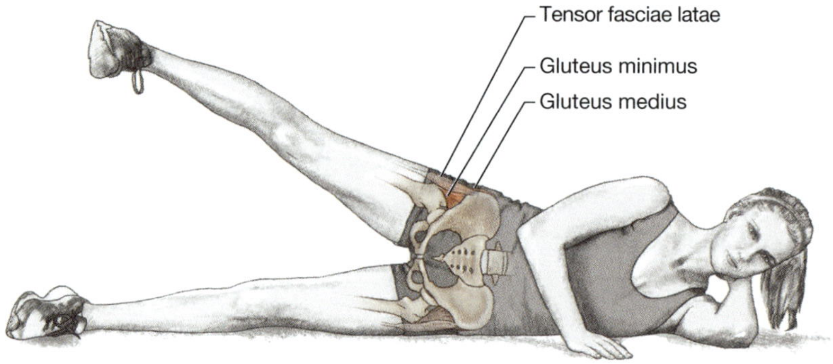

Ausführung

1. Begeben Sie sich in die Seitenlage und legen Sie Ihre Beine übereinander; die Füße zeigen gerade nach vorn.
2. Halten Sie die Knie gerade, drehen Sie die Zehen des oberen Fußes leicht nach unten und heben Sie das oben liegende Bein 15 bis 20 Zentimeter an, ohne den Fuß nach vorn zu bewegen.
3. Senken Sie das Bein und kehren Sie in die Startposition zurück.

Hinweis: Die Intensität dieser Übung lässt sich steigern, wenn das oben liegende Fußgelenk mit einer Gewichtsmanschette oder einem anderen Widerstand beschwert wird.

Beteiligte Muskeln

Primär: *Gluteus medius* (mittlerer Gesäßmuskel), *Gluteus minimus* (kleiner Gesäßmuskel)
Sekundär: *Tensor fasciae latae* (Schenkelbindenspanner)

Präventiver Fokus

Die Kräftigung der Hüftabduktoren verbessert nicht nur ihre Leistung und Funktionalität, sie verbessert auch die Funktion des Knies und verringert sein Verletzungsrisiko (Stearns-Reider et al. 2021). Obwohl hierfür normalerweise die Muschelübung verwendet wird, ist die Hüftabduktion in der Seitenlage effektiver, um die Hüftabduktoren anzusprechen (Moore et al. 2020).

In Kapitel 5 wurde bereits kurz erwähnt, dass die Hüftabduktoren eine wichtige Rolle beim Laufen und bei anderen Aktivitäten spielen, weil sie die Hüftadduktion verringern, wenn der Fuß des Athleten auf dem Boden aufsetzt. Das ist vor allem im Basketball wichtig, weil eine Hüftadduktion zu einer dynamischen Einwärtsbewegung führt, die ein Risikofaktor für Knieverletzungen ist – vor allem für Kreuzbandrisse, die im Basketball sehr häufig auftreten. Obwohl auch die anderen Muskeln stark sein sollten, verringern starke Hüftabduktoren das Risiko von Kreuzbandrissen und anderen Knieverletzungen, indem sie der Hüftadduktion dynamischer Bewegungen nach innen entgegenwirken.

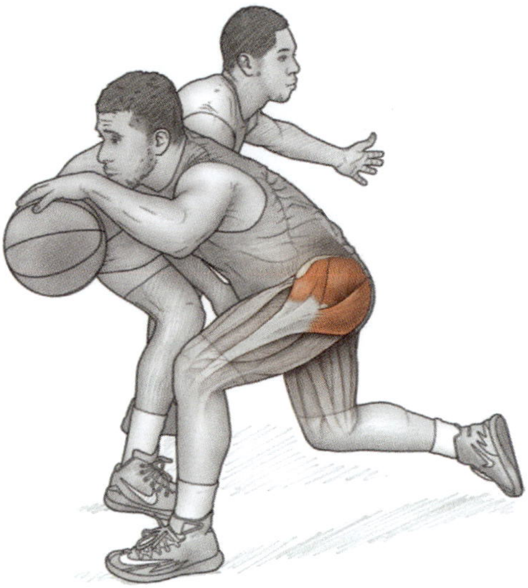

Variation

Isometrische Hüftabduktion an der Wand

Wie der Name schon sagt, handelt es sich bei dieser Übung um eine isometrische Kontraktion der Hüftabduktoren, allerdings ist hier nicht nur eine Seite beteiligt, sondern beide Hüftabduktoren sind aktiv. Stellen Sie sich seitlich an eine Wand oder einen Türrahmen. Heben Sie den Fuß, der an der Wand steht, beugen Sie die Hüfte im 90-Grad-Winkel und berühren Sie die Wand mit der Außenseite des Knies (dem lateralen Aspekt). Drücken Sie in dieser Position das Knie aktiv gegen die Wand; halten Sie die Position für die vorgeschriebene Dauer und wiederholen Sie die Übung auf der anderen Seite. Die Abduktoren der gebeugten Hüfte drücken die Knieaußenseite aktiv gegen die Wand, während die Abduktoren auf der gegenüberliegenden Seite isometrisch arbeiten, um die Ausrichtung von Hüfte und Becken beizubehalten.

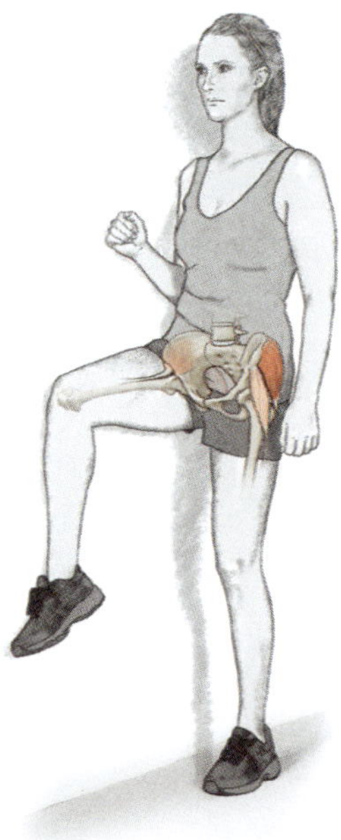

Manuelle exzentrische Hüftabduktion

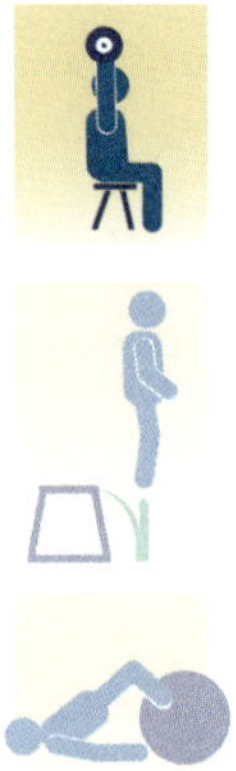

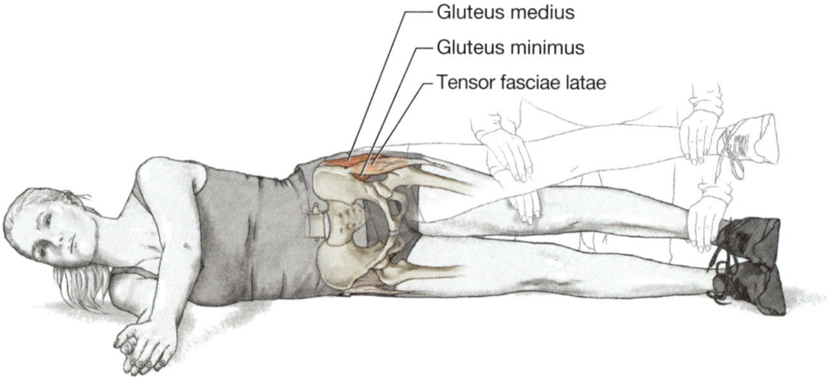

Ausführung

1. Begeben Sie sich in die Seitenlage; ein Trainingspartner sitzt kniend hinter Ihnen.
2. Halten Sie die Knie gestreckt und heben Sie das oben liegende Bein etwa 30 Zentimeter an. Das am Boden befindliche Bein bewegt sich nicht.
3. Bitten Sie Ihren Partner, seine Hände knapp über Ihr oberes Knie beziehungsweise das obere Fußgelenk zu legen und nach unten zu drücken. Halten Sie dieser Bewegung so gut wie möglich stand.
4. Sobald das aktive Bein das am Boden liegende Bein berührt, heben Sie es wieder an. Wiederholen Sie die Übung.

Beteiligte Muskeln

Primär: *Gluteus medius* (mittlerer Gesäßmuskel), *Gluteus minimus* (kleiner Gesäßmuskel)
Sekundär: *Tensor fasciae latae* (Schenkelbindenspanner)

Präventiver Fokus

Es wurde bereits erwähnt, dass die Kräftigung der Hüftabduktoren – vor allem mit exzentrischen Kontraktionen – nicht nur ihre Leistung und Funktionalität steigert, sondern auch die Funktion des Knies verbessert und sein Verletzungsrisiko verringert (Stearns-Reider et al. 2021); das gilt vor allem für Laufsportler und Athleten, die auf einem Bein stehend abbremsen müssen. Wie in Bezug auf das Laufen bereits besprochen wurde, neigt die Hüfte zur Adduktion, wenn der Fuß auf dem Boden aufsetzt; die Hüftabduktoren arbeiten exzentrisch, um diese Bewegung zu verlangsamen und die Einwärtsbewegung zu verringern. Beim Iliotibialband-Reibungssyndrom, einer bei Hindernisläufern häufig auftretenden Verletzung, ist die hier beschriebene Hüftadduktion oft zu beobachten. Eine Übung wie die exzentrische Hüftabduktion verringert die ungewollte Hüftadduktion in solchen Situationen und damit das Risiko, sich diese Verletzung zuzuziehen. Von der exzentrischen Hüftabduktion kann jeder Athlet, der auf einem Bein landen muss, zum Beispiel ein Balletttänzer, profitieren. Wenn der Tänzer nach einem Sprung landet, muss er das unter Last stehende Standbein stabilisieren. Wie beim Hindernislauf arbeiten die Hüftabduktoren exzentrisch und leisten auf diese Weise einen Beitrag zu dieser Stabilität. Hüftverletzungen treten im Ballett häufig auf; stärkere Hüftabduktoren – die das Ziel dieser Übung sind – verringern das Verletzungsrisiko.

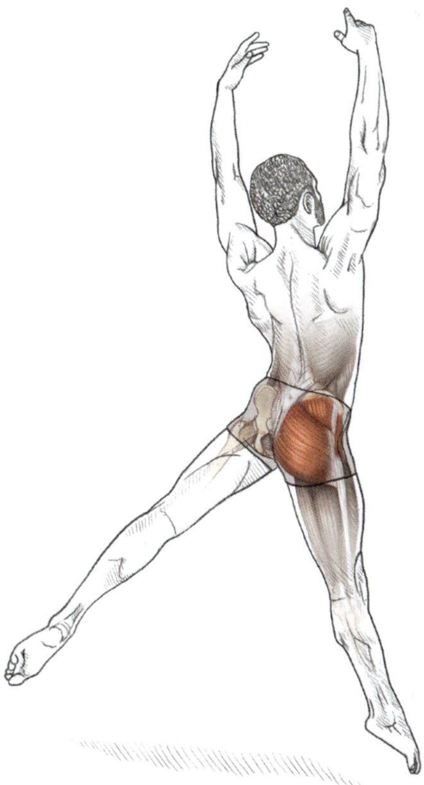

Variationen

Exzentrische Hüftabduktion in geschlossener Kette

Ein anderer Weg, um an der exzentrischen Hüftabduktion zu arbeiten, ist in einer geschlossenen Kette. Hierfür stellen Sie sich mit dem rechten Fuß auf eine Stufe, während der linke Fuß in der Luft steht. Halten Sie das rechte Knie gerade und senken Sie die linke Hüfte in Richtung Boden. Ziehen Sie dann die Hüfte möglichst weit nach oben. Die Bewegung sollte größtenteils aus der Hüfte kommen, die Wirbelsäule trägt nur geringfügig dazu bei. Diese Übung beansprucht die Hüftabduktoren des Beins, das auf der Stufe steht – in diesem Fall das rechte Bein.

Seitschritt mit Widerstand

Eine beliebte Übung zur Kräftigung der Hüftabduktoren ist der Seitschritt mit Widerstand, der manchmal auch als Monster Walk bezeichnet wird. Steigen Sie in ein Widerstandsband, das Ihre Fußgelenke umschließt, und lassen Sie die Füße nach innen zeigen. Halten Sie die Knie gestreckt und machen Sie mit dem rechten Fuß einen Schritt nach rechts, bevor Sie den linken Fuß nachsetzen; dabei darf die Spannung des Bandes zu keinem Zeitpunkt nachlassen. Machen Sie so viele Schritte, bis Sie die vorgegebene Strecke zurückgelegt haben, zum Beispiel zehn Meter, und kehren Sie dann in die Startposition zurück, indem Sie die Übung nach links wiederholen und mit dem linken Fuß anfangen.

Ausfallschritt vorwärts

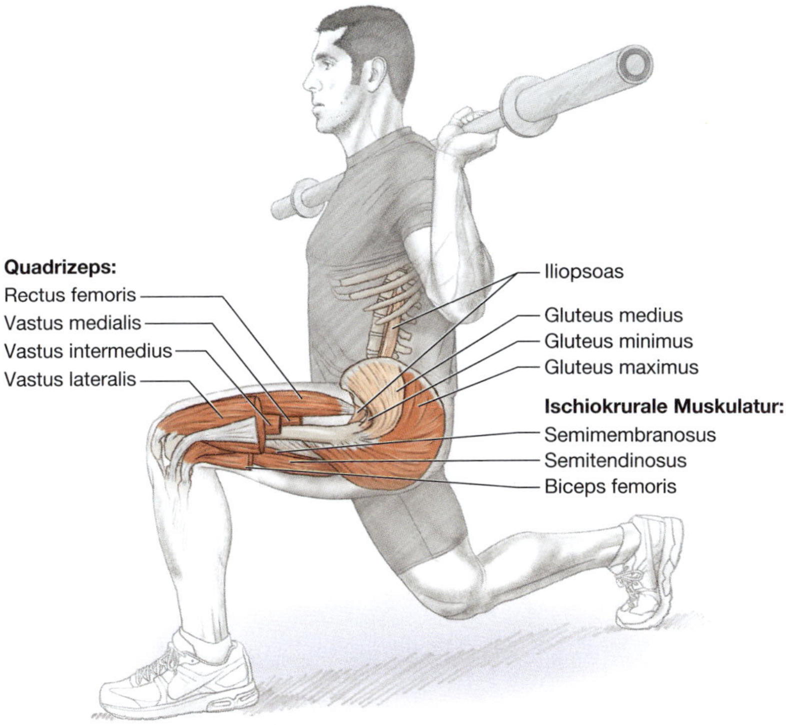

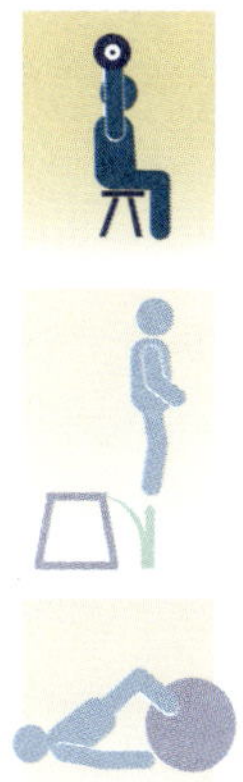

Ausführung

1. Legen Sie eine Langhantel quer auf die Schultern und den oberen Rücken und machen Sie mit einem Bein einen übertrieben großen Schritt vorwärts; halten Sie dabei den Rumpf aufrecht.
2. Setzen Sie den vorderen Fuß flach auf dem Boden auf, sodass er gerade nach vorn zeigt; das hintere Knie beugt sich leicht.
3. Sobald Ihr Körpergewicht gleichmäßig auf beide Füße verteilt ist, beugen Sie die Hüfte und das Knie des vorderen Beins, damit sich das hintere Knie langsam auf den Boden zubewegt. Das vordere Knie sollte direkt über den mittleren Zehen des vorderen Fußes stehen, wobei der Fuß flach auf dem Boden bleibt.
4. Senken Sie das hintere Knie – das immer noch leicht gebeugt ist –, bis es drei bis fünf Zentimeter über dem Boden schwebt. Mittlerweile ist das vordere Knie etwa im 90-Grad-Winkel gebeugt, und der Unterschenkel steht senkrecht zum Boden – die tatsächliche Tiefe des Ausfallschritts hängt hauptsächlich von der Beweglichkeit des Hüftgelenks ab.

5. Halten Sie Ihr Körpergewicht gleichmäßig auf dem hinteren Fußballen und dem gesamten vorderen Fuß verteilt.
6. Verlagern Sie Ihr Gewicht auf den vorderen Fuß und drücken Sie sich kraftvoll vom Boden ab, um in die Startposition zurückzukehren, indem Sie die Hüfte und das Knie des vorderen Beins strecken. Der Rumpf bleibt während des gesamten Bewegungsablaufs stabil aufgerichtet.

Beteiligte Muskeln

Primär: *Gluteus maximus* (großer Gesäßmuskel), ischiokrurale Muskulatur: *Semitendinosus* (Halbsehnenmuskel), *Semimembranosus* (Plattensehnenmuskel), *Biceps femoris* (zweiköpfiger Schenkelmuskel); Quadrizeps: *Rectus femoris* (gerader Schenkelmuskel), *Vastus lateralis* (äußerer Schenkelmuskel), *Vastus medialis* (innerer Schenkelmuskel), *Vastus intermedius* (mittlerer Schenkelmuskel)
Sekundär: *Iliopsoas* (Darmbein-Lenden-Muskel), *Gluteus medius* (mittlerer Gesäßmuskel), *Gluteus minimus* (kleiner Gesäßmuskel)

Präventiver Fokus

Der Ausfallschritt vorwärts bietet viele Vorteile: Es wird nicht nur die genannte Muskulatur gekräftigt, sondern auch eine korrekte Ausrichtung der unteren Extremität, also der Beine, primär des Knies, gefördert. Der Ausfallschritt ist vor allem für Athleten wie Fußballer hilfreich, die oft aus dem Lauf abbremsen und schnell die Richtung wechseln müssen. Wenn ein Stürmer mit dem Ball auf einen gegnerischen Spieler zuläuft, setzt er oft einen Fuß auf, drückt sich mit demselben Fuß ab und ändert dann die Laufrichtung. Dieses plötzliche Ab-

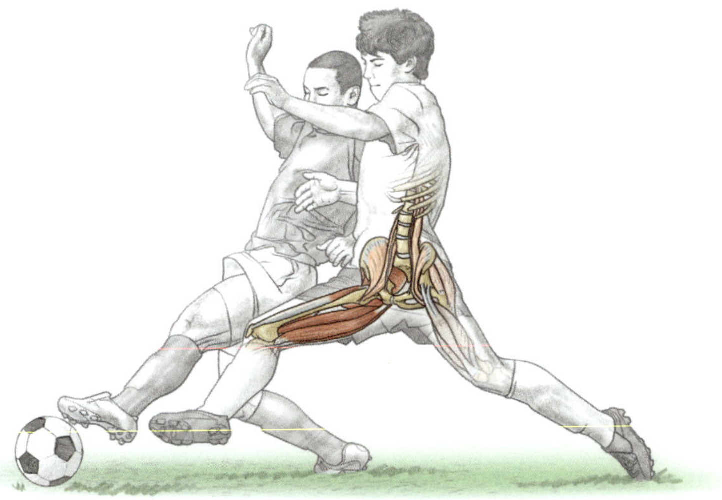

bremsen ist die Aktion, die mit hoher Wahrscheinlichkeit zu einer Verletzung führt und sicherer ausgeführt werden kann, wenn das Abbremsen auf einem Bein trainiert wird. Der Ausfallschritt vorwärts ist ein hervorragender Einstieg in diese Art von Training.

Variation

Ausfallschritt zur Seite

Diese Übung wird auf dieselbe Weise ausgeführt wie der Ausfallschritt vorwärts, nur dass die Bewegung zur Seite erfolgt. Legen Sie eine Hantelstange quer auf die Schultern und den oberen Rücken und machen Sie mit dem linken Fuß einen weiten Schritt nach links. Lassen Sie den Fuß gerade nach vorn zeigen, beugen Sie das linke Knie und senken Sie Ihren Körper so weit ab, wie es Ihnen angenehm erscheint. Achten Sie auf eine korrekte Knieposition, das heißt, dass das Knie über dem zweiten und dritten Zeh ausgerichtet ist. Das rechte Knie bleibt während der Bewegung gestreckt. Stoßen Sie sich kraftvoll ab und bringen Sie den linken Fuß wieder in die Startposition.

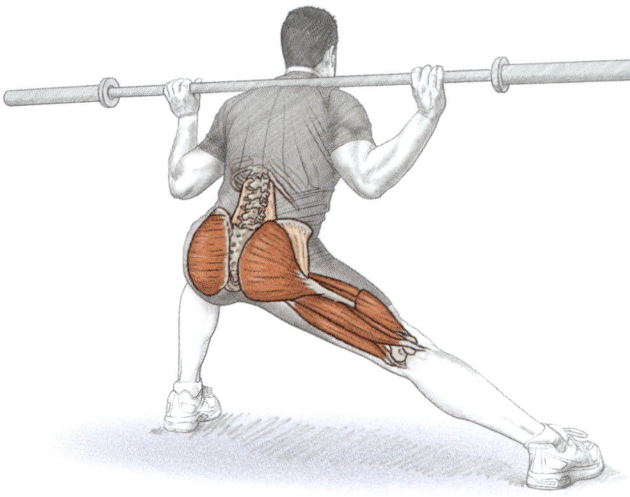

Hip Thrust

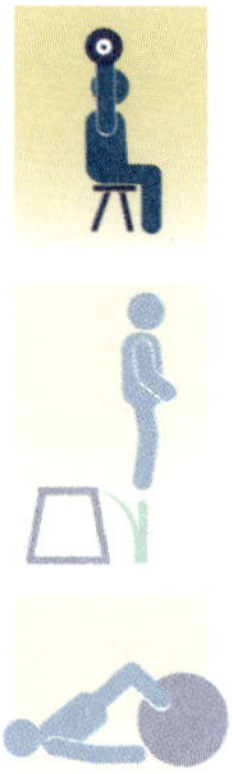

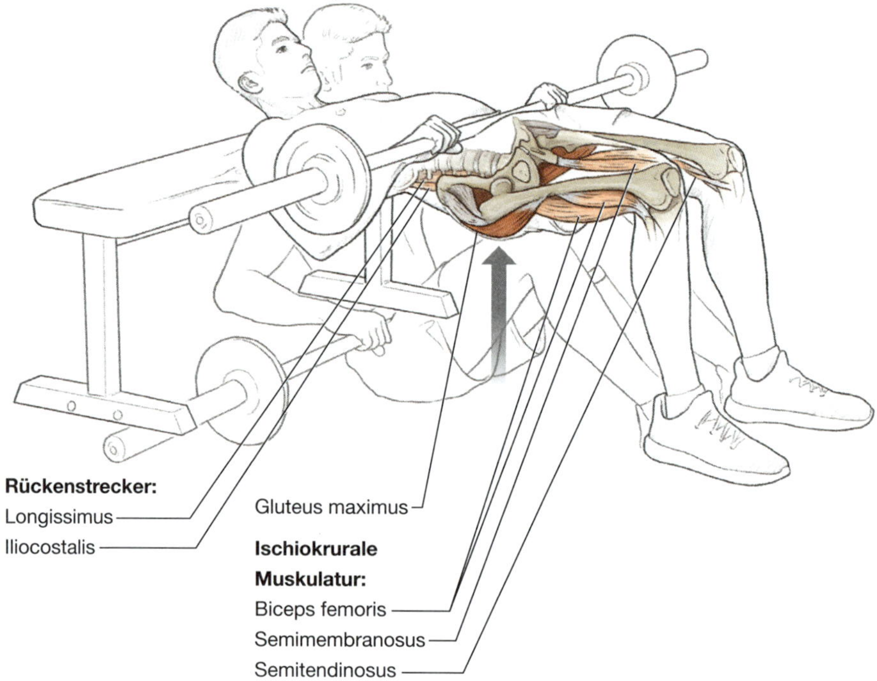

Ausführung

1. Setzen Sie sich auf eine Trainingsbank und stellen Sie beide Füße auf den Boden; halten Sie eine Langhantel mit beiden Händen quer über dem Bauch auf Taillenhöhe.
2. Machen Sie mit den Füßen kleine Schritte vorwärts, bis nur noch die Schulterblätter auf der Bank aufliegen; die Fußsohlen stehen immer noch komplett auf dem Boden.
3. Beginnen Sie die Übung so, dass Ihre Knie, Hüften und Schultern eine gerade Linie bilden.
4. Halten Sie die Schulterblätter auf der Bank und senken (beugen) Sie die Hüften.
5. Heben Sie die Hüften und kehren Sie danach in die Startposition zurück.

Beteiligte Muskeln

Primär: *Gluteus maximus* (großer Gesäßmuskel)

Sekundär: Ischiokrurale Muskulatur: *Semitendinosus* (Halbsehnenmuskel), *Semimembranosus* (Plattensehnenmuskel), *Biceps femoris* (zweiköpfiger Schenkelmuskel); *Erector spinae* (Rückenstrecker): *Iliocostalis* (Darmbein-Rippen-Muskel), *Longissimus* (langer Rückenmuskel), *Spinalis* (Dornmuskel)

Präventiver Fokus

Die Kräftigung der Hüftextensoren bereitet diese Muskeln auf sportspezifische Bewegungen vor, trägt aber gleichzeitig zur Stabilität der Hüft- und Kniegelenke bei. Weil der *Gluteus maximus* den Oberschenkel nach außen rotiert und am Iliotibialband ansetzt, hilft er, das Knie in der Hüftextension, also der Hüftstreckung, zu stabilisieren. Wenn der *Gluteus maximus* die Hüfte streckt, muss die ischiokrurale Muskulatur bei dieser Bewegung nicht so stark mitwirken. Weil eine übermäßige Beteiligung der ischiokruralen Muskulatur in der Phase der Hüftextension beim Sprinten mit einer höheren Verletzungsanfälligkeit dieser Muskelgruppe in Verbindung gebracht wurde, kann die Kräftigung der Gesäßmuskeln das Verletzungsrisiko bei Sprintern verringern.

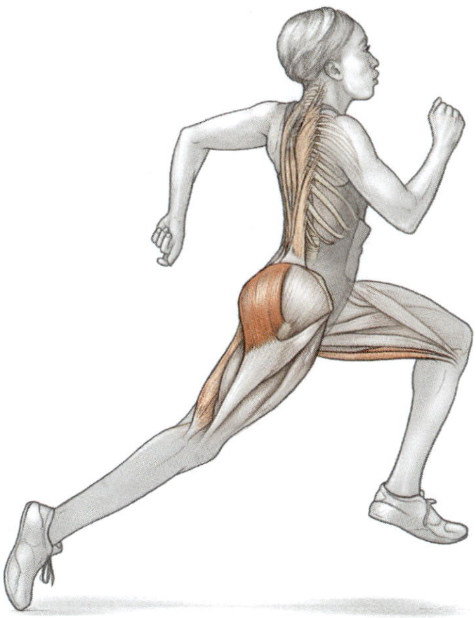

Variation

Einbeiniger Hip Thrust

Der Hip Thrust lässt sich schwieriger gestalten, wenn man die Übung mit nur einem Fuß am Boden ausführt. Heben Sie hierfür einen Fuß vom Boden und führen Sie die Übung wie zuvor beschrieben aus. Diese Version des Hip Thrust setzt voraus, dass die Muskeln des am Boden stützenden Beins in der Lage sind, die erforderliche Bewegung zu kontrollieren und zu erzeugen. Wie bei vielen Übungen wird auch diese Variante anspruchsvoller, wenn man den äußeren Widerstand erhöht, beispielsweise mit einer Langhantel oder einem Medizinball.

Split Squat Jump

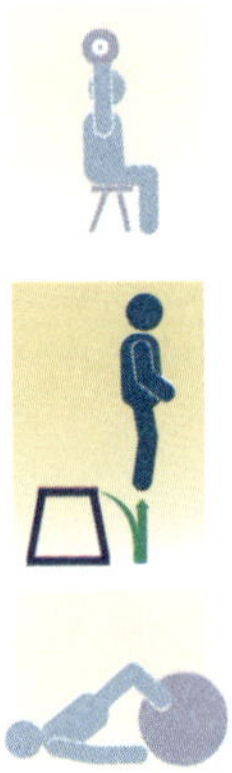

Startposition

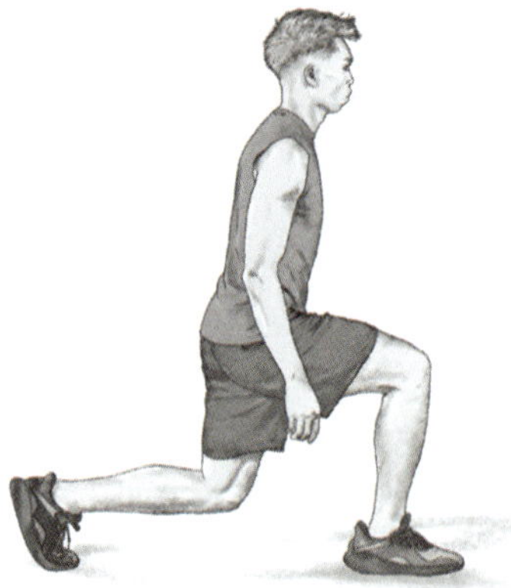

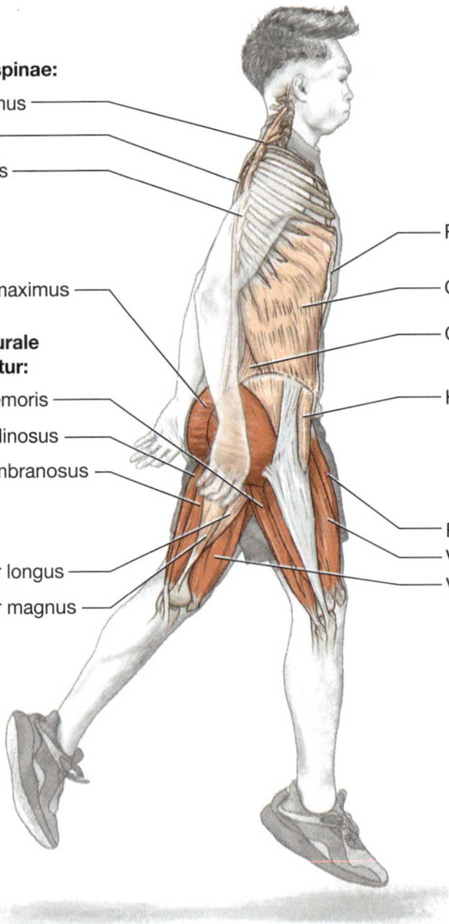

Endposition

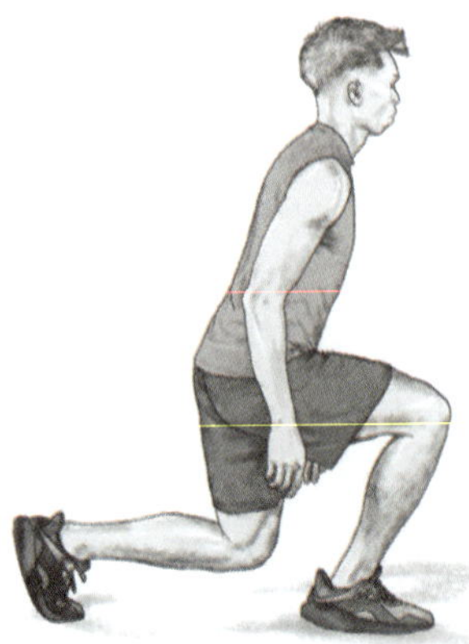

Ausführung

1. Kommen Sie in einen Ausfallschritt – bei dem sich ein Fuß vor und ein Fuß hinter dem Körper befindet. Sowohl die Hüft- als auch die Kniegelenke sollten etwa im 90-Grad-Winkel gebeugt sein.
2. Achten Sie darauf, dass das vordere Knie seine Ausrichtung behält und weder nach außen noch nach innen ausweicht. Senken Sie sich leicht ab, indem Sie die Knie noch etwas tiefer beugen, und springen Sie sofort hoch. Nehmen Sie mit beiden Armen Schwung.
3. Landen Sie in derselben Schrittstellung, bevor Sie den Sprung umgehend wiederholen. Konzentrieren Sie sich auf eine korrekte Knieausrichtung und maximale Sprunghöhe.

Beteiligte Muskeln

Primär: *Gluteus maximus* (großer Gesäßmuskel), ischiokrurale Muskulatur: *Semitendinosus* (Halbsehnenmuskel), *Semimembranosus* (Plattensehnenmuskel), *Biceps femoris* (zweiköpfiger Schenkelmuskel); Quadrizeps: *Rectus femoris* (gerader Schenkelmuskel), *Vastus lateralis* (äußerer Schenkelmuskel), *Vastus medialis* (innerer Schenkelmuskel), *Vastus intermedius* (mittlerer Schenkelmuskel)
Sekundär: Hüftabduktoren: *Gluteus medius* (mittlerer Gesäßmuskel), *Gluteus minimus* (kleiner Gesäßmuskel), *Piriformis* (birnenförmiger Muskel); Hüftadduktoren: *Adductor longus* (langer Schenkelanzieher), *Adductor magnus* (großer Schenkelanzieher), *Adductor brevis* (kurzer Schenkelanzieher); *Erector spinae* (Rückenstrecker): *Iliocostalis* (Darmbein-Rippen-Muskel), *Longissimus* (langer Rückenmuskel), *Spinalis* (Dornmuskel); *Rectus abdominis* (gerader Bauchmuskel), *Obliquus externus* und *internus abdominis* (äußere und innere schräge Bauchmuskeln), *Transversus abdominis* (querer Bauchmuskel)

Präventiver Fokus

Der Split Squat Jump ist eine gute plyometrische Übung, mit der man sowohl an seiner Explosivität als auch an seiner Knieausrichtung arbeiten kann. Das vordere Bein steht vor der Herausforderung, das Nach-innen-Knicken zu vermeiden, und Sprünge aus dieser tiefen Schrittstellung stellen vor allem für diejenigen Muskeln eine Herausforderung dar, die sich auf der Vorder- und Rückseite der Hüfte befinden.

- **Vorderseite:** Obwohl das vordere Bein einen Großteil der Arbeit leistet, dehnt sich die Oberschenkelvorderseite des hinteren Beins in der unteren Endposition und wirkt beim Sprung unterstützend. Bei der Vorbereitung der Landung findet im hinteren Bein außerdem eine rasche exzentrische Muskelkontraktion statt, die der Bewegung in vielen Sportarten ähnelt.

- **Rückseite:** Das vordere Bein leistet bei dieser Übung einen Großteil der Arbeit. In der unteren Endposition werden die Muskeln auf der Rückseite der Hüfte außerdem maximal gedehnt; dieselben Muskeln sind anschließend dafür verantwortlich, dass der Athlet in die Luft springt. Wie in den ventralen (vorderen) Muskeln findet auch in den dorsalen (hinten gelegenen) Muskeln bei der Landung eine rasche exzentrische Muskelkontraktion statt.

Sprinten und Fußball sind zwei typische Beispiele für Sportarten, die den Hüftflexoren rasche exzentrische und konzentrische Aktionen abverlangen. Der Split Squat Jump trägt dazu bei, diese rasche Bewegung zu simulieren.

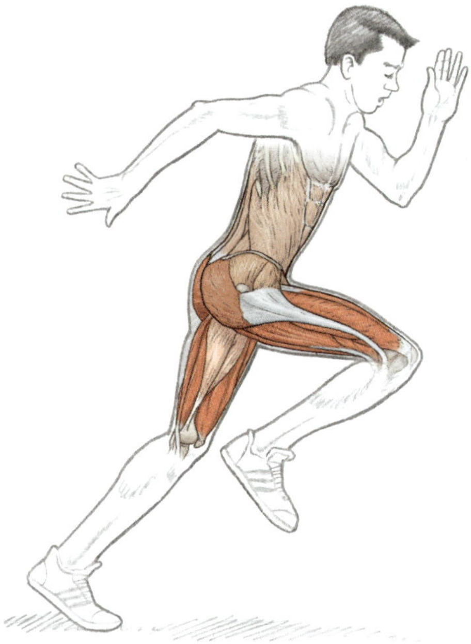

Variation

Split Squat Jump mit Beinwechsel

Diese Übung ist dem Split Squat Jump sehr ähnlich und beginnt in derselben Startposition. Während des Sprungs wechselt man allerdings die Beine, sodass Sie, wenn Sie mit dem rechten Bein vorn abspringen, mit dem linken Bein vorn landen. Wie beim Split Squat Jump profitieren vor allem Sprinter und Fußballer von dieser Übung: Sowohl bei Sprints als auch bei langen Pässen und Torschüssen muss in den Hüftbeugern ein schneller Übergang von exzentrischen zu konzentrischen Kontraktionen erfolgen.

7

Oberschenkel

Obwohl er nicht durch ein spezifisches Gelenk oder eine Reihe von Gelenken definiert wird, hat der Oberschenkel – der Bereich zwischen Hüfte und Knie – einzigartige Strukturen, die sich oft verletzen und eine eingehende Besprechung erforderlich machen (siehe Abbildung). Die meisten Oberschenkelverletzungen beziehen sich auf das Weichgewebe, vor allem auf die Muskeln. Obwohl sich auch am Oberschenkelknochen *(Femur)* und an den Oberschenkelnerven Verletzungen ereignen können, treten diese viel seltener auf als Verletzungen der umliegenden Strukturen. Die Oberschenkelmuskeln werden grundsätzlich in drei Kompartimente unterteilt: ventral (Oberschenkelvorderseite), dorsal (Oberschenkelrückseite) und medial (Oberschenkelinnenseite). Weil es erhebliche Überschneidungen zwischen den Muskeln des Oberschenkels und des angrenzenden Hüft- und Kniegelenks gibt, vor allem im Bereich der Hüfte, werden manche von ihnen in den Kapiteln 6 und 8 behandelt.

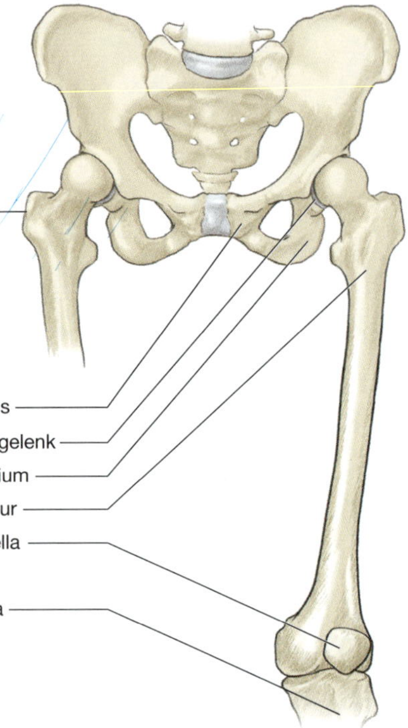

Anatomie des Oberschenkels und des oberen Unterschenkels

Oberschenkelvorderseite

Auf der Vorderseite des Oberschenkels gibt es eine große Muskelgruppe (*Quadriceps femoris* [vierköpfiger Schenkelstrecker]) sowie vier Muskeln (*Psoas major* [großer Lendenmuskel], *Iliacus* [Darmbeinmuskel], *Tensor fasciae latae* [Schenkelbindenspanner] und *Sartorius* [Schneidermuskel]), die in Kapitel 6 besprochen wurden, in dem es um die Prävention von Hüftverletzungen ging. Der *Quadriceps femoris* (vierköpfiger Schenkelstrecker, der nachfolgend als Quadrizeps bezeichnet wird) besteht, wie sein Name schon sagt, aus vier Muskeln (siehe Abbildung Seite 127): dem *Rectus femoris* (gerader Schenkelmuskel), dem *Vastus lateralis* (äußerer Schenkelmuskel), dem *Vastus medialis* (innerer Schenkelmuskel) und dem *Vastus intermedius* (mittlerer Schenkelmuskel). Diese vier Muskeln haben einen gemeinsamen Ansatz: die *Basis patellae* (Kniescheibenbasis) und die *Tuberositas tibiae* (Schienbeinhöcker), mit denen sie über die Patellasehne verbunden sind.

- ***Rectus femoris* (gerader Schenkelmuskel):** Dieser Muskel entspringt am vorderen oberen Darmbeinstachel und arbeitet mit den anderen Muskeln des Quadrizepses zusammen, um den Unterschenkel im Kniegelenk zu strecken. Weil sein Ursprung proximal zum Hüftgelenk ist und dieses Gelenk daher kreuzt, unterstützt er beide *Iliopsoas*-Muskeln bei der Stabilisierung der Hüfte und bei der Flexion des Oberschenkels im Hüftgelenk. Er ist der einzige Muskel des Quadrizepses, der diese Aktionen an der Hüfte ausführen kann; außerdem ist er der einzige Muskel des Quadrizepses, der nicht direkt mit dem *Femur* verbunden ist.

- ***Vastus lateralis* (äußerer Schenkelmuskel):** Dieser Muskel entspringt am lateralen Aspekt des *Femurs*, genauer gesagt am *Trochanter major* (großer Rollhügel) und an der lateralen Lippe der *Linea aspera*, einer Knochenleiste des *Femurs*. Er arbeitet mit den anderen Quadrizepsmuskeln zusammen, um den Unterschenkel im Kniegelenk zu strecken.
- ***Vastus medialis* (innerer Schenkelmuskel):** Dieser Muskel hat seinen Ursprung ebenfalls am Oberschenkel, aber wie sein Name schon sagt, entspringt er am medialen Aspekt des Femurs, das heißt auf der *Linea intertrochanterica* (Knochenleiste auf der ventralen Seite des *Femurs*) und der medialen Lippe der *Linea aspera* des *Femurs*. Er arbeitet mit den anderen Quadrizepsmuskeln zusammen, um den Unterschenkel im Kniegelenk zu strecken.
- ***Vastus intermedius* (mittlerer Schenkelmuskel):** Der vierte Muskel des *Quadriceps femoris* liegt zwischen dem *Vastus lateralis* und dem *Vastus medialis* und entspringt an der Vorder- und Lateralfläche des *Femurs*. Er arbeitet mit den anderen Quadrizepsmuskeln zusammen, um den Unterschenkel im Kniegelenk zu strecken.

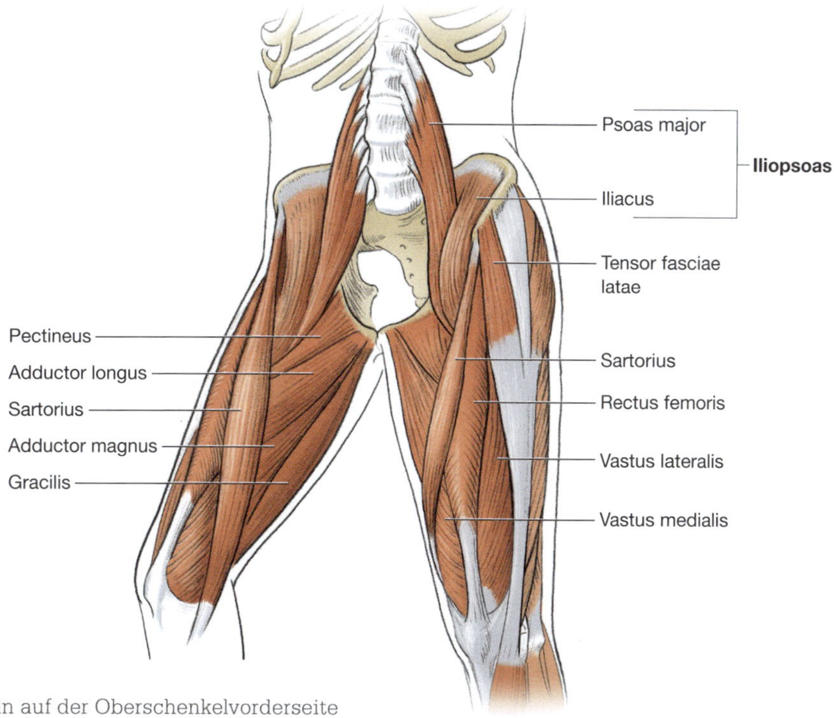

Muskeln auf der Oberschenkelvorderseite

Diese Muskeln vereinen sich, um die Quadrizepssehne zu bilden, die an der *Basis patellae* (Kniescheibenbasis) ansetzt und die Kniescheibe umgibt, bevor sie weiter unten als Patellasehne an der *Tuberositas tibiae* (Schienbeinhöcker) ansetzt. Obwohl die Verbindung zwischen Kniescheibe und *Tuberositas tibiae* manchmal als Band bezeichnet wird, weil sie zwei Knochen miteinander verbindet, gilt sie gemeinhin als Sehne. In funktioneller Hinsicht stabilisieren Bänder Gelenke, während Sehnen den Muskeln helfen, an Knochen zu ziehen und Bewegungen hervorzurufen. Wenn sich der Quadrizepses anspannt und an der *Tuberositas tibiae* zieht, um das Knie zu strecken, übernimmt diese Struktur die Funktion einer Sehne, nicht eines stabilisierenden Bandes.

Es wurde bereits darauf hingewiesen, dass Verletzungen an Knochen und Nerven möglich sind, aber die meisten Verletzungen, die auf der Oberschenkelvorderseite auftreten, betreffen die Muskeln. Diese Muskeln haben zwei Hauptaufgaben: Abbremsung und Beschleunigung. Diese Rollen erfordern rasche exzentrische beziehungsweise konzentrische Muskelaktionen.

Zerrung des Quadrizepses

Eine Zerrung des Quadrizepses folgt normalerweise auf einen akuten (An-)Riss eines oder mehrerer Quadrizepsmuskeln und tritt oft in Sportarten wie Fußball und Basketball auf, die sich durch wiederholte Sprints, schnelle Richtungswechsel und häufiges Abbremsen auszeichnen. Obwohl der Quadrizeps aus vier Muskeln besteht, geht es hier um die drei *Vastus*-Muskeln (*Vastus lateralis* [äußerer Schenkelmuskel], *Vastus medialis* [innerer Schenkelmuskel] und *Vastus intermedius* [mittlerer Schenkelmuskel]), der *Rectus femoris* (gerader Schenkelmuskel) wird im nächsten Abschnitt behandelt. Die Zerrung des Quadrizepses hat gewisse Ähnlichkeiten mit zwei anderen Verletzungen der Oberschenkelvorderseite, muss aber von ihnen unterschieden werden:

- Ein Muskelkrampf ist ein kleiner Spasmus des Muskelbauches.
- Eine Muskelprellung ist ein tiefer Bluterguss der Quadrizepsmuskeln infolge eines direkten Schlages oder stumpfen Traumas.

Obwohl die meisten Zerrungen des Quadrizepses akut sind, können sie auch überlastungsbedingt sein. Akute Zerrungen können infolge rascher Bewegungen wie einem Sprint, Tritt und Richtungswechsel erfolgen, während Überlastungsverletzungen oft auf Bewegungen mit einer wiederholten exzentrischen Aktivität wie Bergablaufen folgen.

Zerrung des Rectus femoris

Bei einer Zerrung des *Rectus femoris* (gerader Schenkelmuskel) reißen die Fasern dieses Muskels (an). Weil sich dieser Muskel dadurch auszeichnet, dass er über zwei Gelenke verläuft (er setzt über der Hüfte am vorderen oberen Darmbeinstachel an und unter dem Knie an der *Tuberositas tibiae* [Schienbeinhöcker]) und dort entsprechende Bewegungen ermöglicht (Hüftflexion und Knieextension), ist der Mechanismus mit der Zerrung des Quadrizepses und der Hüftflexoren vergleichbar – das heißt, dass das Knie gebeugt und die Hüfte gestreckt ist. Typischerweise sind Athleten, die in ihrer Sportart viel sprinten und treten müssen, anfälliger für eine Zerrung dieses Muskels des Quadrizepskomplexes.

Oberschenkelinnenseite

Das mediale, also auf der Innenseite liegende Kompartiment des Oberschenkels besteht aus fünf Muskeln mit ähnlichen Funktionen: Abduktion des Oberschenkels in der Hüfte und Stabilisation im Stand (siehe Abbildung Seite 127). Ein sechster innerer Oberschenkelmuskel, der *Obturatorius externus* (äußerer Hüftlochmuskel), wurde in Kapitel 6 mit den Gesäßmuskeln behandelt.

- ***Pectineus* (Kammmuskel):** Dieser Muskel entspringt an der *Linea pectinata* (Pektinallinie) des Schambeins, lateral zum *Tuberculum pubicum* (Schambeinhügel), und setzt an der *Linea pectinata* des *Femurs* an. Er adduziert den Oberschenkel im Hüftgelenk und trägt zur Flexion, also Beugung, des Oberschenkels bei, die ebenfalls im Hüftgelenk stattfindet.
- ***Adductor longus* (langer Schenkelanzieher):** Der lange Anzieher ist der am weitesten vorn liegende Muskel der Adduktorengruppe, der am Schambein unterhalb der *Crista pubica* entspringt. Er setzt im mittleren Drittel der *Linea aspera*, einer kammartigen Linie, des *Femurs* an und adduziert den Oberschenkel im Hüftgelenk.
- ***Adductor brevis* (kurzer Schenkelanzieher):** Der kurze Anzieher liegt unter dem *Pectineus* (Kammmuskel) und dem *Adductor longus* (langer Schenkelanzieher) und vor dem *Adductor magnus* (großer Schenkelanzieher). Er entspringt am *Ramus inferior ossis pubis* (unterer Schambeinast) und setzt an der *Linea pectinea* und dem proximalen Teil der *Linea aspera* des *Femurs* an. Er hat primär die Aufgabe, den Oberschenkel im Hüftgelenk zu adduzieren, trägt aber auch zur Flexion bei.
- ***Adductor magnus* (großer Schenkelanzieher):** Der große Anzieher ist der größte Muskel der Adduktorengruppe und hat einen vorderen und einen hinteren Anteil. Dieser Muskel entspringt am *Ramus inferior ossis pubis* (unterer Schambeinast) und am *Ramus ossis ischii* (vorderer Anteil) sowie am *Tuber ischiadicum* (hinterer Anteil). Der vordere Anteil setzt an der *Tuberositas glutealis* (auf der Rückseite des *Femurs*), an der *Linea aspera* und an der *Linea supracondylaris medialis* (am unteren Teil des dorsalen Aspekts) des *Femurs* an; der hintere Anteil setzt am *Tuberculum adductorium*, einem kleinen Höcker oberhalb des Kniegelenkfortsatzes, des *Femurs* an. Der *Adductor magnus* ist für die Adduktion und Flexion des Oberschenkels (vorderer Anteil) sowie die Extension des Oberschenkels im Hüftgelenk (hinterer Anteil) verantwortlich.

- ***Gracilis* (schlanker Muskel):** Dieser Muskel ist der oberflächlichste Adduktor und gleichzeitig der medialste, am weitesten innen gelegene Oberschenkelmuskel. Er entspringt am *Ramus inferior ossis pubis* (unterer Schambeinast) und setzt am oberen Teil der medialen *Tibia*-Fläche an; er trifft dort auf zwei andere Muskeln, die der Hüfte beziehungsweise dem Oberschenkel zugeordnet werden (*Semitendinosus* [Halbsehnenmuskel] und *Sartorius* [Schneidermuskel]) und am Schienbein einen fächerartigen Ansatz bilden, den *Pes anserinus*, der wie ein Gänsefuß aussieht, daher sein Name: *pes* = Fuß; *anserinus* = Gans). Der *Gracilis* adduziert den Oberschenkel im Hüftgelenk, und weil er über das Kniegelenk verläuft, trägt er auch zur Flexion, also Beugung, des Beins im Kniegelenk bei. Von allen Adduktoren kann er am wenigsten Kraft erzeugen. Deswegen kann der *Gracilis* operativ entfernt werden, ohne dass eine nennenswerte Funktionsminderung eintritt. Diesen Umstand nutzen Chirurgen, wenn sie einen anderen Muskel reparieren oder Strukturen wie das vordere Kreuzband rekonstruieren müssen.

Wie die ischiokrurale Muskulatur spielt die Muskelgruppe der Adduktoren bei sportlichen Aktivitäten mehrere Rollen. Diese Kombination aus Stabilität und Unterstützung bei Richtungswechseln setzt die Muskeln einem erhöhten Verletzungsrisiko aus.

Zerrung der Adduktoren

Eine Zerrung der Hüftadduktoren (die gemeinhin als Leistenzerrung bezeichnet wird) führt zu Schmerzen, wenn Druck auf den Sehnen der Hüftadduktoren und ihrer Ansatzstelle am Schambein lastet. In der Regel führen diese Verletzungen auch zu Schmerzen bei einer Hüftadduktion gegen Widerstand. Diese Verletzung tritt normalerweise in Sportarten wie Eishockey, Fußball und Football auf, in denen viele Rumpfdrehungen, Sprints, Tritte oder Richtungswechsel vorkommen.

Oberschenkelrückseite

Die drei großen Muskeln im hinteren Kompartiment des Oberschenkels, die gemeinhin als ischiokrurale Muskulatur bezeichnet (siehe Abbildung Seite 131) werden, sind der *Semitendinosus* (Halbsehnenmuskel), *Semimembranosus* (Plattensehnenmuskel) und *Biceps femoris* (zweiköpfiger Schenkelmuskel oder Schenkelbeuger). Die ischiokrurale Muskulatur hat einen gemeinsamen Ursprung am *Tuber ischiadicum* (Sitzbeinhöcker) und verläuft über das Hüft- und Kniegelenk. Deswegen wirkt die ischiokrurale Muskulatur an beiden Gelenken (wenngleich nicht zur selben Zeit).

- ***Semitendinosus* (Halbsehnenmuskel):** Dieser Muskel setzt am oberen Teil der medialen *Tibia*-Fläche an, dem *Pes anserinus* (Gänsefuß). Der Halbsehnenmuskel streckt den Oberschenkel im Hüftgelenk und beugt den Unterschenkel im Kniegelenk. Dieser ischiokrurale Muskel liegt medial zum *Biceps femoris* (zweiköpfiger Schenkelmuskel) und liegt gemeinsam mit ihm über der anderen Muskulatur des dorsalen (hinteren) Kompartiments.

- ***Semimembranosus* (Plattensehnenmuskel):** Dieser ischiokrurale Muskel liegt unter dem *Semitendinosus* (Halbsehnenmuskel) und dem *Biceps femoris* (zweiköpfiger Schenkelmuskel) und liegt wie der *Semitendinosus* in der medialen Hälfte des dorsalen Kompartiments. Er setzt auf der Rückseite des medialen *Tibiakondylus* an und erfüllt dieselbe Aufgabe wie der *Semitendinosus:* die Extension des Oberschenkels im Hüftgelenk und Flexion des Unterschenkels im Kniegelenk.
- ***Biceps femoris* (zweiköpfiger Schenkelmuskel):** Obwohl der *Biceps femoris* dieselben Aufgaben erfüllt wie der *Semitendinosus* (Halbsehnenmuskel) und der *Semimembranosus* (Plattensehnenmuskel), unterscheidet sich dieser ischiokrurale Muskel insofern von den beiden anderen, als er zwei Abschnitte – oder Köpfe – hat und an einem anderen Knochen ansetzt. Der lange Kopf entspringt wie die anderen ischiokruralen Muskeln am *Tuber ischiadicum* (Sitzbeinhöcker), während der kurze Kopf seinen Ursprung am *Femur* (Oberschenkel) hat, und zwar an der lateralen Lippe der *Linea aspera* und *Linea supracondylaris lateralis*. Beide Köpfe kommen zusammen und setzen lateral am Wadenbeinköpfchen an und nicht an der *Tibia* wie die beiden anderen

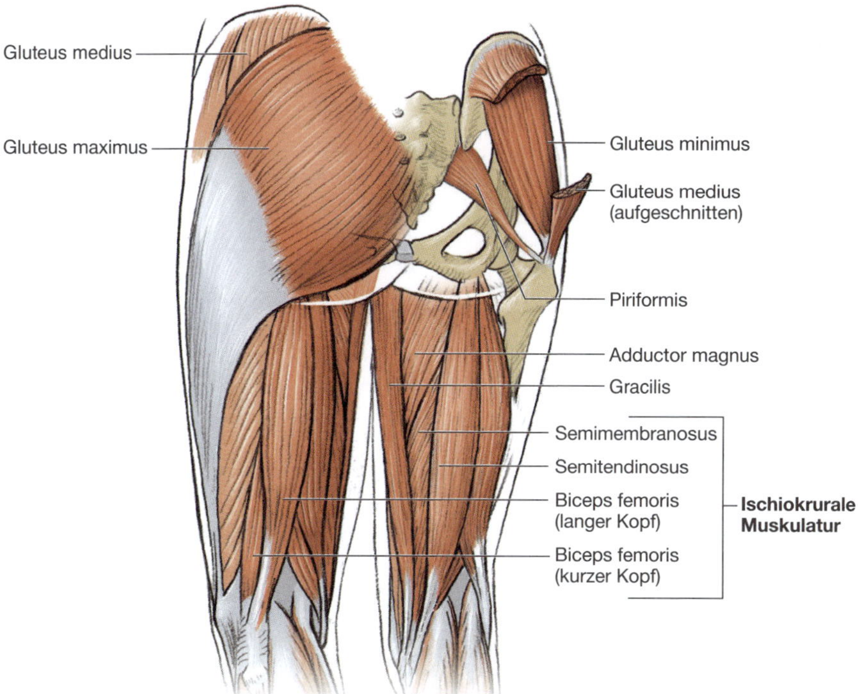

Muskeln der Oberschenkelrückseite

ischiokruralen Muskeln. Gemeinsam mit dem *Semitendinosus* liegt der lange Kopf des *Biceps femoris* über den anderen Muskeln des dorsalen Kompartiments, und der kurze Kopf des *Biceps femoris* liegt unter dem langen Kopf des *Biceps femoris* und dem *Semitendinosus*; beide Köpfe liegen lateral zum *Semitendinosus*.

Die Anatomie und Funktion der ischiokruralen Muskeln macht sie verletzungsanfällig. Sie verlaufen sowohl über das Hüft- als auch über das Kniegelenk und bewegen beide. Dies kann zu Problemen der aktiven oder passiven Insuffizienz führen – das heißt, dass die Muskeln zu kurz oder zu lang werden können, um Kraft zu erzeugen. Abgesehen davon erfüllt die ischiokrurale Muskulatur mehrere Rollen, vor allem beim Laufen mit hoher Geschwindigkeit. Die ischiokrurale Muskulatur muss die Vorwärtsbewegung der Beine durch eine exzentrische Muskelkontraktion verlangsamen und umgehend konzentrische Kraft erzeugen, um sie rasch zu bewegen. Diese Kombination aus einzigartigem Aufbau und dualer Funktion schafft Herausforderungen, die Verletzungen verursachen können, wenn die Muskulatur nicht richtig trainiert wird.

Zerrung der ischiokruralen Muskulatur

Muskelzerrungen der Oberschenkelrückseite zählen zu den häufigsten kontaktlosen Verletzungen in Sportarten wie Football, Fußball, Rugby und Sprinten (Brooks et al. 2006; Drezner et al. 2005; Ekstrand et al. 2010; Feely et al. 2008). Wie bei anderen Muskelzerrungen unterscheidet man auch hier je nach Ausmaß des Risses zwischen drei Schweregraden. Von den drei ischiokruralen Muskeln wird der *Biceps femoris* (zweiköpfiger Schenkelmuskel) am häufigsten verletzt, wobei der muskulotendinöse Übergang und die angrenzenden Muskelfasern die Stellen sind, die am häufigsten verletzt werden. Die Ursachen für Zerrungen in diesem Bereich sind komplex, und es können – wie bei vielen Verletzungen – zahlreiche Faktoren verantwortlich sein. In den zuvor erwähnten Sportarten machen Verletzungen der ischiokruralen Muskulatur 10 bis 26 Prozent aller Verletzungen aus (Drezner et al. 2005); darüber hinaus liegt die Rate der Neuverletzungen sogar höher – bis zu 32 Prozent (Heiser et al. 1984). Es gibt viele Risikofaktoren für Verletzungen der ischiokruralen Muskulatur, aber zu den wichtigsten zählen Alter, Vorverletzungen der ischiokruralen Muskulatur und eine früher erlittene Kreuzbandverletzung oder Wadenzerrung (Green et al. 2020). Eine schwache ischiokrurale Muskulatur ist verletzungsanfälliger (Freckleton et al. 2004; Goosens et al. 2015; Schuerman et al. 2016). Es mag verwunderlich scheinen, dass es zum gegenwärtigen Zeitpunkt wenig bis gar keine Forschung gibt, die untersucht, ob eine eingeschränkte Beweglichkeit der ischiokruralen Muskulatur ein Risikofaktor für eine Zerrung dieser Muskelgruppe ist (Green et al. 2020).

Um das Verletzungsrisiko der ischiokruralen Muskulatur zu verringern, hat man sich früher auf mehrere Bereiche konzentriert, unter anderem auf Kraft, Beweglichkeit und Ausdauer. In den letzten Jahren lag der Fokus hauptsächlich auf exzentrischen Übungen (van Dyk et al. 2019), der Kräftigung in verlängerten Positionen (Marušič 2020), der Kräftigung von hüft- und kniebetonten Bewegungen (Bourne et al. 2017) und Sprinten (Higashihara et al. 2018; Mendiguchia et al. 2020). Wir empfehlen eine Kombination dieser Ansätze, um das Risiko von Verletzungen der ischiokruralen Muskulatur effizient zu mindern, und geben in diesem Kapitel ein Beispiel für jeden Fokus.

Sprinten als Verletzungsprävention

Sprinten wurde in letzter Zeit unter dem Aspekt einer Trainingsmethode untersucht, mit der sich das Verletzungsrisiko verringern lässt (Pince et al. 2021). Sprinten ist ein wichtiger Bestandteil vieler Sportarten und auf eine signifikante Beteiligung der ischiokruralen Muskulatur angewiesen, um maximal effektiv zu sein. Das bedeutet, dass eine höhere horizontale Bodenreaktionskraft zu einer höheren Sprintgeschwindigkeit führt. Die ischiokrurale Muskulatur – vor allem der *Biceps femoris* (zweiköpfiger Schenkelmuskel) – trägt wesentlich zu dieser höheren horizontalen Bodenreaktionskraft bei. Sprinten setzt auch voraus, dass die ischiokruralen Muskeln in der Schwungphase und kurz vor dem Bodenkontakt sehr aktiv sind, um die Beine abzubremsen. Diese Kombination aus konzentrischen (Antrieb der Masse) und exzentrischen (Abbremsen der Beine) Kräften ist einzigartig und kann beeinträchtigt sein, sofern sie nicht entsprechend trainiert wird. In diesem Zusammenhang hat man die Faszikellänge des *Biceps femoris* untersucht. Die Faszikellänge ist im Prinzip die Länge einer Gruppe von Muskelfasern. Diese ist wichtig, weil eine größere Faszikellänge mit einer verbesserten Sprintleistung und einem geringeren Verletzungsrisiko in Verbindung gebracht worden ist (Kumagai et al. 2000). Sowohl der Nordic Hamstring Curl (der in diesem Kapitel vorgestellt wird) als auch das Sprinten erhöht die Faszikellänge des *Biceps femoris*, allerdings ist das Sprinten hierzu etwas besser geeignet. Die Veränderung der Faszikellänge und ihre Bedeutung für die Verletzungsprävention ist wahrscheinlich auf eine verbesserte Kraftkurve der ischiokruralen Muskulatur zurückzuführen, die durch eine Zunahme der in Serie geschalteten Sarkomere (Proske und Morgan 2001) und eine Zunahme der Sehnensteifigkeit (Butterfield und Herzog 2005) bedingt ist. Daher ist es ziemlich wichtig, Sprinten in ein Verletzungspräventionsprogramm zu integrieren (Morin 2015).

Back Squat

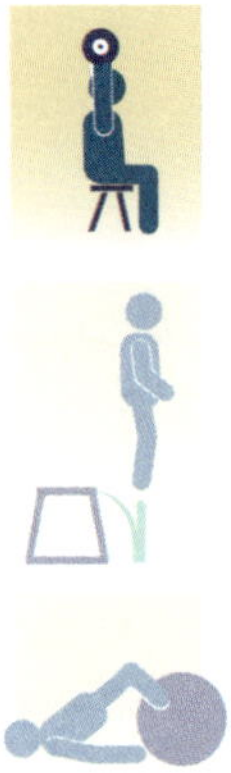

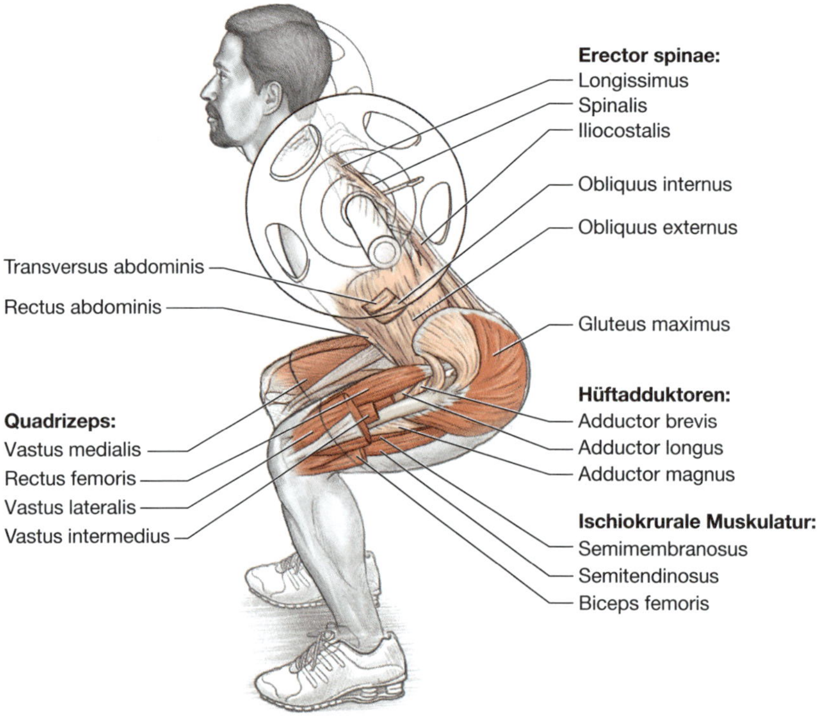

Ausführung

1. Stellen Sie sich unter das Rack und fassen Sie die Hantelstange mit einem beidhändigen geschlossenen Obergriff.
2. Heben Sie das Brustbein nach vorn oben. Heben Sie die Ellenbogen, damit die Hantel quer über dem Rücken wie auf einer Ablage ruht.
3. Strecken Sie die Hüften und Knie, um die Hantel vom Rack zu heben, und treten Sie ein oder zwei Schritte zurück. Halten Sie die Ellenbogen oben, damit die Stange nicht von den Schultern rutscht.
4. Nehmen Sie einen hüft- bis schulterbreiten Stand ein und drehen Sie die Zehen leicht nach außen.
5. Beugen Sie die Hüften und Knie langsam, ohne den Winkel zwischen Rumpf und Boden zu verändern. Halten Sie den Rücken flach und achten Sie darauf, dass die Ellenbogen angehoben bleiben, und die Brust aufrecht nach vorn gerichtet ist. Die Fersen bleiben am Boden, und die Knie sind über den mittleren Zehen ausgerichtet.

6. Beugen Sie die Hüften und Knie immer weiter, bis die Oberschenkel parallel zum Boden stehen.
7. Strecken Sie die Hüften und Knie, ohne den Winkel zwischen Rumpf und Boden zu verändern. Halten Sie den Rücken flach und achten Sie darauf, dass die Ellenbogen angehoben bleiben, und die Brust aufrecht nach vorn gerichtet ist. Die Fersen bleiben am Boden, und die Knie sind über den mittleren Zehen ausgerichtet.
8. Strecken Sie die Hüften und Knie, bis Sie wieder in der Startposition sind.
9. Wenn der Satz abgeschlossen ist, machen Sie ein Schritt nach vorn, um die Hantel im Rack abzulegen.

Beteiligte Muskeln

Primär: *Gluteus maximus* (großer Gesäßmuskel), ischiokrurale Muskulatur: *Semitendinosus* (Halbsehnenmuskel), *Semimembranosus* (Plattensehnenmuskel), *Biceps femoris* (zweiköpfiger Schenkelmuskel); Quadrizeps: *Rectus femoris* (gerader Schenkelmuskel), *Vastus lateralis* (äußerer Schenkelmuskel), *Vastus medialis* (innerer Schenkelmuskel), *Vastus intermedius* (mittlerer Schenkelmuskel)

Sekundär: Hüftabduktoren: *Gluteus medius* (mittlerer Gesäßmuskel), *Gluteus minimus* (kleiner Gesäßmuskel), *Piriformis* (birnenförmiger Muskel); Hüftadduktoren: *Adductor longus* (langer Schenkelanzieher), *Adductor magnus* (großer Schenkelanzieher), *Adductor brevis* (kurzer Schenkelanzieher); *Erector spinae* (Rückenstrecker): *Iliocostalis* (Darmbein-Rippen-Muskel), *Longissimus* (langer Rückenmuskel), *Spinalis* (Dornmuskel); *Rectus abdominis* (gerader Bauchmuskel), *Obliquus externus* und *internus abdominis* (äußere und innere schräge Bauchmuskeln), *Transversus abdominis* (querer Bauchmuskel)

Präventiver Fokus

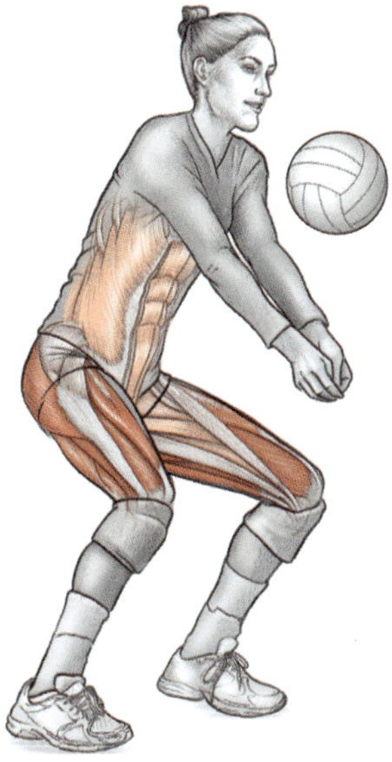

Der Back Squat beansprucht alle Oberschenkelmuskeln; damit er korrekt ausgeführt werden kann, müssen Unterkörper und Rumpf korrekt ausgerichtet sein. Eine inkorrekte Ausrichtung wurde bereits mit vielen Verletzungen in Verbindung gebracht, unter anderem mit Knieverletzungen (siehe Kapitel 8).

Weil der Back Squat den Einsatz so vieler Muskeln erfordert und zu einem effektiven Abbremsen, Springen und Ausrichten der Beine beitragen kann, eignet sich seine Anwendung für nahezu alle Sportarten, in denen die Beine belastet werden. Volleyball ist ein hervorragendes Beispiel für einen Sport, bei dem man besonders vom Back-Squat-Training profitiert, weil man in jeder Spielposition während des Spiels in die Knie gehen muss:

- Bei der Landung nach einem Sprung sollten Blocker in die Knie gehen, wenn auch nur leicht.
- Bei der Landung nach einem Schlag absorbieren Außenangreifer den Aufprall der Landung, indem sie die Knie beugen und ihren gesamten Körper leicht absenken.
- Verteidiger sind oft in einer halben oder Dreiviertelkniebeuge, wenn sie sich darauf vorbereiten, den Ball vom gegnerischen Team anzunehmen.
- Steller gehen in die Knie und springen während des Pritschens hoch.

Variation

Slant Board Squat

Diese Übung erhöht die Muskelaktivität des Quadrizepses und anderer Strukturen mehr als der herkömmliche Back Squat (Kongsgaard et al. 2006). Die höhere exzentrische Belastung steigert die Kraft dieser Muskeln, vor allem bei Abbremsbewegungen. Stellen Sie sich ans untere Ende eines Schrägbretts, sodass die Fersen oben stehen und die Zehen nach unten zeigen, und führen Sie einen herkömmlichen Back Squat aus. Diese Übung wird am Anfang normalerweise ohne Gewicht ausgeführt, das aber mit der Zeit ergänzt werden kann. Am untersten Punkt des Squats sollten die Knie über die Zehen hinausragen. Sie können sich bei Bedarf mit dem Rücken und den Fersen direkt an eine Wand stellen, weil Sie so gezwungen sind, die korrekte Haltung einzunehmen.

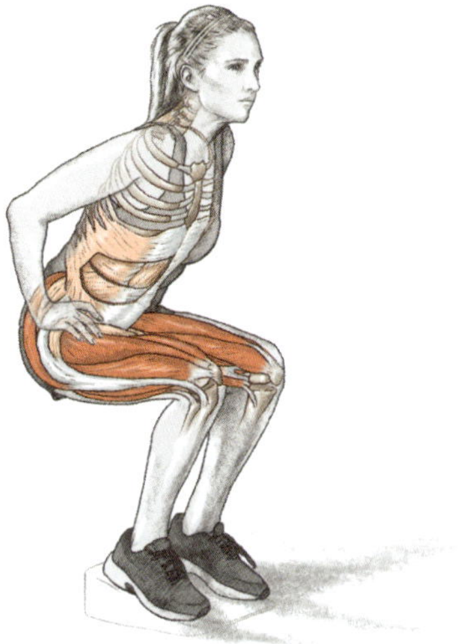

Einbeiniger Squat

Die einbeinige Kniebeuge ist im Grunde dieselbe Übung wie der Back Squat, wird aber auf einem Bein stehend ausgeführt statt auf beiden. Es gibt zahlreiche Varianten des einbeinigen Squats (zum Beispiel den Pistol Squat, den Bulgarian Split Squat und den Skater Squat). Mehr Informationen über den einbeinigen Squat folgen in Kapitel 8.

Einbeiniger Push-off

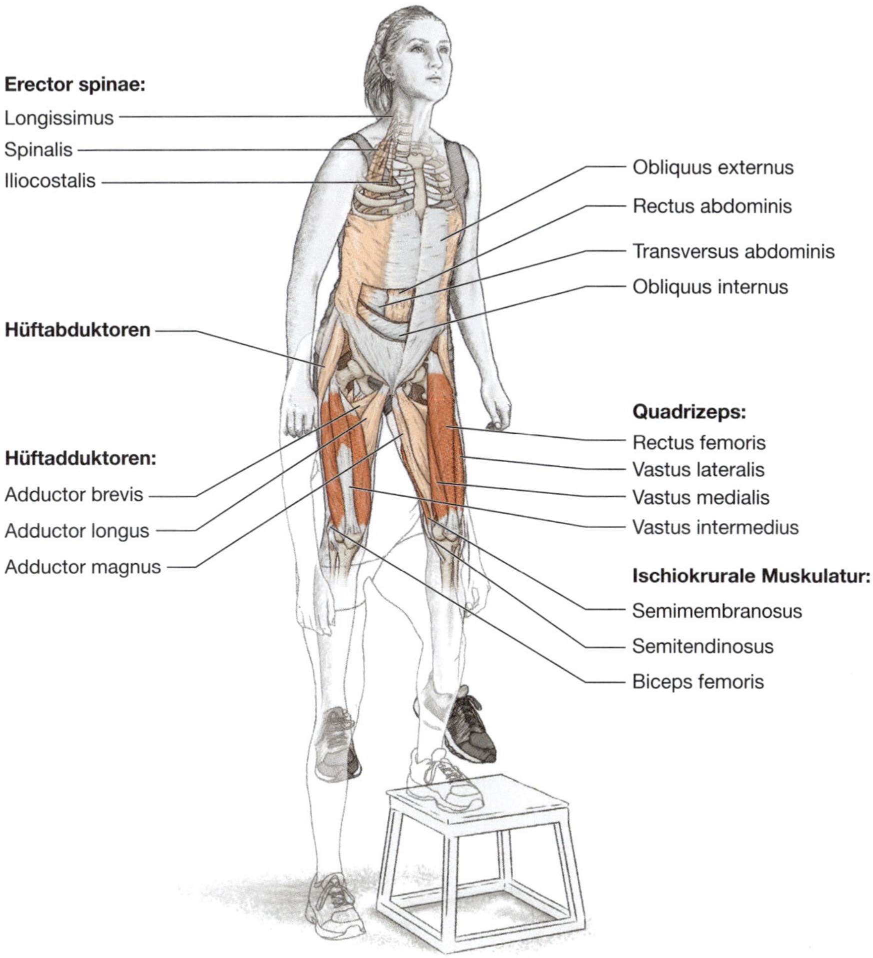

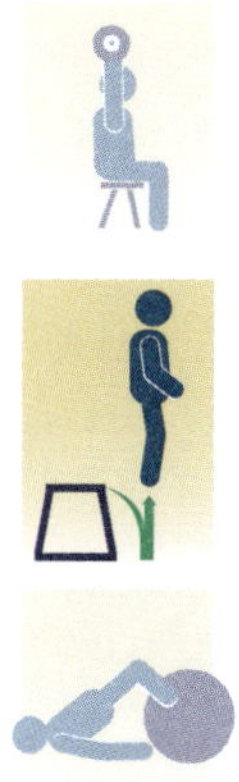

Ausführung

1. Stellen Sie sich so neben eine plyometrische Box, dass ein Fuß auf dem Boden und ein Fuß auf der Box steht.
2. Nutzen Sie den Fuß auf der Box, um sich abzustoßen und in die Luft zu springen, und konzentrieren Sie sich auf eine korrekte Knieausrichtung.
3. Landen Sie mit demselben Fuß auf der Box und lassen Sie den anderen Fuß auf dem Boden aufsetzen; der Fuß auf der Box sollte etwas früher landen als der Fuß auf dem Boden.
4. Starten Sie umgehend mit dem nächsten Sprung.

Hinweis: Die Übung wird mit zunehmender Boxhöhe intensiver. Beginnen Sie mit einer Höhe von 15 Zentimetern; je nach Körpergröße (größere Athleten benötigen eine höhere Box) können Kästen mit einer Höhe von bis zu 45 Zentimetern zum Einsatz kommen.

Beteiligte Muskeln

Primär: *Gluteus maximus* (großer Gesäßmuskel), ischiokrurale Muskulatur: *Semitendinosus* (Halbsehnenmuskel), *Semimembranosus* (Plattensehnenmuskel), *Biceps femoris* (zweiköpfiger Schenkelmuskel); Quadrizeps: *Rectus femoris* (gerader Schenkelmuskel), *Vastus lateralis* (äußerer Schenkelmuskel), *Vastus medialis* (innerer Schenkelmuskel), *Vastus intermedius* (mittlerer Schenkelmuskel)
Sekundär: Hüftabduktoren: *Gluteus medius* (mittlerer Gesäßmuskel), *Gluteus minimus* (kleiner Gesäßmuskel), *Piriformis* (birnenförmiger Muskel); Hüftadduktoren: *Adductor longus* (langer Schenkelanzieher), *Adductor magnus* (großer Schenkelanzieher), *Adductor brevis* (kurzer Schenkelanzieher); *Erector spinae* (Rückenstrecker): *Iliocostalis* (Darmbein-Rippen-Muskel), *Longissimus* (langer Rückenmuskel), *Spinalis* (Dornmuskel); *Rectus abdominis* (gerader Bauchmuskel), *Obliquus externus* und *internus abdominis* (äußere und innere schräge Bauchmuskeln), *Transversus abdominis* (querer Bauchmuskel)

Präventiver Fokus

Diese Übung trägt dazu bei, die korrekte Ausrichtung der Beine bei einbeinigen Sprüngen und Landungen zu verbessern. Weil man in einer Position beginnt, in der Knie und Hüfte gebeugt sind, sind die beteiligten Muskeln stärker gedehnt als bei einem Sprung vom Boden. Dies erfordert eine höhere Muskelaktivität als herkömmliche plyometrische Übungen, weil die Amortisierungsphase länger ist als bei anderen Sprüngen, die kontinuierlich ausgeführt werden oder mit Gegenbewegung erfolgen. Die Kontinuität hilft außerdem, Bewegungen zu simulieren, die bei sportlichen Aktivitäten üblicherweise vorkommen. Diese Übung eignet sich für alle Sportarten, bei denen man auf einem Bein springen und landen muss, beispielsweise beim Eiskunstlauf. Obwohl die Oberfläche anders beschaffen ist, setzen alle Sprünge im Eiskunstlauf eine ähnliche Hüft- und Knieposition voraus wie beim einbeinigen Push-off, sodass sich diese Übung unter dem Gesichtspunkt der Kraft und Körperausrichtung gut zur Vorbereitung eignet.

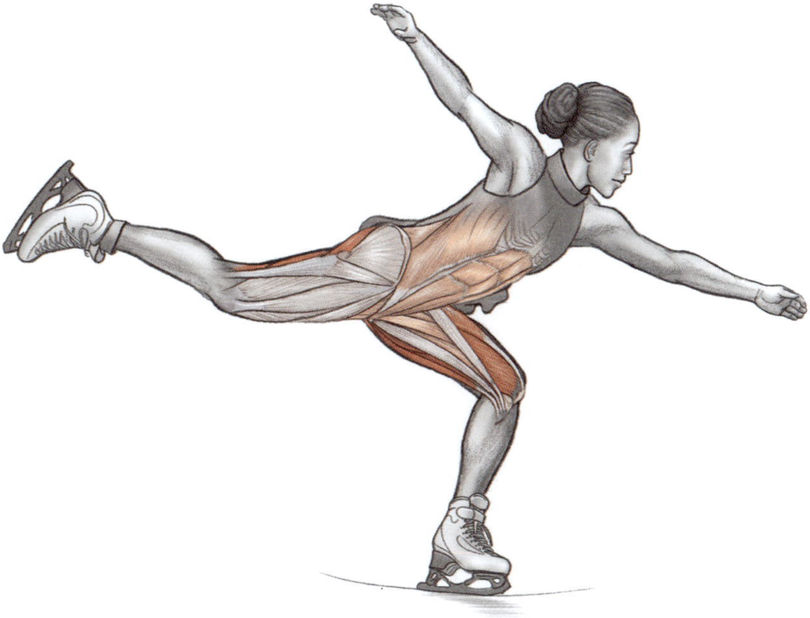

Variation

Frontaler einbeiniger Push-off

Man kann nicht nur die Boxhöhe verändern, sondern auch den Fokus der Übung, indem man sich nicht neben, sondern frontal mit dem Gesicht zum Kasten aufstellt. Obwohl der Quadrizeps aktiv bleibt, beansprucht diese Übungsvariante die ischiokrurale Muskulatur wie auch die Gesäßmuskeln stärker als der herkömmliche einbeinige Push-off, sodass sie im Rahmen eines Programms zur Prävention von Verletzungen der ischiokruralen Muskulatur nützlich ist.

Beckenheben mit angehobenen Beinen

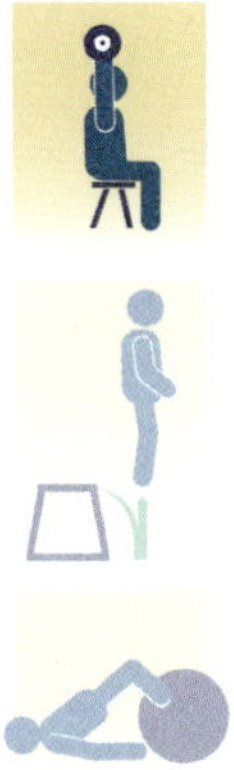

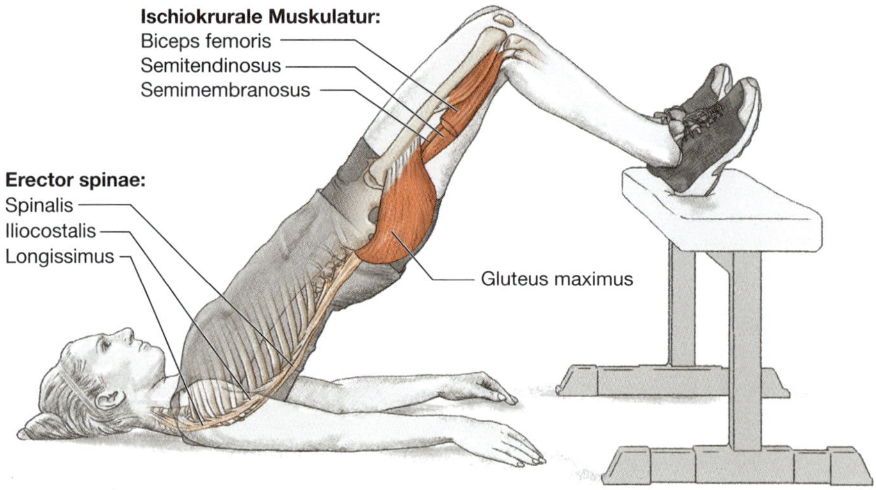

Ausführung

1. Legen Sie sich mittig und lotrecht zu einer Bank mit dem Rücken auf den Boden. Die Knie sind gerade, die Beine parallel und die Füße unmittelbar vor der Bank.
2. Beugen Sie Ihre Knie im 90-Grad-Winkel, ohne die Hüften vom Boden zu heben, und stellen Sie Ihre Fersen auf der Sitzfläche der Bank ab.
3. Bewegen Sie den Oberkörper nicht, während Sie Ihre Hüften strecken, bis Knie, Hüften und Schultern eine gerade Linie bilden.
4. Bringen Sie Ihre Hüften zum Boden und kehren Sie in die Startposition zurück.

Beteiligte Muskeln

Primär: Ischiokrurale Muskulatur: *Semitendinosus* (Halbsehnenmuskel), *Semimembranosus* (Plattensehnenmuskel), *Biceps femoris* (zweiköpfiger Schenkelmuskel); *Gluteus maximus* (großer Gesäßmuskel)
Sekundär: *Erector spinae* (Rückenstrecker): *Iliocostalis* (Darmbein-Rippen-Muskel), *Longissimus* (langer Rückenmuskel), *Spinalis* (Dornmuskel)

Präventiver Fokus

Weil die ischiokrurale Muskulatur sowohl an der Hüfte als auch am Knie Bewegungen verursacht, richten viele Übungen ihren Fokus auf ein spezifisches Gelenk, während andere eine Nebenrolle spielen. Das Beckenheben mit angehobenen Beinen konzentriert sich auf die Funktion der ischiokruralen Muskeln im Hüftgelenk – insbesondere die Extension des Oberschenkels. Diese Übung verbessert die Funktion der ischiokruralen Muskulatur und des *Gluteus maximus* im Hüftgelenk, während sie auch die ischiokruralen Muskeln an ihrem Ursprung am *Tuber ischiadicum* (Sitzbeinhöcker) kräftigt.

Viele Athleten können von einer solchen Kräftigung der Oberschenkelrückseite profitieren. Sprinter zum Beispiel benötigen starke ischiokrurale Muskeln, um ihr Lauftempo zu erhöhen. Sprinter profitieren von allen Übungen in diesem Abschnitt, aber das Beckenheben mit angehobenen Beinen ist besonders vorteilhaft, weil es auch den *Gluteus maximus* trainiert. Obwohl die Forschung noch einen Nachweis für die gängige Annahme erbringen muss, dass eine Zerrung der ischiokruralen Muskulatur auf einen inkorrekt arbeitenden *Gluteus maximus* zurückzuführen ist, ist die Ausführung einer Übung vorteilhaft, die sowohl die ischiokruralen Muskeln als auch den großen Gesäßmuskel beansprucht, um die Funktion beider Muskeln in Sprintaktivitäten zu verbessern.

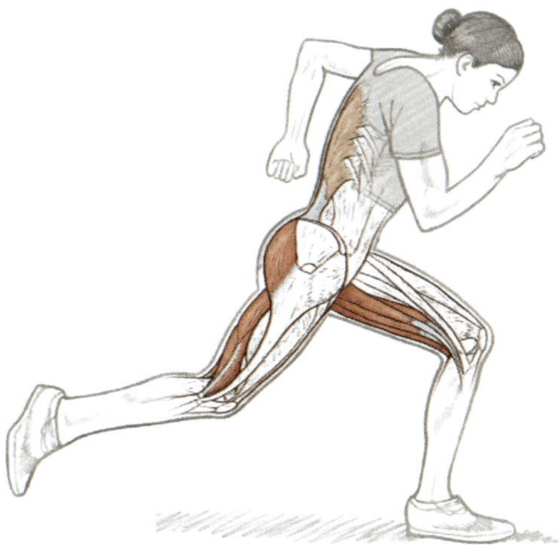

Variation

Plyometrisches Beckenheben mit angehobenen Beinen

Nehmen Sie dieselbe Startposition ein wie für das Beckenheben mit angehobenen Beinen und strecken Sie die Hüften mit einer explosiven Aufwärtsbewegung. Dabei sollten sich die Füße von der Bank heben. Landen Sie mit den Füßen auf der Bank und senken Sie die Hüften. Schließen Sie umgehend die nächste Wiederholung an.

Nordic Hamstring Curl

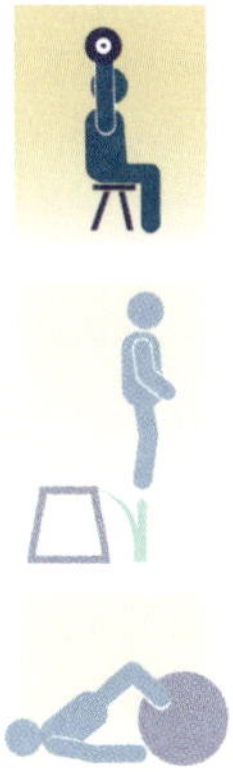

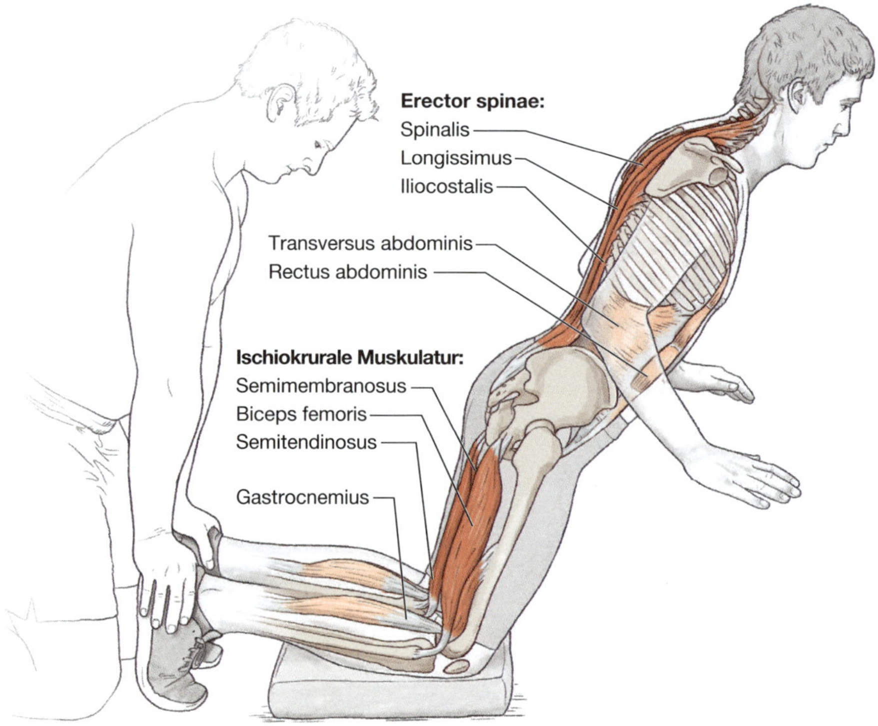

Ausführung

1. Knien Sie sich auf eine weiche Unterlage, zum Beispiel ein Schaumstoffkissen, und halten Sie Ihre Knie im 90-Grad-Winkel gebeugt; Knie, Hüften und Schultern bilden somit eine gerade senkrechte Linie.
2. Bitten Sie einen Trainingspartner darum, Ihre Füße und Fußgelenke zu fassen und sie Richtung Boden zu drücken.
3. Behalten Sie die gerade Ausrichtung von Knien, Hüften und Schultern bei, strecken Sie Ihre Knie und senken Sie Ihren Rumpf Richtung Boden.
   Hinweis: Wenn Sie die Abwärtsbewegung Ihres Rumpfes nicht kontrollieren können, sollten Sie sich fallen lassen und den Sturz mit den Händen auffangen.
4. Sobald Ihr Rumpf am Boden ist, heben Sie sich in die Startposition zurück; die Knie, Hüften und Schultern bilden immer noch eine gerade Linie.
   Hinweis: Wenn Sie nicht in der Lage sind, eigenständig in die Startposition zurückzukehren, können Sie Ihre Arme benutzen, um sich abzustoßen und aufzurichten.

Beteiligte Muskeln

Primär: *Erector spinae* (Rückenstrecker): *Iliocostalis* (Darmbein-Rippen-Muskel), *Longissimus* (langer Rückenmuskel), *Spinalis* (Dornmuskel); ischiokrurale Muskulatur: *Semitendinosus* (Halbsehnenmuskel), *Semimembranosus* (Plattensehnenmuskel), *Biceps femoris* (zweiköpfiger Schenkelmuskel)
Sekundär: *Gastrocnemius* (zweiköpfiger Wadenmuskel), *Transversus abdominis* (querer Bauchmuskel), *Rectus abdominis* (gerader Bauchmuskel)

Präventiver Fokus

Beim Nordic Hamstring Curl findet eine starke exzentrische Kontraktion der ischiokruralen Muskulatur in der Abwärtsphase der Bewegung statt, die die Muskeln kräftigt und das Risiko einer Zerrung verringert. Wenn Sie diese Übung trainieren, sinkt die Rate der Verletzungen, die die ischiokrurale Muskulatur betreffen, um bis zu 70 Prozent (Al Attar et al. 2017; van der Horst et al. 2014; van Dyk et al. 2019); diese überdeutliche Wirkung ist bemerkenswert. Selten verringert die Ausführung einer einzigen Übung das Verletzungsrisiko so drastisch.

Wie bei anderen Übungen, die ihren Fokus auf die ischiokrurale Muskulatur richten und in diesem Kapitel vorgestellt werden, bietet sich diese Übung für alle Athleten an, die im Training oder Spiel regelmäßig sprinten müssen. Baseball ist ein Beispiel, das auf den ersten Blick nicht naheliegend erscheint, aber seit 2011 ist die Verletzungsrate der hinteren Oberschenkelmuskulatur bei Baseballspielern kontinuierlich gestiegen (Okoroha et al. 2019). Am häufigsten passiert dies beim Base-Running, vor allem zur ersten Base. Wenn Baseballspieler den Nordic Hamstring Curl das gesamte Jahr hindurch in ihr Training integrieren, sollte die Verletzungsrate der hinteren Oberschenkelmuskulatur bei diesen Sportlern abnehmen.

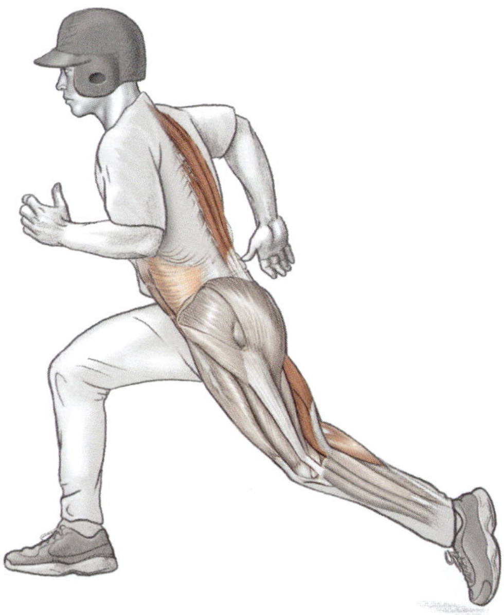

Variationen

Harop Curl

Beim Harop Curl wird dieselbe Bewegung ausgeführt wie beim Nordic Hamstring Curl, allerdings findet das Senken und Heben nicht in den Knien statt. Nehmen Sie dieselbe Startposition ein wie beim Nordic Hamstring Curl und senken Sie Ihren Rumpf Richtung Boden, indem Sie die Hüften beugen. Kehren Sie in die Startposition zurück, in dem Sie Ihre Hüften strecken. Bei dieser Variation leisten die ischiokruralen Muskeln zwar immer noch den Großteil der Arbeit, der *Gluteus maximus* (großer Gesäßmuskel) ist aber auch an der Bewegung beteiligt.

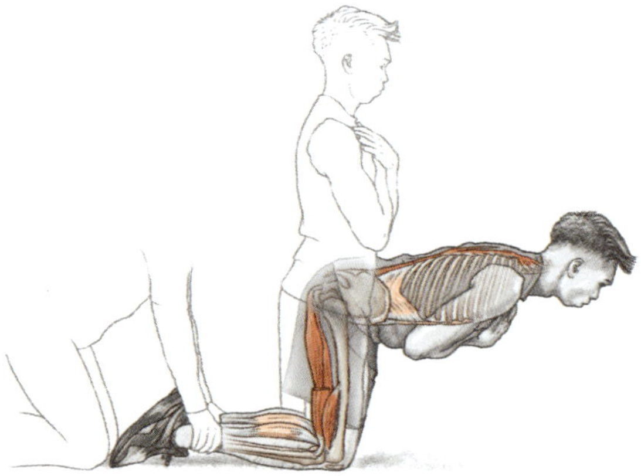

Razor Curl

Wie der Harop Curl besteht auch der Razor Curl aus Bewegungen, die dem Nordic Hamstring Curl ähneln. Beginnen Sie mit den Knien am Boden und halten Sie die Hüften und Knie gestreckt (wie in der unteren Endposition des Nordic Hamstring Curl). Beugen Sie die Hüften und senken Sie den Rumpf, bis er parallel zum Boden steht, und halten Sie die Hüftflexion von 90 Grad, während sich Ihre Knie weiterbeugen (Oliver und Dougherty 2009). Kehren Sie anschließend in die Startposition zurück.

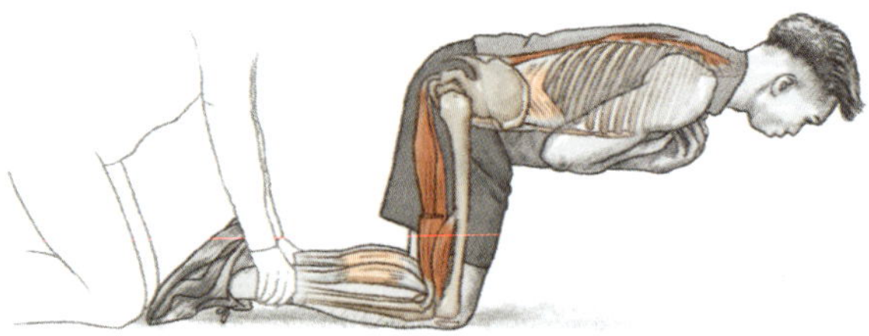

Romanian Deadlift

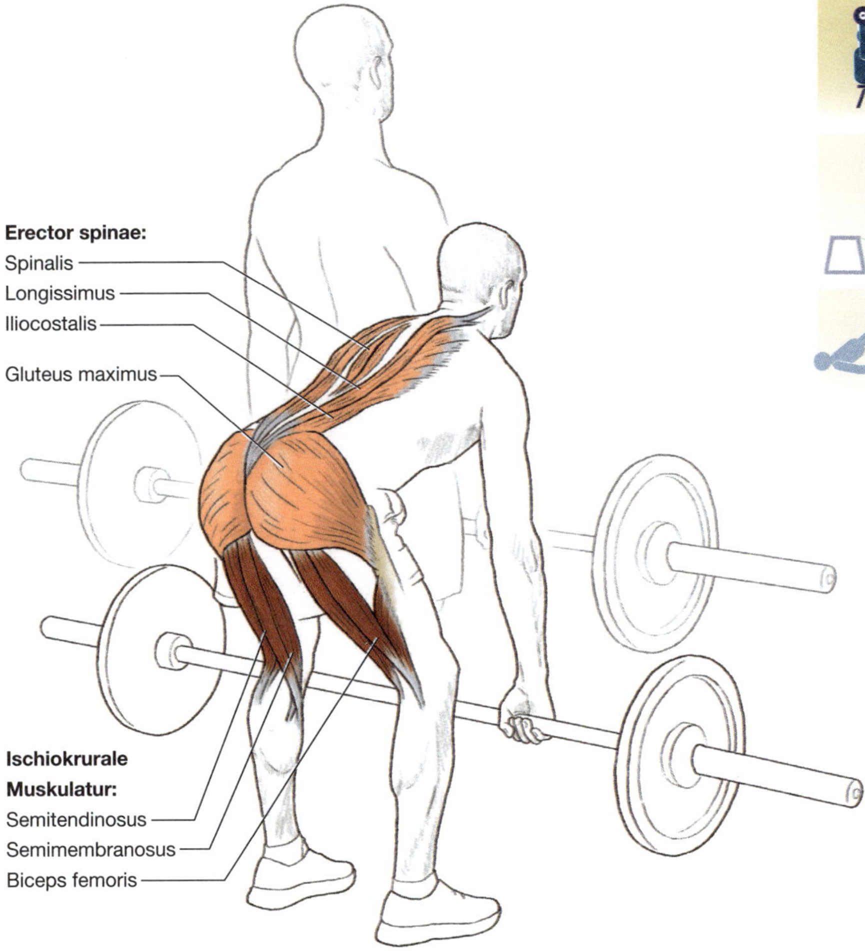

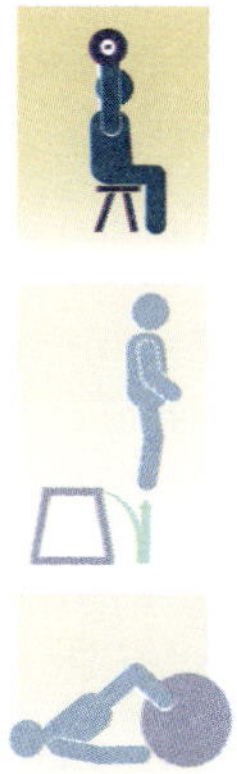

Ausführung

1. Fassen Sie die Hantelstange mit einem geschlossenen Obergriff.
2. Heben Sie die Hantel vom Boden und beugen Sie die Knie leicht (ungefähr 30 Grad); behalten Sie diese Position während des gesamten Bewegungsablaufs bei.
   Hinweis: Alle Wiederholungen beginnen in dieser Position.
3. Beugen Sie Ihre Hüften und schieben Sie sie nach hinten, damit sich der Rumpf nach vorn bewegt; die Hantelstange bleibt dabei ständig in Kontakt mit den Oberschenkeln.

4. Behalten Sie die leicht gebeugte Knieposition bei und halten Sie Ihren Rumpf stabil mit einer neutralen Wirbelsäule. Senken Sie sich ab, bis Sie eine Dehnung auf der Oberschenkelrückseite spüren (ischiokrurale Muskulatur).
5. Strecken Sie Ihre Hüften und heben Sie Ihren Rumpf in die Startposition.
   Hinweis: Halten Sie die Knie durchgehend gebeugt und die Wirbelsäule in einer neutralen Position.

Beteiligte Muskeln

Primär: Ischiokrurale Muskulatur: *Semitendinosus* (Halbsehnenmuskel), *Semimembranosus* (Plattensehnenmuskel), *Biceps femoris* (zweiköpfiger Schenkelmuskel)
Sekundär: *Gluteus maximus* (großer Gesäßmuskel), *Erector spinae* (Rückenstrecker)

Präventiver Fokus

Wie beim Nordic Hamstring Curl findet auch beim Romanian Deadlift (RDL) in der Abwärtsphase eine signifikante exzentrische Muskelaktion statt. Der Romanian Deadlift ahmt jedoch die Beinbewegung beim Sprinten stärker nach; diese Spezifität hilft, die ischiokrurale Muskulatur auf sportspezifische Weise zu kräftigen. Weil die Dehnung durch die Vorwärtsbewegung der Hüften verursacht wird, trägt der Romanian Deadlift dazu bei, die ischiokrurale Muskulatur in einer verlängerten Position zu kräftigen.

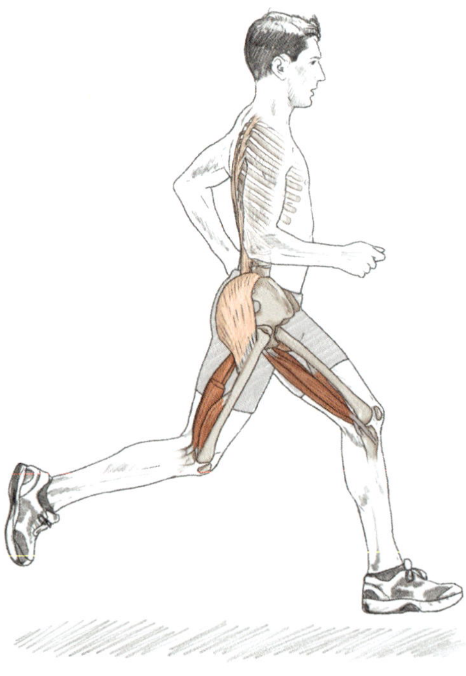

Obwohl Sprinten eine typische Ursache für Verletzungen der ischiokruralen Muskulatur ist, hat sich gezeigt, dass es auch bei längerem Laufen (in einem Fußballspiel, Distanzläufe) zu Zerrungen der ischiokruralen Muskulatur kommen kann (Jones et al. 2015). Obwohl eine Zerrung der ischiokruralen Muskulatur durch eine Dehnung ausgelöst werden kann, beispielsweise beim Übergang von der späten Schwung- in die frühe Standphase, ist anzunehmen, dass das Aufsetzen des Fußes auf dem Boden und die anschließende Hüftextension ebenfalls eine Ursache ist. Weil Ausdauersportler diese Aktion in jeder Trainingseinheit über 20 000 Mal machen, steigt bei ihnen die Verletzungswahrscheinlichkeit. Indem man eine Übung wie den Romanian Deadlift in sein Training aufnimmt – der sowohl die gedehnte Position der ischiokruralen Muskulatur als auch die Position der frühen Standphase nachahmt –, nimmt das Risiko von Verletzungen ab, die oft bei Langstreckenläufen eintreten.

Variation

Einbeiniger Romanian Deadlift

Der einbeinige Romanian Deadlift ähnelt dem Romanian Deadlift, wird aber auf einem Bein stehend ausgeführt. Diese Haltung hilft dem Athleten, seine Balance zu verbessern; gleichzeitig wird die Bewegung sportspezifischer, weil die meisten Sportbewegungen mit einem Bein auf dem Boden stehend ausgeführt werden.

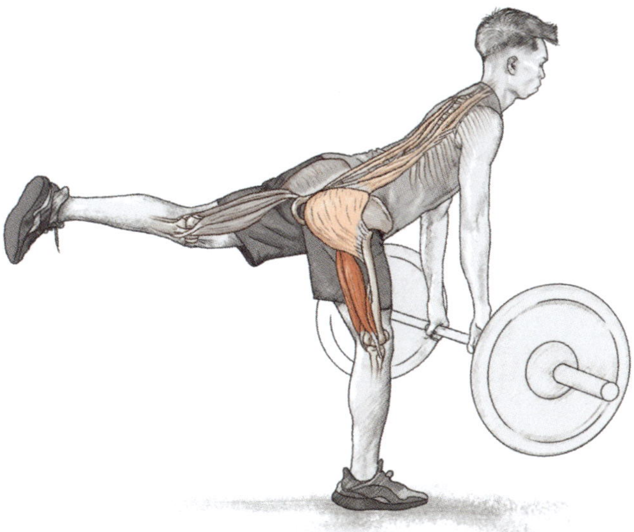

Pike Jump

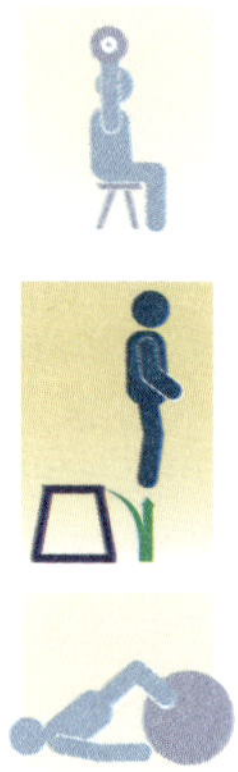

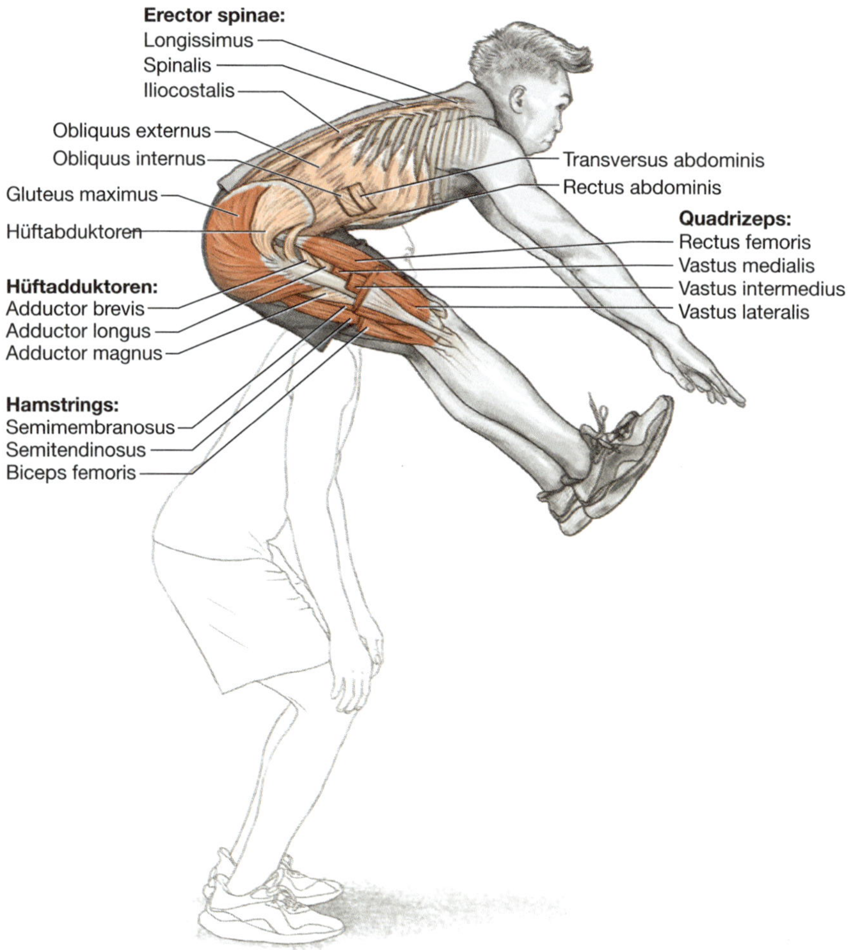

Ausführung

1. Nehmen Sie einen schulter- bis hüftbreiten Stand ein.
2. Achten Sie auf eine korrekte Knieausrichtung, gehen Sie leicht in die Knie und springen Sie in die Luft.
3. Halten Sie die Beine gerade und zusammen und heben Sie sie vor den Körper (Beine und Rumpf bilden ein »Kleiner als«-Zeichen), bis Sie Ihre Zehen mit den Händen berühren.
4. Landen Sie auf dem Boden und schließen Sie umgehend den nächsten Sprung an.

Beteiligte Muskeln

Primär: *Gluteus maximus* (großer Gesäßmuskel), ischiokrurale Muskulatur: *Semitendinosus* (Halbsehnenmuskel), *Semimembranosus* (Plattensehnenmuskel), *Biceps femoris* (zweiköpfiger Schenkelmuskel); Quadrizeps: *Rectus femoris* (gerader Schenkelmuskel), *Vastus lateralis* (äußerer Schenkelmuskel), *Vastus medialis* (innerer Schenkelmuskel), *Vastus intermedius* (mittlerer Schenkelmuskel)

Sekundär: Hüftabduktoren: *Gluteus medius* (mittlerer Gesäßmuskel), *Gluteus minimus* (kleiner Gesäßmuskel), *Piriformis* (birnenförmiger Muskel); Hüftadduktoren: *Adductor longus* (langer Schenkelanzieher), *Adductor magnus* (großer Schenkelanzieher), *Adductor brevis* (kurzer Schenkelanzieher); *Erector spinae* (Rückenstrecker): *Iliocostalis* (Darmbein-Rippen-Muskel), *Longissimus* (langer Rückenmuskel), *Spinalis* (Dornmuskel); *Rectus abdominis* (gerader Bauchmuskel), *Obliquus externus* und *internus abdominis* (äußere und innere schräge Bauchmuskeln), *Transversus abdominis* (querer Bauchmuskel)

Präventiver Fokus

Wie andere plyometrische Übungen trägt der Pike Jump zur Verbesserung der Explosivität bei. Diese Übung ist aus verschiedenen Gründen einzigartig – um sie ausführen zu können, muss man nicht nur schnell sein, sondern auch eine bewegliche Oberschenkelrückseite haben. Es ist vor allem dieser zweite Punkt, der den Pike Jump für Programme nützlich macht, die der Prävention von Verletzungen der ischiokruralen Muskulatur dienen. Bei dieser Übung unterziehen sich die Muskeln auf der Oberschenkelrückseite des Athleten sowohl an der Hüfte als auch am Knie einer raschen Dehnung, die sie an die Grenzen ihrer Beweglichkeit bringt; dann müssen sie sich rasch strecken, damit der Athlet auf seinen Füßen landen kann. Durch diese schnelle Dehnung sind die ischiokruralen Muskeln besser in der Lage, diese Bewegung zu tolerieren, und das Verletzungsrisiko sinkt.

Diese Bewegung kommt in zahlreichen Sportarten vor, aber Tänzer, Cheerleader und Turner profitieren besonders vom Pike Jump, weil sie am Ende der Bewegungsamplitude der ischiokruralen Muskulatur beweglich und stark sein müssen.

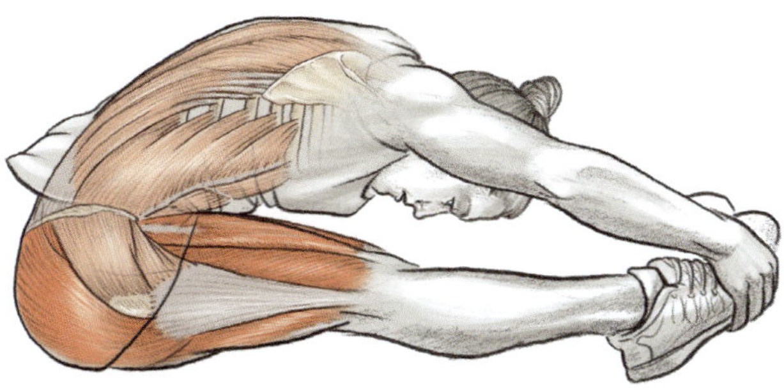

Copenhagen Hold

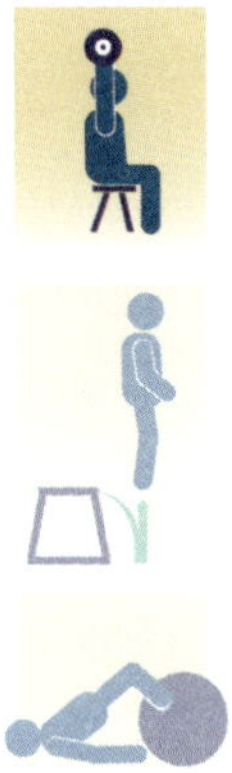

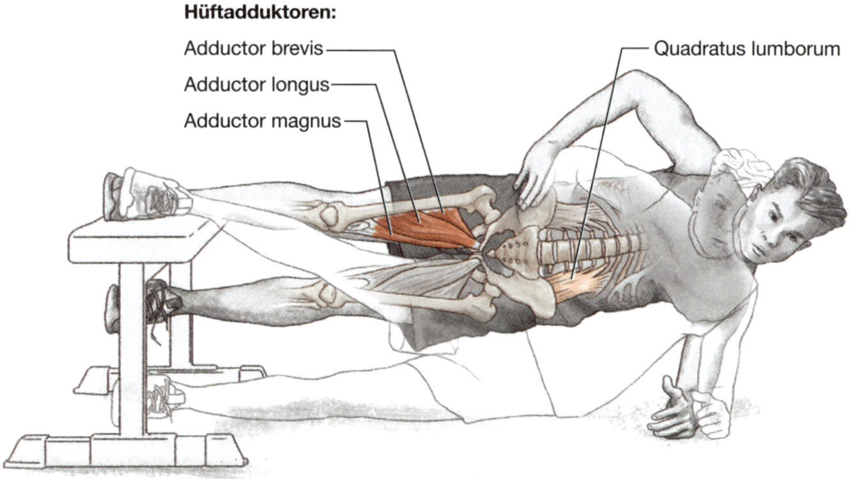

Ausführung

1. Begeben Sie sich in die Seitlage, stützen Sie sich mit dem Ellenbogen auf dem Boden ab und legen Sie das obere Fußgelenk so auf einer Bank ab, dass seine Innenseite Kontakt zum Polster hat. Der andere Fuß bleibt am Boden und trägt so zur Stabilität und Balance bei.
2. Heben Sie die Hüften in die Luft, bis Sie vom oberen Fuß bis zur oberen Schulter eine gerade Linie bilden.
3. Halten Sie diese Position für die vorgeschriebene Dauer.
4. Senken Sie sich langsam in die Startposition ab.
5. Die obige Darstellung zeigt eine schwierigere Variante des Copenhagen Hold, bei der das untere Bein angehoben wird. Eine Beschreibung dieser Progression finden Sie im Abschnitt »Variation«.

Beteiligte Muskeln

Primär: Hüftadduktoren: *Adductor longus* (langer Schenkelanzieher), *Adductor magnus* (großer Schenkelanzieher), *Adductor brevis* (kurzer Schenkelanzieher)
Sekundär: *Quadratus lumborum* (viereckiger Lendenmuskel) des Beins, das am Boden ist

Präventiver Fokus

Dies ist eine anspruchsvolle Übung, die starke Hüftadduktoren voraussetzt. Die Kombination aus isometrischer Haltearbeit in der oberen Endposition der Bewegung und muskulärer Anstrengung, um Hüften und Becken vom Boden zu heben, verbessert die Kraft und Muskelausdauer der Hüftadduktoren des oberen Beins.

Die Hüftadduktoren sind vor allem für Eishockeyspieler wichtig, weil sie maßgeblich dazu beitragen, beim Abstoppen die Hüftgelenke zu stabilisieren. Bis zu zehn Prozent der Eishockeyspieler ziehen sich während der Saison eine Adduktorenverletzung zu (Tyler et al. 2010). Obwohl diese Verletzungen oft mangelnder Beweglichkeit zugeschrieben werden, sind schwache Hüftadduktoren viel häufiger dafür verantwortlich. Die Hüftabduktoren sind in der Regel für die Propulsion (Vorwärtsbewegung) zuständig und bleiben bei Eishockeyspielern normalerweise unverletzt.

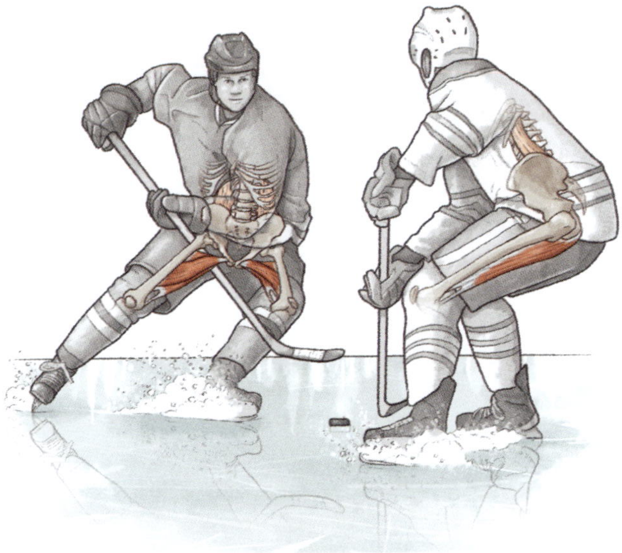

Variation

Copenhagen Hold mit Beinheben

Bei der ursprünglichen Übungsvariante stützt man sich mit dem unteren Bein ab, das somit Stabilität bietet; bei der Bewegungsausführung müssen die Hüftadduktoren deswegen weniger Kraft aufbringen. Eine schwierigere Variation besteht darin, die Hüften wie beim herkömmlichen Copenhagen Hold zu heben; in der oberen Endposition hebt man allerdings den unteren Fuß ebenfalls zur Bank, bevor man ihn wieder auf den Boden bringt und die vorgeschriebene Anzahl an Wiederholungen absolviert. Jedes Mal, wenn der untere Fuß den Boden verlässt, müssen die oberen Hüftadduktoren mehr Kraft erzeugen, um die Bewegung zu ermöglichen.

Hip Flexor Hold

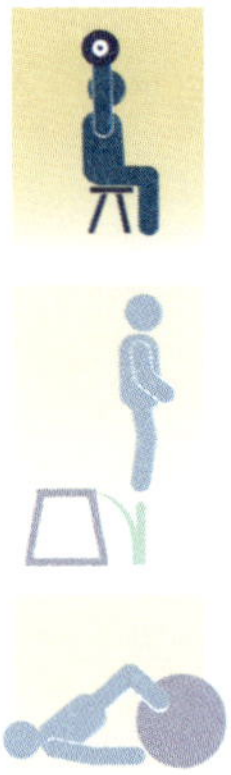

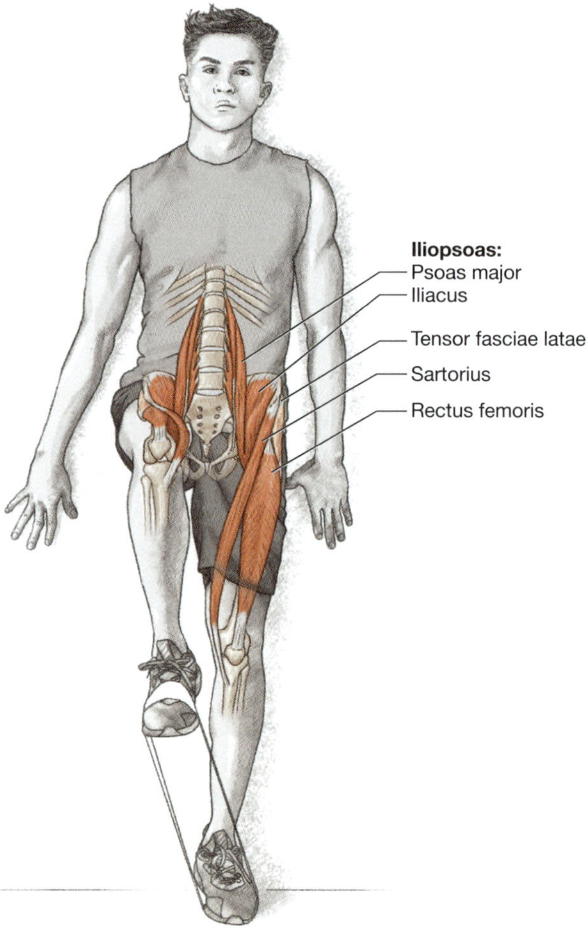

Ausführung

1. Nehmen Sie einen aufrechten Stand ein und lehnen Sie sich mit dem Rücken an die Wand. Legen Sie ein kurzes elastisches, ringförmiges Band um beide Füße.
2. Halten Sie den Kontakt zur Wand und beugen Sie die Hüfte, um ein Bein zu heben, bis die Oberschenkeloberseite parallel zum Boden steht.
3. Halten Sie diese Position für die vorgeschriebene Dauer (zum Beispiel zehn Sekunden) und senken Sie den Oberschenkel dann langsam zurück in die Startposition.

Beteiligte Muskeln

Primär: *Iliopsoas* (Darmbein-Lenden-Muskel), *Rectus femoris* (gerader Schenkelmuskel), *Sartorius* (Schneidermuskel)
Sekundär: *Tensor fasciae latae* (Schenkelbindenspanner)

Präventiver Fokus

Isometrische Muskelaktionen können eine größere Muskelkraft erzeugen als konzentrische Muskelaktionen. Indem diese Kraft über eine längere Dauer aufrechterhalten wird, steigt sowohl die Kraft (aufgrund der isometrischen Muskelaktion) als auch die Muskelausdauer (aufgrund der längeren Haltezeit) der Hüftflexoren. Alle Athleten, die in ihrem Sport viel sprinten müssen, profitieren davon, diese Übung in ihr Training zu integrieren.

Der Hip Flexor Hold ist auch für Fußballer nützlich. Kurze Pässe führen in der Regel nicht zu Verletzungen der Hüftflexoren. Bei Torschüssen, Lang- und Querpässen werden sie jedoch in eine starke Dehnung gebracht, bevor sie sich sofort konzentrisch zusammenziehen, um den Ball zu treffen. Durch die Stärkung dieser Muskelgruppe lassen sich solche Schüsse besser bewältigen, wodurch die Wahrscheinlichkeit von Verletzungen der Hüftflexoren abnimmt.

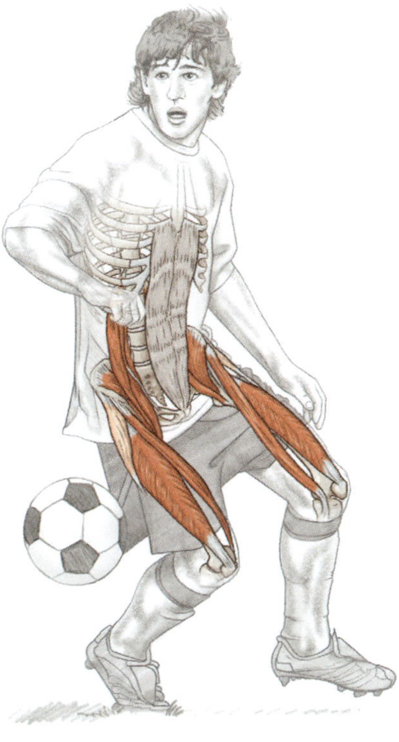

Variation

Hüftflexion am Kabelzug

Stellen Sie sich auf ein Bein und befestigen Sie den anderen Fuß an einem Riemen, der unten an einem Kabelturm befestigt ist. Beugen Sie die Hüfte auf dieser Seite, bis die Oberseite des Oberschenkels parallel zum Boden angehoben ist; lassen Sie den Oberschenkel durch eine kontrollierte Hüftextension in die Startposition zurückkehren. Bei einer Hüftflexion am Kabelzug erfolgt dieselbe Bewegung wie beim Hip Flexor Hold, allerdings benutzt man sowohl konzentrische (in der Aufwärtsbewegung) als auch exzentrische (in der Abwärtsbewegung) Muskelaktionen.

Hinweis: Eine Übung, die in Kapitel 8 behandelt wird, verdient hier besondere Erwähnung. Die Beinextension eignet sich hervorragend, um den Quadrizeps zu kräftigen. In Kapitel 8 findet sich eine Anleitung für diese wichtige Übung.

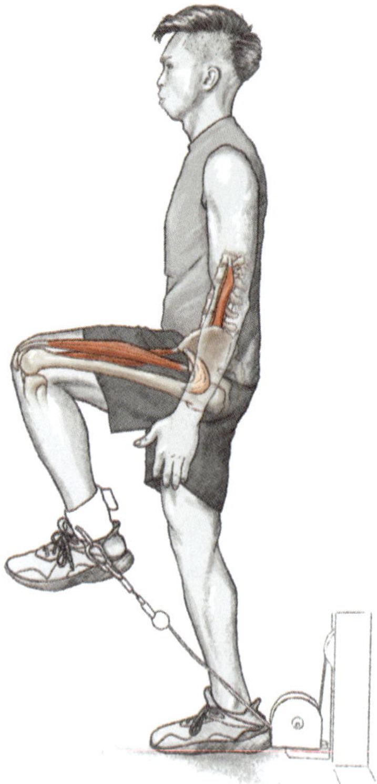

8

Knie

Das Knie ist eines der am eingehendsten untersuchten, erforschten und besprochenen Gelenke des menschlichen Körpers. Zwei mögliche Gründe für diese Aufmerksamkeit sind die komplexe Beschaffenheit des Gelenks und seine hohe Verletzungsrate. Das Knie besteht aus drei Knochen – *Tibia* (Schienbein), *Femur* (Oberschenkel) und *Patella* (Kniescheibe) – und zwei separaten Gelenken, dem Tibiofemoralgelenk und dem Patellofemoralgelenk, die in diesem Kapitel behandelt werden. Obwohl sich diese Gelenke auf vielfältige Weise verletzen können, richten wir unseren Fokus auf die am häufigsten verletzten Strukturen wie auch die typischsten Ursachen für diese Verletzungen.

Hinweis: Alle Muskeln, die am Kniegelenk wirken, werden in anderen Kapiteln besprochen (vor allem der Quadrizeps und die ischiokrurale Muskulatur in Kapitel 7). Obwohl in diesem Kapitel mehrfach auf diese Muskeln Bezug genommen wird, findet sich eine eingehende Diskussion dieser Muskeln mit entsprechenden Übungen zur Verletzungsprävention in den anderen Kapiteln.

Femorotibialgelenk

Das Knie wird in der Regel als Scharniergelenk bezeichnet, und obwohl auch andere Bewegungen möglich sind – vor allem eine Innen- und Außenrotation –, besteht seine Aufgabe hauptsächlich in der Flexion und Extension. Diese Bewegungen finden im Femorotibialgelenk statt – der Artikulation von *Tibia* (Schienbein) und *Femur* (Oberschenkel) – und werden durch die Aktivierung der ischiokruralen Muskulatur (Flexion) und des *Quadrizepses* (vierköpfiger Schenkelstrecker; Extension) erreicht. Zwischen diesen beiden Knochen gibt es zwei Arten von Knorpel: Gelenkknorpel und Menisken. Gelenkknorpel überzieht die Gelenkfläche, um geschmeidige Bewegungen zu ermöglichen. Innen- und Außenmeniskus sind c-förmige keilartige Knorpelscheiben, die dem Femorotibialgelenk als Abstandshalter dienen. Diese erhöhte Kongruenz hat eine stützende Wirkung und schützt das Gelenk, führt die Bewegung und bietet etwas Dämpfung (siehe Abbildung Seite 157).

Abgesehen von der stabilisierenden Wirkung der Menisken wird das Femorotibialgelenk von einer Gelenkkapsel umgeben, die für zusätzliche Stabilität sorgt. Es gibt vier Hauptbänder, die das Femorotibialgelenk ebenfalls stabilisieren: Das vordere Kreuzband, das hintere Kreuzband, das laterale Kollateralband und das mediale Kollateralband. Die ersten drei Bänder sind distinkte Strukturen, während das mediale Kollateralband in seiner Form und Struktur unscheinbarer ist. Jedes dieser Bänder erfüllt eine spezifische Funktion.

- **Vorderes Kreuzband:** Das *Ligamentum cruciatum anterius* besteht aus zwei Bündeln, dem anteromedialen (vorderen-inneren) und dem posterolateralen (hinteren-äußeren) Bündel. Es verläuft vom posterioren Anteil des medialen Aspekts des lateralen *Femurkondylus* nach anterior (nach vorn) zur *Area intercondylaris anterior tibiae* (Feld zwischen den Kniegelenkflächen des Schienbeins) auf der *Tibia* (Schienbein) und ver-

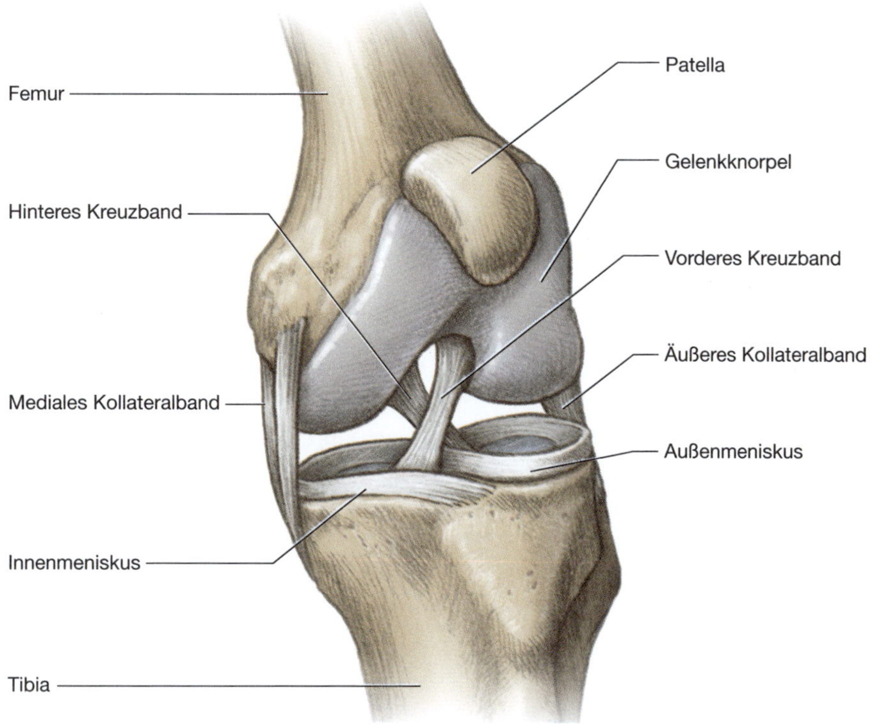

Linkes Knie mit Bändern und Gewebe

bindet sich dort mit dem Innenmeniskus. Es liegt vor dem hinteren Kreuzband und kreuzt es diagonal. Das vordere Kreuzband verhindert nicht nur eine anteriore Translation der *Tibia* zum *Femur* (es verhindert also die Vorwärtsverschiebung des Schienbeins in Relation zum Oberschenkelknochen), sondern auch eine Hyperextension. Neben diesen Bewegungseinschränkungen versorgt es das Nervensystem mit propriozeptivem Feedback.

- **Hinteres Kreuzband:** Das *Ligamentum cruciatum posterius* liegt hinter dem vorderen Kreuzband und verhindert eine posteriore Translation der *Tibia* zum *Femur* sowie eine Hyperextension. Es wird nicht so häufig verletzt wie das vordere Kreuzband.
- **Mediales Kollateralband:** Das *Ligamentum collaterale mediale* oder Innenband des Knies verbindet die *Tibia* mit dem *Femur* und verhindert eine (nach innen gerichtete) Valgusbewegung des Knies in Relation zum Fuß. Obwohl dieses Band oft für Verletzungen des Femorotibialgelenks verantwortlich ist, ist es nicht so ausgeprägt wie die anderen drei Bänder des Femorotibialgelenks und erfordert nur bei einem vollständigen Abriss (Grad III) einen chirurgischen Eingriff.
- **Laterales Kollateralband:** Das *Ligamentum collaterale laterale* oder Außenband des Knies verhindert die (nach außen gerichtete) Varusbewegung des Knies. Dieses Band bietet aufgrund seiner Befestigung am Wadenbein und *Femur* (Oberschenkel) Stabilität.

Weil das vordere Kreuzband die am häufigsten verletzte Struktur des Femorotibialgelenks ist, wurde viel geforscht, um mehr über die Ursachen, besten Operationstechniken, evidenzbasierte Rehabilitation und – in letzter Zeit verstärkt – Verletzungsprävention herauszufinden.

Vorderer Kreuzbandriss

Ein Kreuzbandriss ist eine schwere Knieverletzung, die oft in Sportarten wie Fußball, Basketball, Football und Volleyball auftritt, in denen man häufig mit hohem Aufprall landet und den Rumpf verdreht. Trotz der umfangreichen Forschung, die in den letzten Jahren stattgefunden hat und veröffentlicht wurde

- hat die Rate an Kreuzbandrissen nicht abgenommen,
- hat sich die Anzahl der Athleten, die nach dieser Verletzung ihren Sport wieder aufnehmen konnten, nicht verbessert,
- ist das Risiko einer posttraumatischen Arthrose für Betroffene nach wie vor hoch,
- sind Betroffene, die sich infolge eines Kreuzbandrisses einer Operation unterzogen, oft nicht in der Lage, ihren alten Leistungsstand wieder zu erreichen (Ardern et al. 2014),
- erhöht ein Kreuzbandriss bei Athleten das Risiko für eine unvorteilhafte Gewichtszunahme (Myer, Faigenbaum, et al. 2013; Whittaker 2015),
- berichten Athleten nach einem Kreuzbandriss häufiger von körperlichen Einschränkungen (Cameron et al. 2013),
- ziehen sich 30 Prozent der betroffenen Athleten in den ersten beiden Jahren nach dem Kreuzbandriss eine Verletzung zu, die damit in Zusammenhang steht (Paterno et al. 2014).

Angesichts dieser desolaten Statistiken stehen Therapeuten und Trainer vor der wichtigen Aufgabe, Programme zu entwickeln, die das Risiko einer Kreuzbandverletzung verringern und die Teilnahme und Kooperation des Athleten maximieren. Neue Forschung zeigt eine insgesamt 50-prozentige Verringerung aller Kreuzbandverletzungen und eine 67-prozentige Verringerung aller kontaktlosen Kreuzbandverletzungen bei Sportlerinnen, wenn diese an einem Verletzungspräventionsprogramm teilnehmen (Webster und Hewett 2018). Leider werden diese Programme zu selten genutzt, und weniger als ein Drittel der Trainer von Jugendfußballmannschaften lassen ihre Schützlinge an einem Programm zur Verhinderung von Kreuzbandverletzungen teilnehmen (Finch et al. 2016; Mawson et al. 2018).

Es wurden bereits zahlreiche Verletzungspräventionsprogramme entwickelt, aber kein Programm scheint effektiver zu sein als andere (Huang et al. 2020). Man kann also sagen, dass die Ausführung jeder Form von ergänzendem Kraft- und Konditionstraining mit hoher Wahrscheinlichkeit nützlich ist. Es gibt einige Belege, dass in einem effektiven Programm zur Prävention von Kreuzbandverletzungen folgende Dinge berücksichtigt werden sollten:

- Kräftigung der ischiokruralen Muskulatur und Abduktoren (Grindstaff und Potach 2006; Khayambashi et al. 2016; Palmieri-Smith 2009; Zebis et al. 2009),
- Verringerung des Einknickens des Knies (dynamischer Valgus) bei Landungen, Abbremsmanövern, Sprüngen und Richtungswechseln (Hewett et al. 2005; Myer et al. 2008, 2011; Paterno et al. 2010; Quatman und Hewett 2009),
- Zunahme der Knieflexion bei der Landung (Myer et al. 2011),
- Verbesserung der Gesamtkraft, Ausdauer und Fitness – obwohl diesbezüglich keine Einstimmigkeit herrscht, ist dieser Aspekt wahrscheinlich von Vorteil (Collins et al. 2016; Dickin et al. 2015; Frank et al. 2014; O'Connor et al. 2015; Shultz et al. 2015; Sugimoto et al. 2015; Tamura et al. 2016).

Patellofemoralgelenk

Die Artikulation, also die gelenkige Verbindung, zwischen der schwebenden *Patella* – das ist die Kniescheibe – und dem dahinter befindlichen *Femur* wird als Patellofemoralgelenk bezeichnet (siehe nachstehende Abbildung). Die *Patella* liegt und bewegt sich in der *Trochlea* des *Femurs*, also in einer muldenartigen Gelenkfläche des Oberschenkelknochens. Obwohl sie quasi schwebt und frei beweglich ist, wird die *Patella* durch die Wände der *Trochlea* und die beiden Kniescheibenhaltebänder *(Retinacula patellae)* in Position gehalten. Der innen liegende Anteil, der die Seitwärtsbewegung der *Patella* einschränkt, ist das *mediale patellofemorale Ligament* (MPFL).

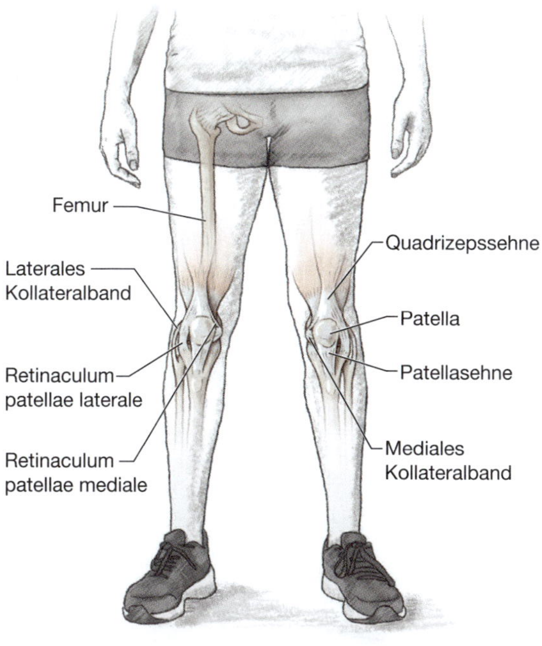

Das Patellofemoralgelenk besteht aus zwei Knochen, *Patella* und *Femur*. Die *Patella* wird durch eine Kombination aus Muskeln, anderem stabilisierendem Weichgewebe und der Form der beiden Knochen in Position gehalten.

Normalerweise gleitet die *Patella* nach kranial, also nach oben, Richtung Kopf, wenn sich der Quadrizeps anspannt, und nach kaudal, also nach unten, wenn er sich entspannt. Bei einer Quadrizepskontraktion arbeitet die *Patella* wie eine Umlenkrolle zwischen den proximalen und distalen Anheftungen dieser Muskeln. Indem sie wie eine Umlenkrolle arbeitet, verlängert sich der Hebelarm – der Abstand zwischen der Gelenkachse und der Kraftlinie, die an diesem Gelenk wirkt –, wodurch sich der mechanische Vorteil erhöht, sodass der Quadrizeps konzentrisch an der *Tuberositas tibiae*, dem Knochenfortsatz am oberen Ende des Schienbeins, zieht und das Knie streckt. Diese Art von Bewegung ist beim Treppensteigen oder beim Strecken des Knies im Sitzen zu beobachten. Diese Struktur führt auch zu einer exzentrischen Aktion des Quadrizepses, um die Bewegung zu verlangsamen und den Aufprall zu dämpfen, zum Beispiel wenn man in die Hocke geht, Treppen hinabsteigt oder nach einem Sprung landet.

An dieser Stelle muss eine zusätzliche Anmerkung zur Muskelfunktion gemacht werden. Manche glauben, dass ein spezifischer Anteil des inneren Schenkelmuskels – *Vastus medialis obliquus*, kurz VMO – aktiviert werden kann, um die patellofemorale Ausrichtung zu verbessern, wodurch eine Schmerzlinderung eintritt oder die Stabilität verbessert wird. Die medial-laterale Ausrichtung dieses Abschnitts des VMO legt nahe, dass dieser Muskel die patellofemorale Ausrichtung durchaus verbessern kann. Während diese Argumentation nachvollziehbar ist, wird sie durch die Forschung jedoch nicht gestützt und hat zwei fundamentale Schwachpunkte:

1. Bis heute konnte die Forschung nicht nachweisen, dass der *Vastus medialis obliquus* separat aktiviert werden kann, ungeachtet dessen, wie die Übungen verändert – zum Beispiel durch eine andere Fuß- oder Beinstellung – oder welche Hilfsmittel verwendet werden: Ball zwischen den Knien, Biofeedback.
2. Es gibt – wenn überhaupt – nur begrenzte Belege dafür, dass dieser Anteil des *Vastus medialis obliquus* (innerer Schenkelmuskel) in der Lage ist, die *Patella* (Kniescheibe) nach medial zu ziehen, um ihre Ausrichtung zu verbessern.

Obwohl viele Übungen zur Verringerung von Verletzungen des Patellofemoralgelenks die gleichen wie für das vordere Kreuzband sind, sind hier einzigartige Verletzungsarten zu beobachten. Manche Verletzungen treten ein, weil sich die *Patella* nicht wie vorgesehen in der *Trochlea* bewegt, während andere verschleißbedingt sind.

Patellare Instabilität

Eine Instabilität des Patellofemoralgelenks liegt dann vor, wenn sich die *Patella* eines Athleten aus der *Trochlea ossis femoris* (Kniescheibenrolle) bewegt, in der Regel nach außen (lateral). Eine patellare Instabilität entsteht, wenn die *Patella* ihre gewohnte Lage in der Gleitrinne verlässt und dort bleibt, bis sie wieder in ihre korrekte Position gebracht wird – das wird auch als Dislokation oder Auskugelung bezeichnet – oder wenn die *Patella* ihre

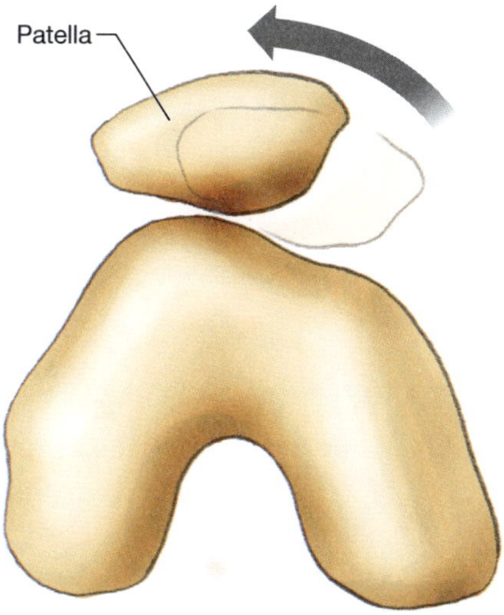

Der Pfeil zeigt die laterale Bewegung der *Patella* außerhalb der *Trochlea ossis femoris* an. Wenn die *Patella* sofort wieder in die Gelenkrinne zurückkehrt, handelt es sich um eine Subluxation. Wenn eine externe Repositionierung der *Patella* notwendig ist, handelt es sich um eine Dislokation.

gewohnte Lage in der Gleitrinne verlässt, aber eigenständig in ihre Position zurückkehren kann, was als Subluxation bezeichnet wird (siehe Abbildung). Es gibt zahlreiche Strukturen, die dafür sorgen, dass die *Patella* in der *Trochlea* bleibt, unter anderem die Form der Gleitrinne, Muskeln und Bänder, insbesondere des *medialen patellofemoralen Ligaments* (MPFL). Dieses Band verläuft zwischen dem medialen Patellarand und dem medialen *Femurkondylus* und reißt leicht in wiederholten Episoden von Instabilität, die oft eine rekonstruktive Operation erforderlich machen.

Vorderer Knieschmerz

Schmerz auf der Vorderseite des Knies wird oft als patellofemorales Schmerzsyndrom bezeichnet. Aber weil mehr Strukturen als das Patellofemoralgelenk betroffen sein können, ist vorderer Knieschmerz eine bessere, allgemeinere Bezeichnung, um eine Vielzahl von Verletzungen zu beschreiben. Es kann sich hierbei um folgende Verletzungen handeln:

- patellofemorales Schmerzsyndrom,
- *Chondromalacia patellae* (peripatellares Schmerzsyndrom),
- Morbus Osgood-Schlatter,
- Morbus Sinding-Larsen-Johansson,
- Plicasyndrom,
- Patellaspitzensyndrom,
- *Pes-anserinus*-Syndrom,
- Quadrizeps-Tendinopathie,
- *Bursitis praepatellaris* (Entzündung des Schleimbeutels vor der Kniescheibe),
- Tractussyndrom (Läuferknie).

Es kann viele Ursachen für das Auftreten von vorderem Knieschmerz geben, der aufgrund der Vielfalt von Symptomen und der schwer erkennbaren genauen Lokalisation schwer zu behandeln sein kann. Risikofaktoren für vorderen Knieschmerz sind Anomalitäten der *Patella* oder des *Femurs*, Muskelschwäche und Überlastung. Eine Verbesserung der Bewegungstechnik und der Kraft der spezifischen Muskelgruppen verringert grundsätzlich das Risiko von vorderem Knieschmerz.

Patellare Tendinopathie

Patellare Tendinopathie, gemeinhin als Springerknie bezeichnet, ist eine besondere Form des vorderen Knieschmerzes, die, wie der Name bereits andeutet, die Patellasehne betrifft. Diese Verletzung kann mit einer aktiven Entzündung einhergehen, die jedoch nicht vorliegen muss; akute Verletzungen der Patellasehne führen zu einer Ausschüttung von Entzündungsstoffen, aber wenn die Verletzung chronisch wird oder infolge einer Überlastung auftritt, liegt vermutlich keine aktive Entzündung vor. Im Fall einer chronischen patellaren Tendinopathie handelt es sich normalerweise um eine degenerative Veränderung der Sehnenfasern, die zu Sehnenschmerzen und -schwäche führt. Dieser Schmerz äußert sich in der Regel beim Laufen (vor allem bergab), beim Landen nach einem Sprung und beim Treppenabstieg.

Weil sich die Risikofaktoren für beide Arten von Knieverletzungen ähneln, verringern alle Kreuzbandübungen in diesem Kapitel gleichzeitig das Risiko für Verletzungen des Patellofemoralgelenks. Die Beinextension wird in diesem Kapitel speziell im Zusammenhang mit Verletzungen des Patellofemoralgelenks besprochen; es sei jedoch erwähnt, dass ein schwacher Quadrizeps das Risiko für eine erneute Verletzung nach einem Kreuzbandriss oder einer Operation erhöht; deshalb sollten die Übungen, die in diesem Kapitel für das Patellofemoralgelenk vorgestellt werden, ebenfalls in Präventionsprogrammen für eine sekundäre Kreuzbandverletzung einbezogen werden.

Absprung- und Landeposition

Viele Übungen in diesem Kapitel beschreiben Absprung- und Landepositionen. Um die Wirkung der Übungen zu maximieren, empfehlen wir eine Position, bei der die Knie gebeugt und direkt über den mittleren Zehen stehen (siehe Abbildung). Es ist zulässig (und völlig normal), wenn die Knie über die Zehen hinausragen; es handelt sich hierbei um eine fortgeschrittenere Bewegung, wenn man also mit Übungen anfängt, die Kniebeugen, Sprünge und Landungen erfordern, so wie in diesem Kapitel (und in anderen) beschrieben, sollte die Vorwärtsbewegung über den Zehen stoppen. Erfahrenere Athleten können und sollten ihren Knien jedoch die Möglichkeit geben, vor die Zehen zu kommen.

Hinweis: Die Knie sollten nicht übermäßig nach innen (Valgusbewegung) oder außen (Varusbewegung) ausweichen. Eine dynamische Einwärtsbewegung ist ein bekannter Risikofaktor für Knieverletzungen wie Kreuzbandrisse.

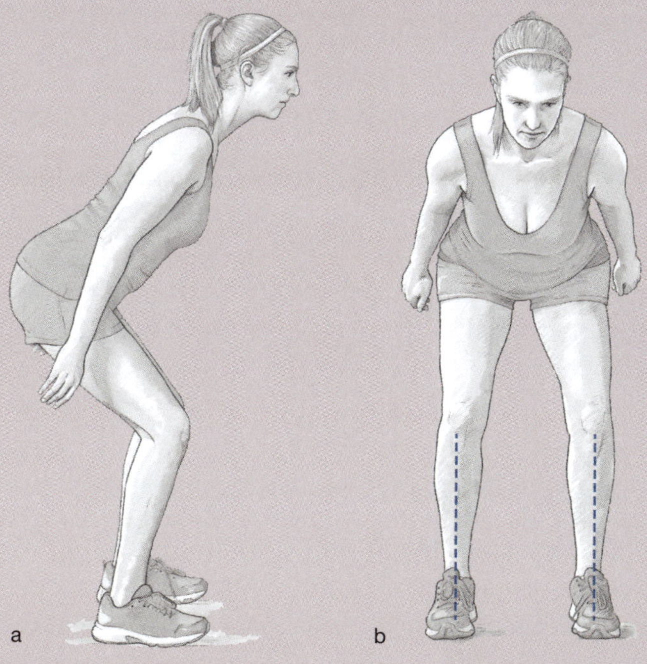

Korrekte plyometrische Landeposition. *(a)* In der Seitenansicht sieht man, dass die Schultern der Athletin direkt über den Knien stehen, wodurch der Schwerpunkt über der Stützbasis bleibt. *(b)* In der Vorderansicht sieht man, dass die Knie der Athletin über den Zehen stehen; ein übermäßiges Einknicken (Valgusbewegung) würde das Risiko für Beinverletzungen erhöhen.

Einbeiniger Squat

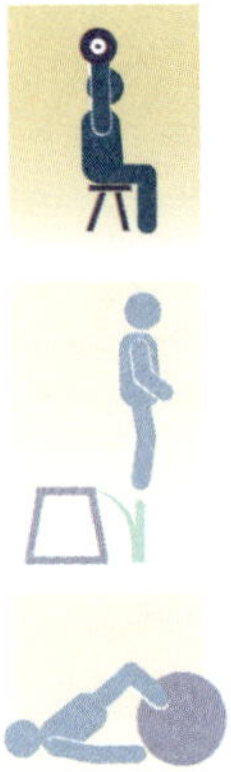

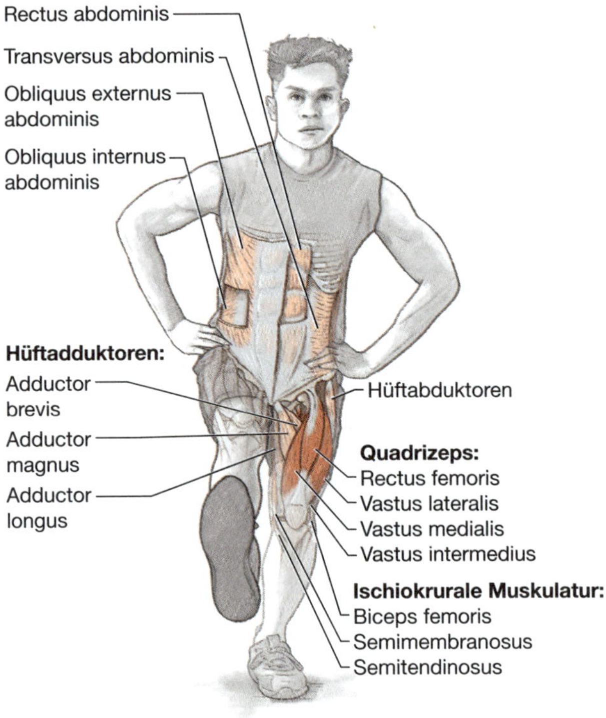

Ausführung

1. Nehmen Sie einen schulter- bis hüftbreiten Stand ein und lassen Sie die Zehen leicht nach außen zeigen. Heben Sie den rechten Fuß vom Boden.
2. Beugen Sie die linke Hüfte und das linke Knie langsam, ohne den Neigungswinkel des Rumpfes zu verändern. Halten Sie den Rücken gerade und die Brust möglichst aufrecht. Achten Sie darauf, dass die linke Ferse nicht vom Boden abhebt und das Knie über den mittleren Zehen ausgerichtet bleibt.
3. Beugen Sie Ihre Hüften und Knie, bis der Oberschenkel parallel zum Boden ist oder Sie sich nicht weiter absenken können.
4. Beginnen Sie die Hüfte und das Knie auf der linken Seite wieder zu strecken, ohne den Neigungswinkel des Rumpfes zu verändern. Halten Sie auch jetzt den Rücken gerade und die Brust möglichst aufrecht. Achten Sie darauf, dass die linke Ferse nicht vom Boden abhebt und das Knie über den mittleren Zehen ausgerichtet bleibt.
5. Strecken Sie Hüfte und Knie so weit, bis Sie wieder in der Startposition sind.

Beteiligte Muskeln

Primär: *Gluteus maximus* (großer Gesäßmuskel), ischiokrurale Muskulatur: *Semitendinosus* (Halbsehnenmuskel), *Semimembranosus* (Plattensehnenmuskel), *Biceps femoris* (zweiköpfiger Schenkelmuskel); Quadrizeps: *Rectus femoris* (gerader Schenkelmuskel), *Vastus lateralis* (äußerer Schenkelmuskel), *Vastus medialis* (innerer Schenkelmuskel), *Vastus intermedius* (mittlerer Schenkelmuskel)

Sekundär: Hüftabduktoren: *Gluteus medius* (mittlerer Gesäßmuskel), *Gluteus minimus* (kleiner Gesäßmuskel), *Piriformis* (birnenförmiger Muskel); Hüftadduktoren: *Adductor longus* (langer Schenkelanzieher), *Adductor magnus* (großer Schenkelanzieher), *Adductor brevis* (kurzer Schenkelanzieher); *Erector spinae* (Rückenstrecker): *Iliocostalis* (Darmbein-Rippen-Muskel), *Longissimus* (langer Rückenmuskel), *Spinalis* (Dornmuskel); *Rectus abdominis* (gerader Bauchmuskel), *Obliquus externus* und *internus abdominis* (äußere und innere schräge Bauchmuskeln), *Transversus abdominis* (querer Bauchmuskel)

Präventiver Fokus

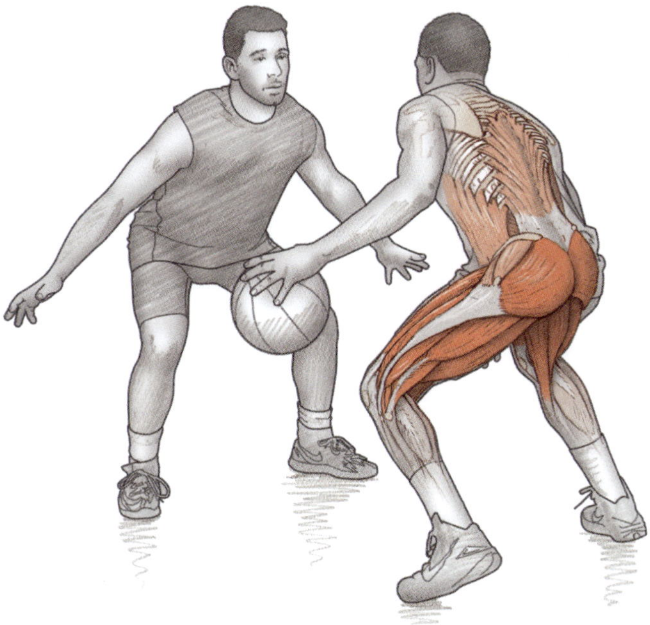

Der einbeinige Squat beansprucht alle Oberschenkelmuskeln und erfordert eine korrekte Ausrichtung von Unterkörper und Rumpf, um richtig ausgeführt zu werden. Auf diese Weise werden die beteiligten Muskeln maximal gefordert. Dabei muss man besondere Aufmerksamkeit auf das aktive Knie richten; es besteht die Gefahr, dass man mit dem Knie in eine Valgusposition, also nach innen, »knickt«. Diese Einwärtsbewegung wird als dynamischer Valgus bezeichnet und ist ein Risikofaktor für Verletzungen des Femorotibial- und Patellofemoralgelenks. Die Ausführung der Übung unter Berücksichtigung der korrekten Körper- und Kniehaltung trägt dazu bei, die Muskelrekrutierung bei solchen Aufgaben zu verbessern.

Jeder Athlet, der in seinem Sport mehr oder weniger tief in die Knie gehen muss, profitiert vom einbeinigen Squat. Beispiele für diese Bewegung sind das Aufsetzen des Fußes, um sich vom Boden abzustoßen, wenn man im Football die Richtung wechseln will, im Fußball den Ball schießt und im Basketball auf einen Angreifer oder Verteidiger reagiert. Wenn Athleten in diesen Sportarten den einbeinigen Squat in ihr Trainingsprogramm aufnehmen, üben sie die korrekte Körperpositionierung und -ausrichtung und kräftigen gleichzeitig die Muskeln, die an diesen Bewegungen beteiligt sind.

Variation

Es gibt zahlreiche Variationen des einbeinigen Squats (zum Beispiel den Pistol Squat, Bulgarian Split Squat, Skater Squat), die man als Athlet ausprobieren kann. Eine Variante wird nachfolgend vorgestellt.

Levitating Lunge

Der »schwebende Ausfallschritt« wird auf dieselbe Weise ausgeführt wie der einbeinige Squat, allerdings befindet sich das gehobene Bein in der Startposition hinter dem Körper. Das Ziel der Abwärtsbewegung besteht darin, sich so weit nach unten abzusenken, dass das hintere Knie leicht den Boden berührt – es sollte weder abgesetzt werden noch hart aufkommen.

Bein-Curl mit Physioball

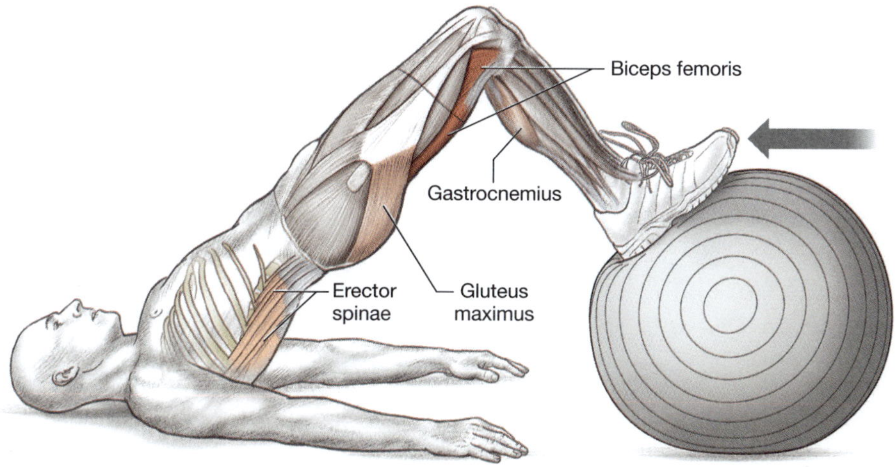

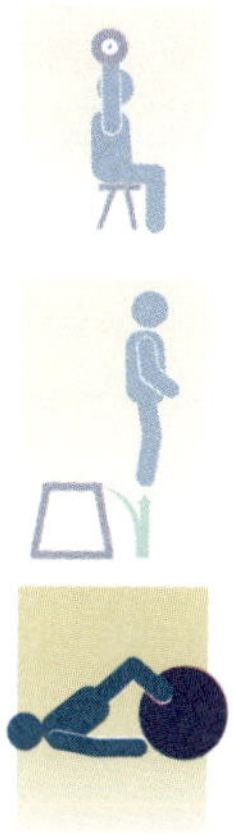

Ausführung

1. Legen Sie sich mit dem Rücken auf den Boden und legen Sie die Füße mit gestreckten Beinen auf einem Physioball ab.
2. Legen Sie die Arme ungefähr im 30-Grad-Winkel vom Körper auf dem Boden ab.
3. Heben Sie die Hüften vom Boden, sodass Knie, Hüften und Schultern eine gerade Linie bilden.
4. Beugen Sie die Knie, um die Fersen zu den Hüften zu ziehen – diese Bewegung bewirkt, dass der Ball Richtung Gesäß rollt.
5. Achten Sie darauf, dass Sie von den Hüften bis zu den Schultern weiterhin eine gerade Linie bilden, und beugen Sie Ihre Knie bis zu einem 90-Grad-Winkel; in der Endposition werden die Fußsohlen beinahe auf dem höchsten Punkt des Balls sein.
6. Strecken Sie Ihre Knie und lassen Sie den Ball in die Startposition zurückrollen.

Beteiligte Muskeln

Primär: Ischiokrurale Muskulatur: *Semitendinosus* (Halbsehnenmuskel), *Semimembranosus* (Plattensehnenmuskel), *Biceps femoris* (zweiköpfiger Schenkelmuskel)
Sekundär: *Gluteus maximus* (großer Gesäßmuskel), *Gastrocnemius* (zweiköpfiger Wadenmuskel), *Erector spinae* (Rückenstrecker): *Iliocostalis* (Darmbein-Rippen-Muskel), *Longissimus* (langer Rückenmuskel), *Spinalis* (Dornmuskel)

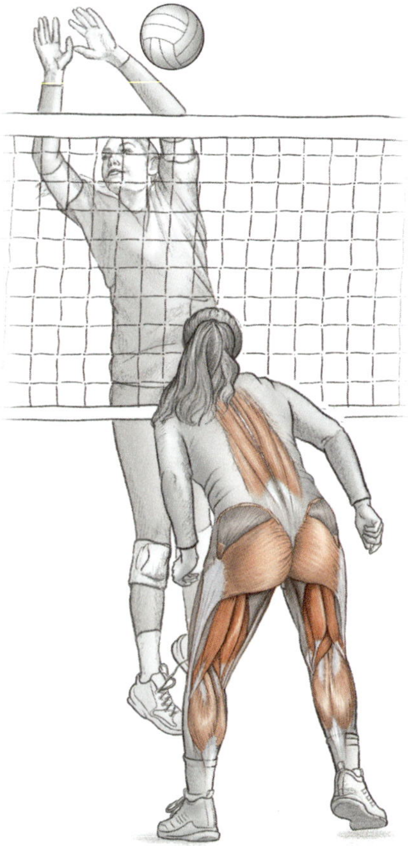

Präventiver Fokus

Eine korrekte Funktion der ischiokruralen Muskulatur ist für sportliche Aktivitäten wichtig, hilft aber auch bei der Stabilisierung des Femorotibialgelenks – wie bereits erwähnt, hat das vordere Kreuzband unter anderem die Aufgabe, eine anteriore Translation der *Tibia* zum *Femur* zu verhindern. Die Kräftigung der ischiokruralen Muskulatur verringert somit das Risiko einer Kreuzbandverletzung (Myer et al. 2009). Diese Übung ist einzigartig, weil sie sowohl den proximalen (Hüfte) als auch den distalen (Knie) Anteil der ischiokruralen Muskulatur beansprucht, obwohl der Fokus mehr auf der distalen Kniebewegung liegt und weniger auf der proximalen Hüftaktion.

Athleten, die in ihrem Sport viel sprinten müssen oder ein höheres Risiko für Kreuzbandverletzungen haben, profitieren von dieser Art Übung, die ihren Fokus auf die ischiokrurale Muskulatur richtet. Vor allem Volleyballer ziehen sich oft Kreuzbandverletzungen zu und profitieren davon, den Bein-Curl mit Physioball in ihr Programm aufzunehmen.

Variation

Bein-Curl im Sitzen

Bei dieser Variation sitzt man in einer Bein-Curl-Maschine; die Fußgelenke liegen auf der gepolsterten Rolle, und die Knie sind an der Achse der Maschine ausgerichtet. Beugen Sie die Knie so weit wie möglich und lassen Sie sie anschließend langsam in die Startposition zurückkehren. Bei dieser Übung kann man einen größeren Widerstand verwenden als bei der Variante mit dem Physioball; dies erfordert allerdings mehr Rumpfkontrolle.

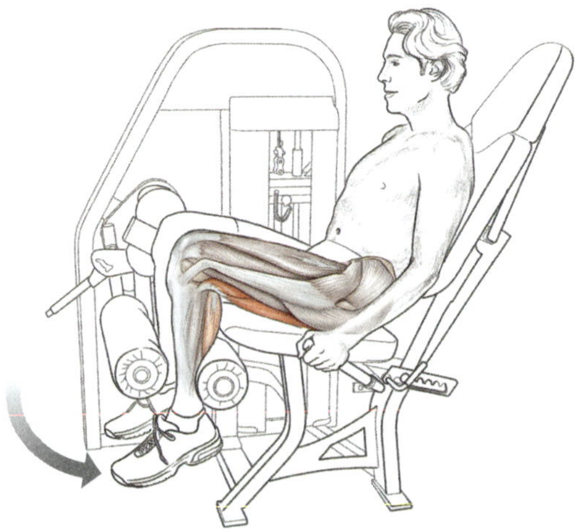

Abbremsen

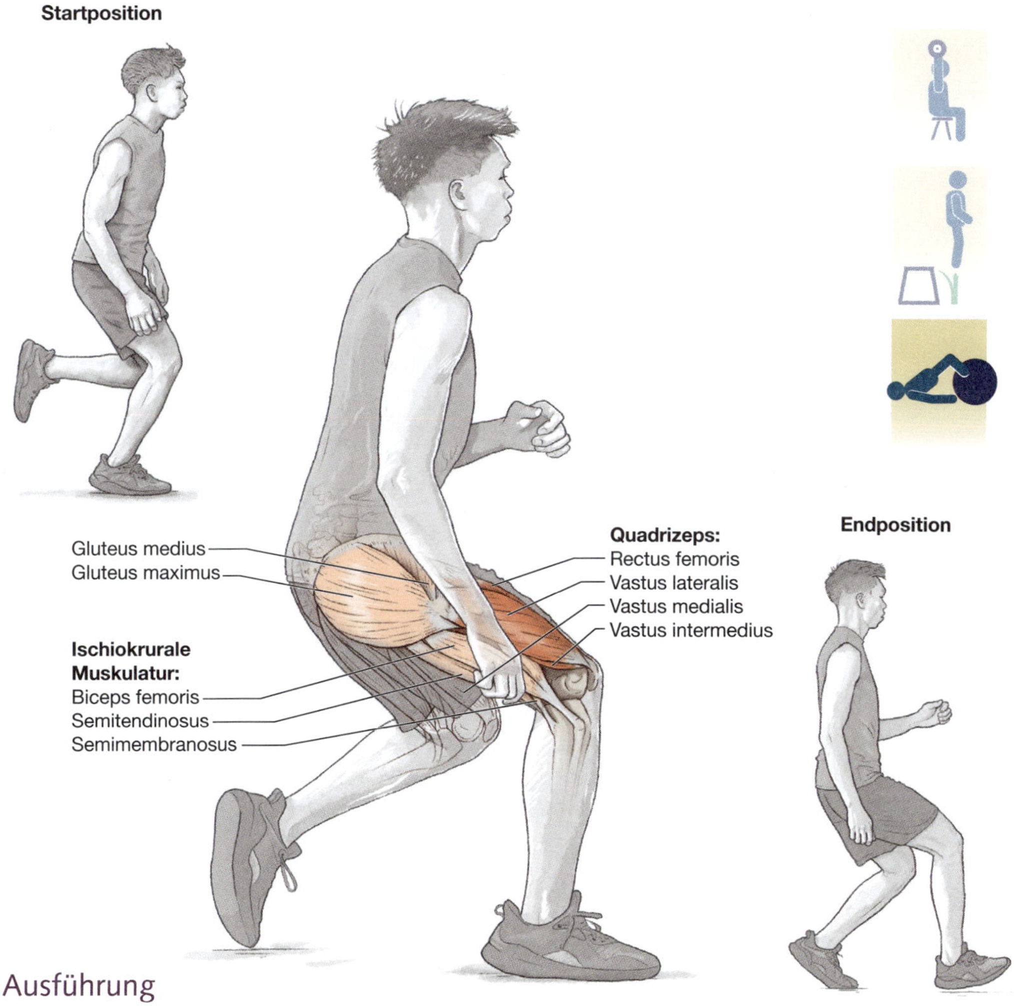

Ausführung

1. Laufen Sie etwa 20 Meter mit halber Geschwindigkeit.
2. Bremsen Sie ab und halten Sie innerhalb von drei Schritten an; achten Sie darauf, dass die Hüften unten bleiben und der Rumpf aufrecht ist.
3. Sobald Sie in der Lage sind, effektiv und kontrolliert abzubremsen, erhöhen sie das Tempo auf 75 Prozent Ihrer maximalen Geschwindigkeit und halten innerhalb von fünf Schritten an.
4. Laufen Sie schließlich mit maximaler Geschwindigkeit und halten Sie innerhalb von sieben Schritten an.

Beteiligte Muskeln

Primär: Quadrizeps: *Rectus femoris* (gerader Schenkelmuskel), *Vastus lateralis* (äußerer Schenkelmuskel), *Vastus medialis* (innerer Schenkelmuskel), *Vastus intermedius* (mittlerer Schenkelmuskel)

Sekundär: Ischiokrurale Muskulatur: *Semitendinosus* (Halbsehnenmuskel), *Semimembranosus* (Plattensehnenmuskel), *Biceps femoris* (zweiköpfiger Schenkelmuskel); *Gluteus maximus* (großer Gesäßmuskel), *Gluteus medius* (mittlerer Gesäßmuskel), *Gluteus minimus* (kleiner Gesäßmuskel)

Präventiver Fokus

Abbremsübungen dienen dazu, die Bremsfähigkeit zu verbessern – eine Aufgabe, die in erster Linie der Quadrizeps erfüllt –, und verlagern den Trainingsfokus von traditionellen Kraftübungen auf sportspezifischere Bewegungen. Es hat sich gezeigt, dass das Risiko von Kreuzbandverletzungen abnimmt, wenn Athleten das Abbremsen üben, um Kräfte effizient abzuleiten; höhere Bodenreaktionskräfte, vor allem bei Sportlern, die noch nicht lange trainieren oder unerfahren sind (Bates et al. 2013), erhöhen hingegen das Risiko von Kreuzbandverletzungen – vor allem bei Aufgaben, die ein abruptes Abstoppen erfordern (Hewett et al. 2005; Miranda et al. 2013; Sell et al. 2007; Yu et al. 2006). Die meisten Sportarten und Spielpositionen erfordern ein Abbremsen aus dem Sprint oder mit Richtungswechseln, beispielsweise:

- ein Volleyballer, der ans Netz läuft,
- ein Basketballer, der losläuft, um einen Inbound-Pass zu verteidigen,
- ein Fußballverteidiger, der losläuft, um einen Pass zu verhindern.

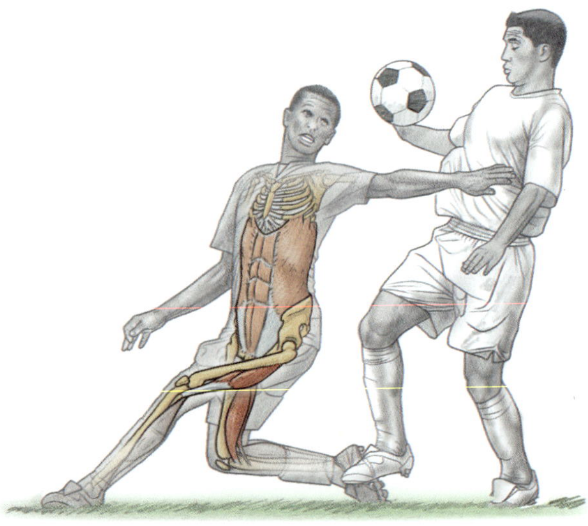

Variationen

Zwei Übungen, die als Variationen der Abbremsübung gelten können – oder Übungen, die die Fähigkeit und körperlichen Voraussetzungen für das Abbremsen verbessern –, sind der Drop Freeze und der Stability Hop. Diese Übungen zwingen den Athleten dazu, in kurzer Zeit langsamer zu werden und die Bewegung anzuhalten, also abzubremsen.

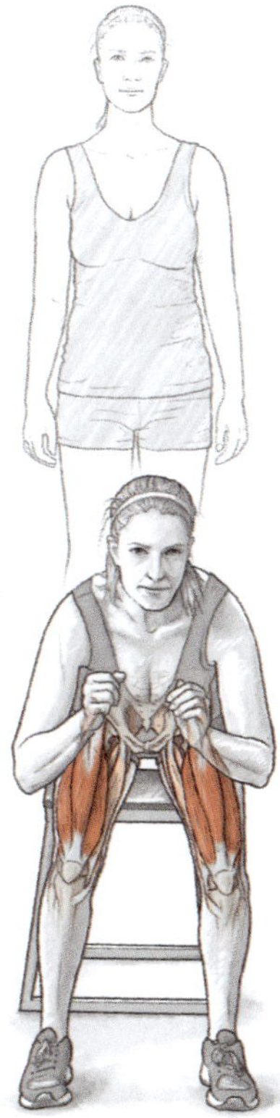

Drop Freeze

Steigen Sie von einer Box und dämpfen Sie die Landung, indem Sie die Knie beugen und möglichst leise auf beiden Füßen landen. Ihre Knie sollten sich direkt über den mittleren Zehen befinden, wie dies in der Darstellung der Landeposition mit den gestrichelten Linien auf Seite 163 gezeigt wird.

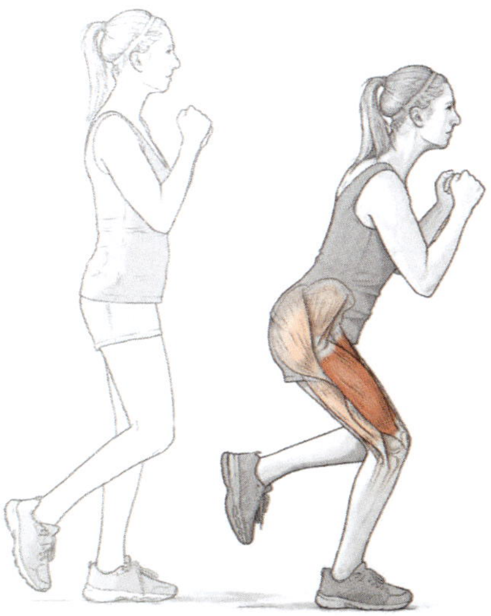

Stability Hop

Springen Sie auf einem Fuß stehend vorwärts und landen sie auf dem anderen Fuß; dämpfen Sie die Landung, indem Sie die Knie beugen und möglichst leise landen. Ihr Knie sollte sich direkt über den mittleren Zehen befinden. Diese Übung eignet sich hervorragend, um an der korrekten Ausrichtung der Beine zu arbeiten und sich unter Anwendung einer korrekten Technik auf schnelle Richtungswechsel vorzubereiten.

Drop Jump (Tief-Hoch-Sprung)

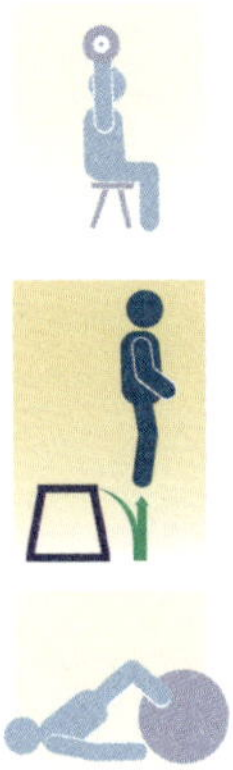

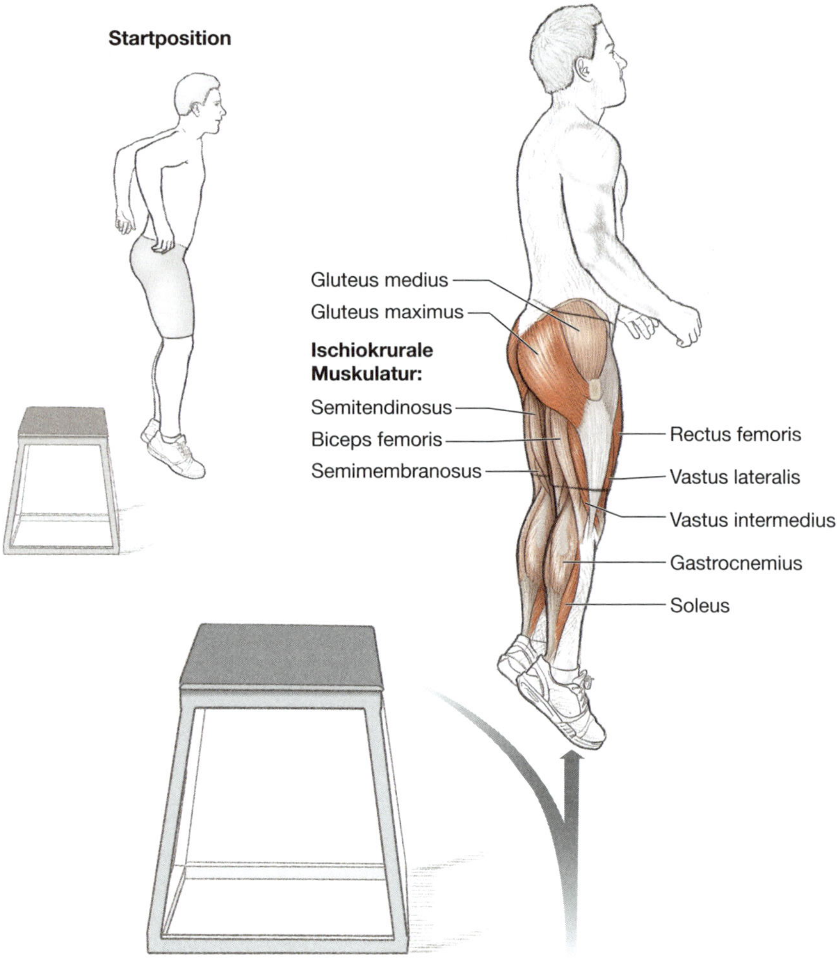

Ausführung

1. Stellen Sie sich auf eine 30 Zentimeter hohe Box und nehmen Sie einen aufrechten Stand mit einer bequemen, schulter- bis hüftbreiten Fußstellung ein. Die Zehen befinden sich nahe an der Vorderkante der Box.
2. Steigen Sie von der Box und landen Sie mit beiden Füßen auf dem Boden.
3. Sobald Sie aufkommen, springen Sie möglichst weit in die Höhe, wobei der Bodenkontakt möglichst kurz sein sollte.
4. Landen Sie in derselben Position und dämpfen Sie die Landung, indem Sie die Knie beugen und möglichst leise aufkommen.

Hinweis: Ihre Knie sollten eine korrekte Ausrichtung beibehalten und über den mittleren Zehen des jeweiligen Fußes bleiben.

Beteiligte Muskeln

Primär: Quadrizeps: *Rectus femoris* (gerader Schenkelmuskel), *Vastus lateralis* (äußerer Schenkelmuskel), *Vastus medialis* (innerer Schenkelmuskel), *Vastus intermedius* (mittlerer Schenkelmuskel); *Gluteus maximus* (großer Gesäßmuskel), *Soleus* (Schollenmuskel)
Sekundär: Ischiokrurale Muskulatur: *Semitendinosus* (Halbsehnenmuskel), *Semimembranosus* (Plattensehnenmuskel), *Biceps femoris* (zweiköpfiger Schenkelmuskel); *Gluteus medius* (mittlerer Gesäßmuskel), *Gluteus minimus* (kleiner Gesäßmuskel), *Gastrocnemius* (zweiköpfiger Wadenmuskel)

Präventiver Fokus

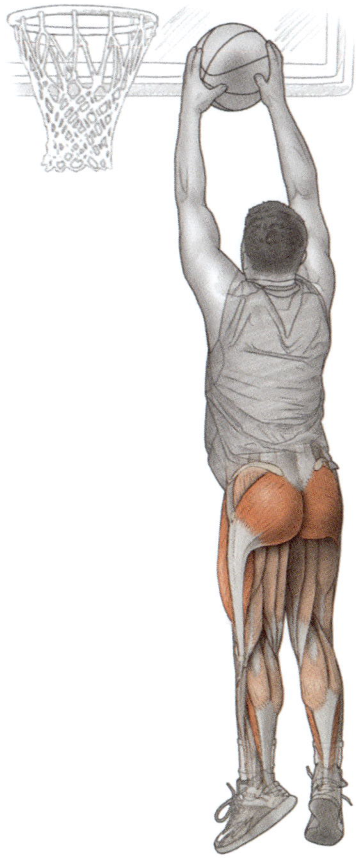

Plyometrische Übungen für die Beine erhöhen die Geschwindigkeits- und Aufprallkomponente, die in vielen anderen Übungskategorien nicht vorkommt. Der Drop Jump hat zwei wesentliche Vorteile: Er trainiert die korrekte Knieausrichtung und ahmt die Art von Bewegung und Aufprall nach, die in manchen Sportarten gefordert sind. Wer eine Sportart ausübt, die unter anderem Explosivität und die Fähigkeit zum schnellen Abbremsen erfordert, wird davon profitieren, solch intensive Übungen in das Trainingsprogramm zu integrieren, um bessere konditionelle Voraussetzungen zu schaffen.

Zu den Sportarten und Spielpositionen, die ein Abbremsen bei der Landung nach einem Sprung erfordern, gehören beispielsweise:

- ein Wide Receiver im Football, der landet, nachdem er einen Ball gefangen hat,
- ein Forward im Basketball, der landet, nachdem er einen Rebound gefangen hat,
- ein Verteidiger im Fußball, der nach einem Kopfball landet,
- ein Blockspieler im Volleyball, der landet, nachdem er am Netz geblockt hat.

Variationen

Drop Jump (Tief-Hoch-Sprung) auf eine zweite Box

Diese Übung wird auf dieselbe Weise ausgeführt wie der normale Drop Jump; bei der Landung springt man jedoch nicht gerade nach oben, sondern vorwärts auf eine zweite Box. Der Abstand zwischen beiden Boxen hängt vom Können des Athleten und seiner Erfahrung mit plyometrischen Übungen ab; ein Abstand von 60 Zentimetern ist ein guter Startpunkt (NSCA 2016).

Drop Jump (Tief-Hoch-Sprung) mit 90-Grad-Wende

Diese Übung wird auf dieselbe Weise ausgeführt wie der normale Drop Jump; bei der Landung springt man jedoch nicht gerade nach oben, sondern dreht sich in der Luft zur Seite und kommt im 90-Grad-Winkel zur Startposition auf. Wie beim Drop Jump sollte man auch hier die Landung dämpfen, indem man die Knie beugt und möglichst leise landet.

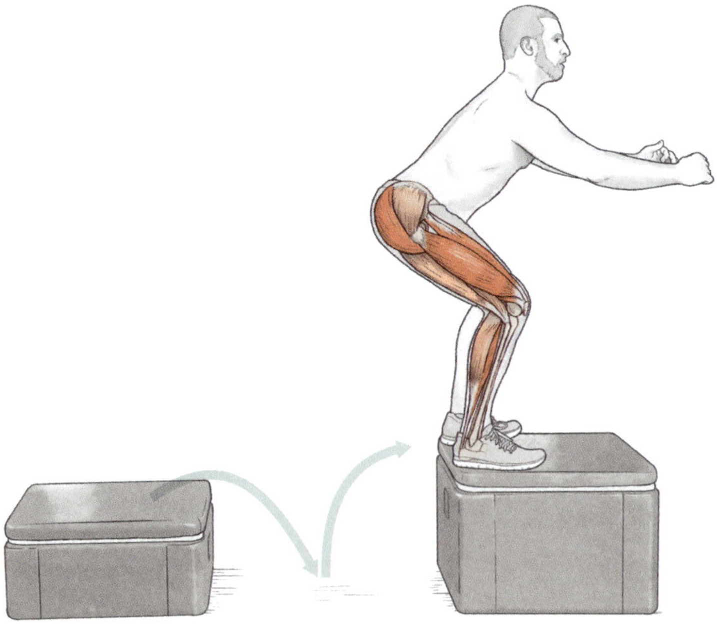

Einbeiniger Vertikalsprung

Startposition

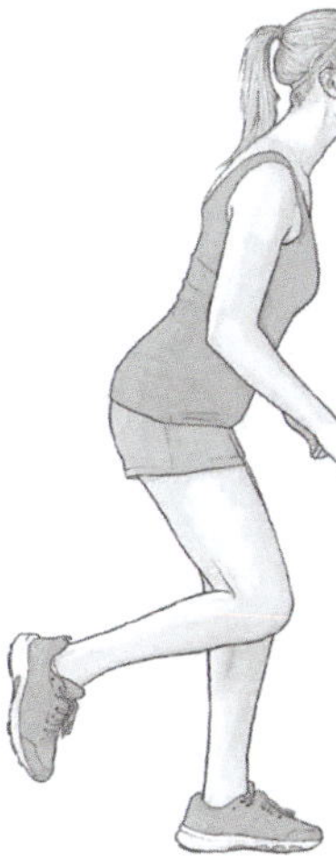

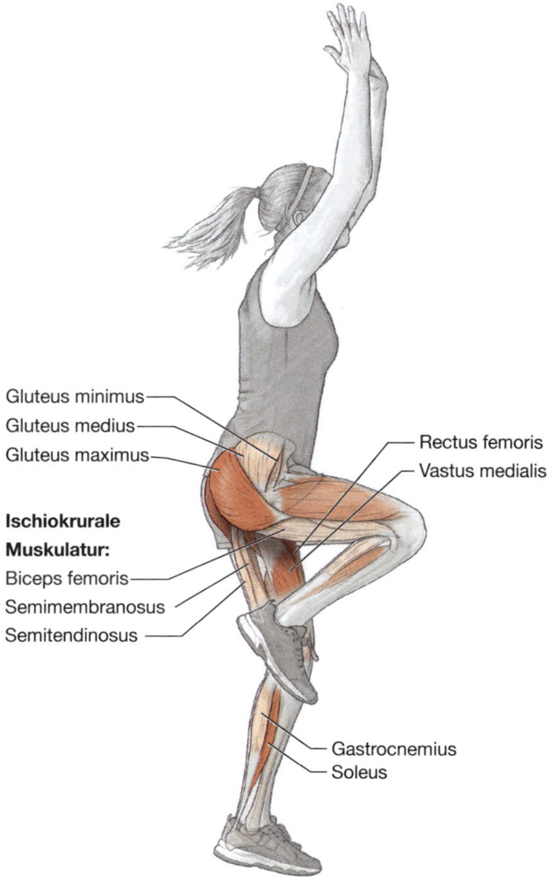

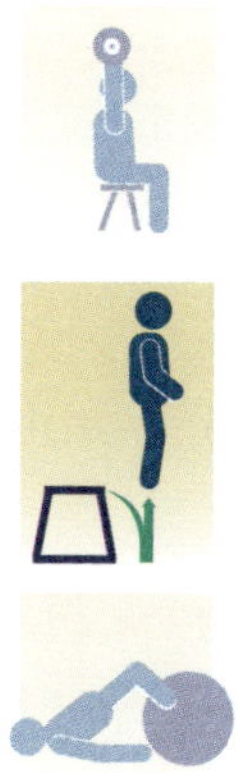

Ausführung

1. Stellen Sie sich aufrecht und bequem auf ein Bein. Halten Sie das freie Bein während der gesamten Übung mit gebeugtem Knie stabil in einer Position.
2. Beugen Sie das Standbein leicht und springen Sie sofort explosiv nach oben. Nehmen Sie beide Arme zur Unterstützung mit nach oben und versuchen Sie, ein in der Luft stehendes Ziel zu berühren.
3. Landen Sie auf einem Fuß in der Startposition und achten Sie auf eine korrekte Knieausrichtung (siehe Abbildung Seite 163) und eine weiche Landung, indem Sie das Knie beugen und möglichst leise aufkommen.
4. Wiederholen Sie den Sprung mit demselben Bein.

Hinweis: Auf jeden Sprung sollte eine kurze Pause folgen; die Wiederholungen erfolgen also nicht nahtlos in Folge.

Beteiligte Muskeln

Primär: Quadrizeps: *Rectus femoris* (gerader Schenkelmuskel), *Vastus lateralis* (äußerer Schenkelmuskel), *Vastus medialis* (innerer Schenkelmuskel), *Vastus intermedius* (mittlerer Schenkelmuskel); *Gluteus maximus* (großer Gesäßmuskel), *Soleus* (Schollenmuskel)
Sekundär: Ischiokrurale Muskulatur: *Semitendinosus* (Halbsehnenmuskel), *Semimembranosus* (Plattensehnenmuskel), *Biceps femoris* (zweiköpfiger Schenkelmuskel); *Gluteus medius* (mittlerer Gesäßmuskel), *Gluteus minimus* (kleiner Gesäßmuskel), *Gastrocnemius* (zweiköpfiger Wadenmuskel)

Präventiver Fokus

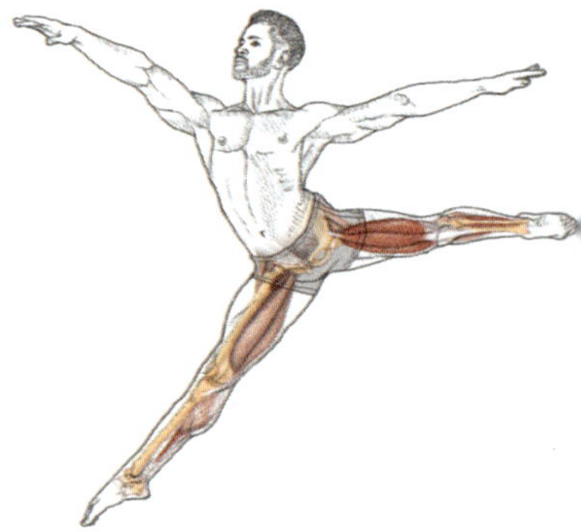

Wie der Drop Jump konzentriert sich auch diese plyometrische Übung auf eine korrekte Knieausrichtung und ahmt sportspezifische Bewegungen und Aufprallkräfte nach. Weil diese Übung jedoch nur mit einem Bein arbeitet, müssen die Muskeln im Sprungbein mehr Kraft erzeugen, wodurch die Intensität zunimmt und vom aktiven Knie mehr Balance und Kontrolle gefordert wird. Tänzer aller Stilrichtungen müssen sich oft über einen längeren Zeitraum hinweg auf einem Bein bewegen oder landen, beispielsweise bei Sprüngen, Jetés und Pirouetten. Alle Tänzer profitieren vom einbeinigen Vertikalsprung, um ihre Ausrichtung und Kraft zu verbessern, während sie gleichzeitig das Verletzungsrisiko senken.

Variationen

Kontinuierlicher einbeiniger Vertikalsprung

Diese Variation des einbeinigen Vertikalsprungs wird auf dieselbe Weise ausgeführt wie die Grundübung, allerdings wird die Erholungsphase zwischen den Sprüngen auf ein Minimum reduziert: Auf die Landung folgt gleich der nächste Sprung. Dies erfordert mehr Kontrolle über das Knie, und die Kontinuität stellt eine authentischere Nachahmung der Aktivität dar, die in den meisten Sportarten gefordert ist.

Einbeiniger Seitsprung

Wie die vorherige Variante wird auch diese Übung ohne Pause ausgeführt, statt jedoch in die Höhe zu springen, erfolgt die Bewegung zur Seite, bevor man wieder in die Startposition zurückspringt. Markieren Sie den Boden in einem Abstand von jeweils 30 Zentimetern und stellen Sie sich auf die erste Markierung. Springen Sie mit einem Bein hoch und zur Seite, um die zweite Markierung zu erreichen; springen Sie unmittelbar nach der Landung sofort wieder zur ersten Markierung zurück. Dies erfordert mehr Kontrolle über das Knie, und die Kontinuität stellt eine authentischere Nachahmung der Aktivität der meisten Sportarten dar.

Hürdensprung zur Seite

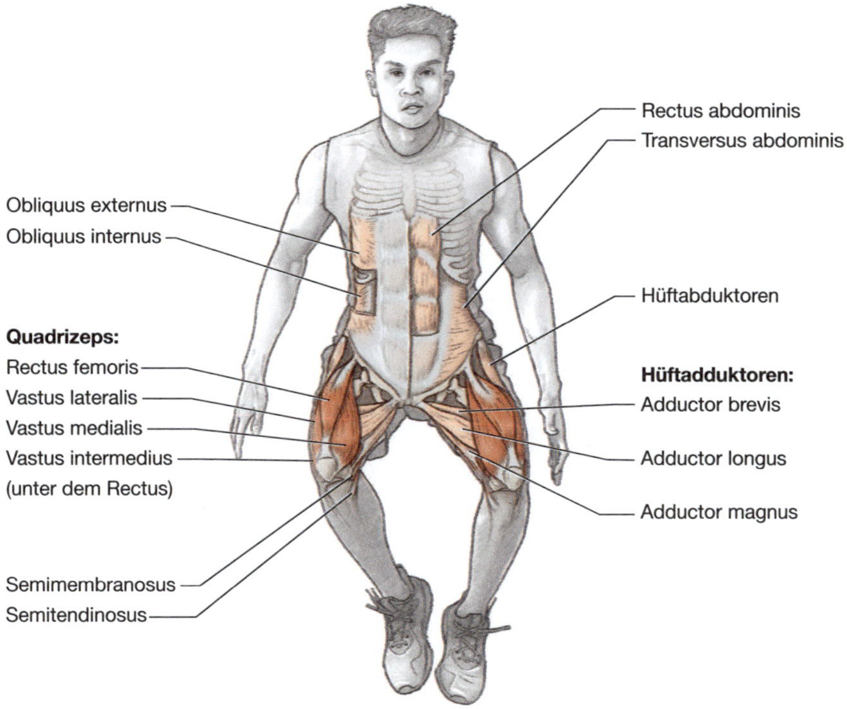

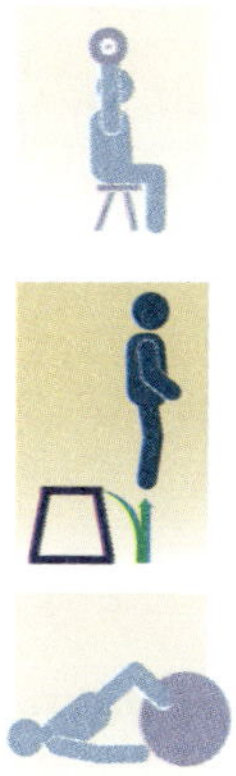

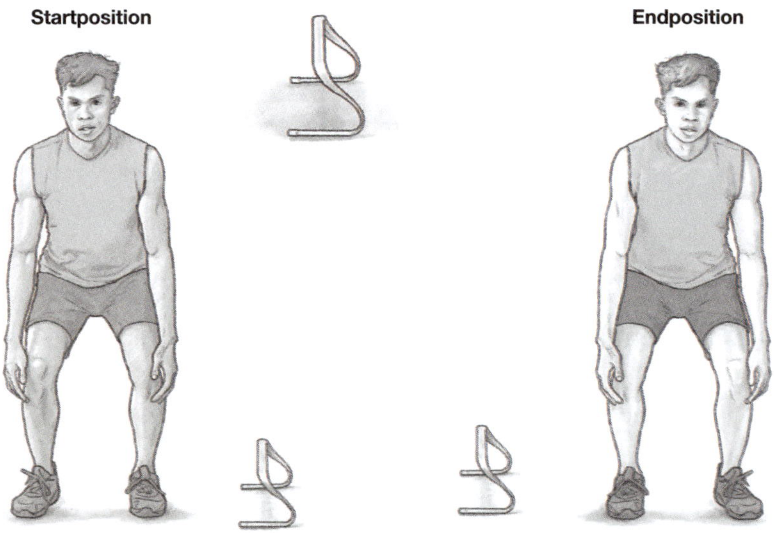

Ausführung

1. Nehmen Sie einen hüft- bis schulterbreiten Stand ein und stellen Sie sich seitlich neben eine Hürde.
2. Achten Sie auf eine korrekte Knieausrichtung (siehe Abbildung Seite 163), gehen Sie leicht in die Knie und springen Sie mit geschlossenen Beinen über die Hürde.
3. Landen Sie auf beiden Füßen und dämpfen Sie den Aufprall, indem Sie Ihre Knie beugen. Achten Sie auch hier auf eine korrekte Knieausrichtung.
4. Kehren Sie in die Startposition zurück und wiederholen Sie den Bewegungsablauf.

Hinweis: Sie können diese Übung links oder rechts von der Hürde beginnen.

Beteiligte Muskeln

Primär: *Gluteus maximus* (großer Gesäßmuskel), ischiokrurale Muskulatur: *Semitendinosus* (Halbsehnenmuskel), *Semimembranosus* (Plattensehnenmuskel), *Biceps femoris* (zweiköpfiger Schenkelmuskel); Quadrizeps: *Rectus femoris* (gerader Schenkelmuskel), *Vastus lateralis* (äußerer Schenkelmuskel), *Vastus medialis* (innerer Schenkelmuskel), *Vastus intermedius* (mittlerer Schenkelmuskel)
Sekundär: Hüftabduktoren: *Gluteus medius* (mittlerer Gesäßmuskel), *Gluteus minimus* (kleiner Gesäßmuskel), *Piriformis* (birnenförmiger Muskel); Hüftadduktoren: *Adductor longus* (langer Schenkelanzieher), *Adductor magnus* (großer Schenkelanzieher), *Adductor brevis* (kurzer Schenkelanzieher); *Erector spinae* (Rückenstrecker): *Iliocostalis* (Darmbein-Rippen-Muskel), *Longissimus* (langer Rückenmuskel), *Spinalis* (Dornmuskel); *Rectus abdominis* (gerader Bauchmuskel), *Obliquus externus* und *internus abdominis* (äußere und innere schräge Bauchmuskeln), *Transversus abdominis* (querer Bauchmuskel)

Präventiver Fokus

Der Hürdensprung zur Seite – sowohl mit beiden Beinen als auch einbeinig – ergänzt das Springen um eine laterale Komponente – die Seitwärtsbewegung –, die es für den Athleten erforderlich macht, sowohl seine Sprung- als auch seine Landeposition auf eine Weise zu kontrollieren, die sich von Vertikalsprüngen unterscheidet. Diese Art von Bewegung ist in zahlreichen Sportarten geläufig, aber eine der bekanntesten ist die Position des Running Back im Football. Diese Athleten laufen oft gerade nach vorn, stoppen dann mit beiden Füßen ab und ändern ihre Laufrichtung, indem sie sich mit einem oder beiden Füßen vom Boden abstoßen. Wenn der Hürdensprung zur Seite korrekt ausgeführt trainiert wird, ist der Athlet besser für die Sprints und Richtungswechsel gewappnet, wie man sie beispielsweise vom Football kennt.

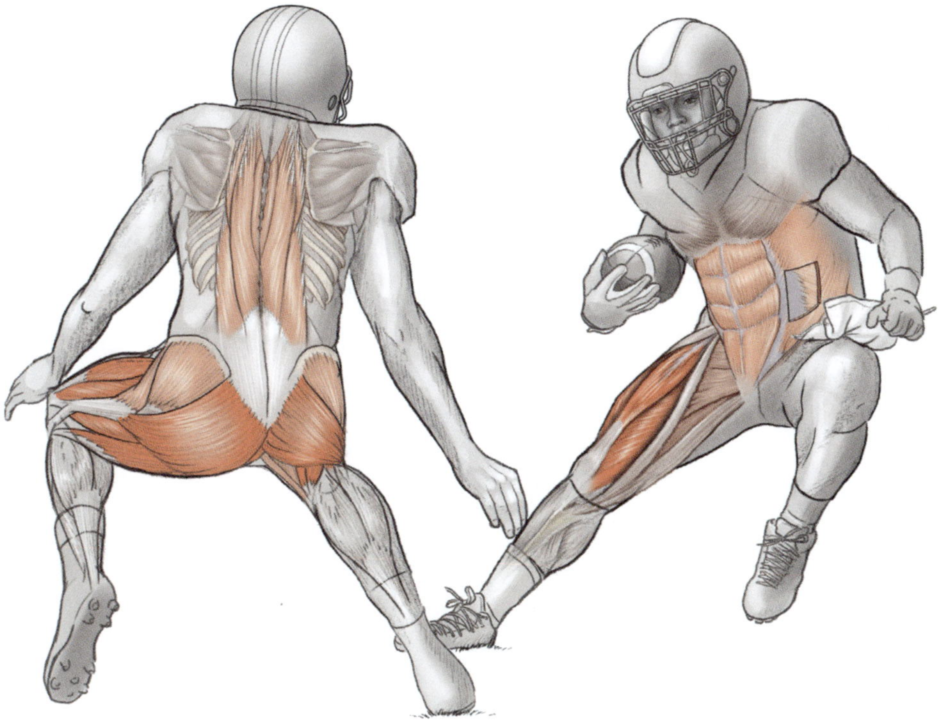

Variationen

Kontinuierlicher Hürdensprung zur Seite

Der Hürdensprung zur Seite lässt sich auch kontinuierlich ausführen: Bei der Landung nach einem Sprung springt man ohne Pause sofort wieder über die Hürde (in die entgegengesetzte Richtung). Dies erfordert noch mehr Kontrolle über das Knie, und durch die kontinuierliche Ausführung ahmt diese Übung die Aktivität stärker nach, wie sie in den meisten Sportarten mit schnellen Richtungswechseln gefordert ist.

Einbeiniger Hürdensprung zur Seite

Eine andere gängige Variante besteht darin, den Hürdensprung zur Seite einbeinig auszuführen. Stellen Sie sich auf einem Bein neben die Hürde, springen Sie darüber und landen Sie auf demselben Bein. Diese Übung ist sehr anspruchsvoll und erfordert ebenfalls mehr Kontrolle über das Knie. Aufgrund der höheren Intensität ist es ratsam, die Höhe der Hürde zu senken.

Standweitsprung mit einbeiniger Landung

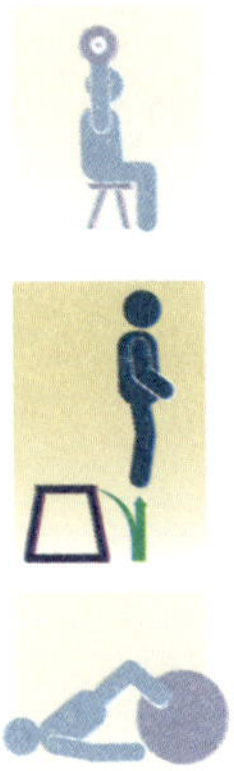

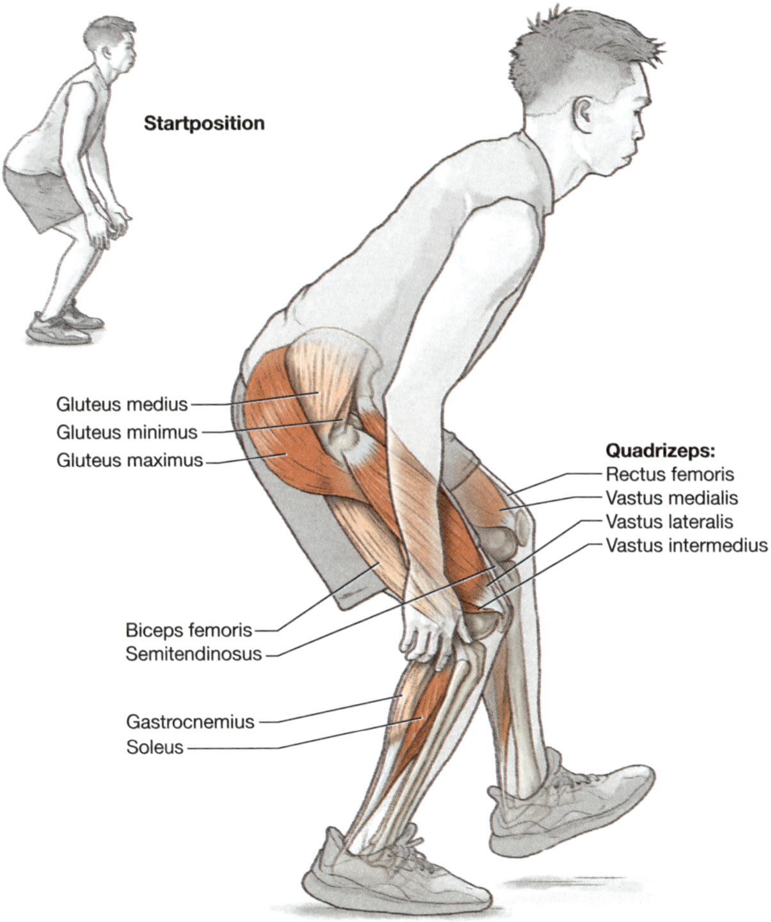

Ausführung

1. Beginnen Sie mit einer halben Kniebeuge in einem schulter- bis hüftbreiten Stand.
2. Gehen Sie leicht in die Knie und springen Sie sofort mit beiden Füßen explosiv möglichst weit nach oben und nach vorn; holen Sie vor dem Sprung mit beiden Armen Schwung.
3. Landen Sie auf einem Fuß mit wie in der Startposition gebeugten Knien und achten Sie auf eine korrekte Knieausrichtung (siehe Abbildung Seite 163) und eine weiche Landung, indem Sie das Knie beugen und möglichst leise aufkommen.

Hinweis: Pausieren Sie nach jedem Sprung.

Beteiligte Muskeln

Primär: Quadrizeps: *Rectus femoris* (gerader Schenkelmuskel), *Vastus lateralis* (äußerer Schenkelmuskel), *Vastus medialis* (innerer Schenkelmuskel), *Vastus intermedius* (mittlerer Schenkelmuskel); *Gluteus maximus* (großer Gesäßmuskel), *Soleus* (Schollenmuskel)
Sekundär: Ischiokrurale Muskulatur: *Semitendinosus* (Halbsehnenmuskel), *Semimembranosus* (Plattensehnenmuskel), *Biceps femoris* (zweiköpfiger Schenkelmuskel); *Gluteus medius* (mittlerer Gesäßmuskel), *Gluteus minimus* (kleiner Gesäßmuskel), *Gastrocnemius* (zweiköpfiger Wadenmuskel)

Präventiver Fokus

Die Explosivität dieses Sprungs ähnelt den Anforderungen, die viele Sportarten und das Sprinten an den Athleten stellen, und die einbeinige Landung ahmt das Abbremsen nach, das in so vielen Disziplinen vorkommt. Außerdem richtet diese Übung ihren Fokus auf eine korrekte Landetechnik mit Stoßabsorption und Ausrichtung; es hat sich gezeigt, dass diese beiden Technikschwerpunkte das Verletzungsrisiko senken (Hewett et al. 2005; Miranda et al. 2013; Sell et al. 2007; Yu et al. 2006). Eiskunstlauf ist ein Sport, bei dem man oft auf einem Bein landet. Obwohl die Oberfläche, auf der man landet, von der Bodenbeschaffenheit in den meisten Sportarten abweicht, sind die Anforderungen, die die Landung auf einem Bein an das Knie stellt, grundsätzlich gleich. Es ist wichtig, den Standweitsprung mit einbeiniger Landung in den Trainingsplan von Eiskunstläufern zu integrieren, um das Risiko für Knieverletzungen zu reduzieren.

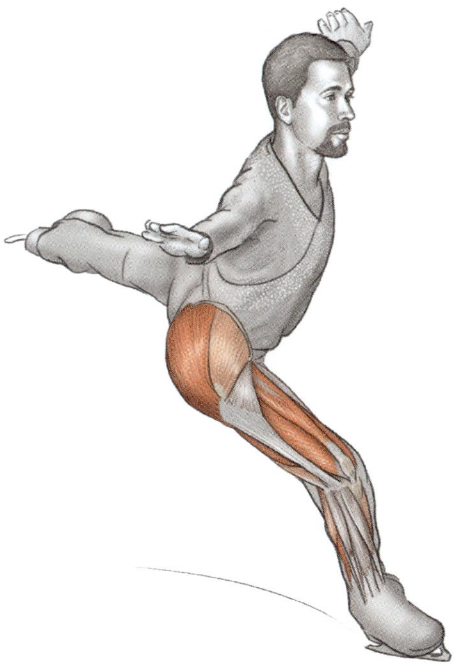

Variation

Aus dem Standweitsprung in den Vertikalsprung

Diese Variation beginnt wie die vorherige Übung, aber man landet mit beiden Füßen und lässt umgehend einen Vertikalsprung folgen; anschließend landet man wieder mit beiden Füßen, dämpft den Aufprall und kommt möglichst leise auf.

Beinextension

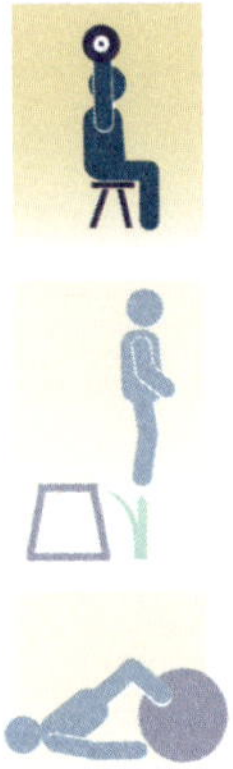

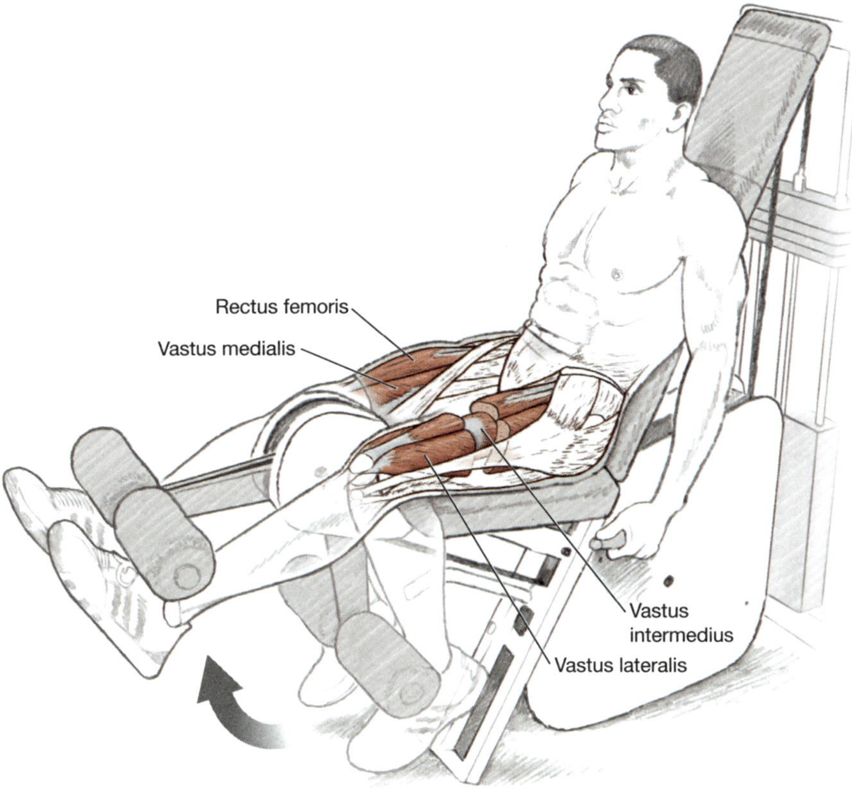

Ausführung

1. Setzen Sie sich so in die Kraftstation, dass die Knie an der Achse der Maschine ausgerichtet sind.
2. Legen Sie die Vorderseite der Fußgelenke unter die Knöchelpolster oder Rolle.
3. Halten Sie Oberschenkel, Unterschenkel und Füße jeweils parallel zueinander und strecken Sie die Knie, bis sie gerade sind.
4. Lassen Sie die Knie langsam in die Startposition zurückkehren.

Hinweise: Wenn das Rückenpolster verstellbar ist, sollten Sie es so bewegen, dass Ihre Knie an der Achse der Maschine ausgerichtet sind. Positionieren Sie Gesäß und Oberschenkel so, dass Ihre Kniekehlen das vordere Ende der Sitzfläche berühren.
Wenn die Fußrolle einstellbar ist, sollten Sie sie so positionieren, dass sie Ihren Fußrücken berührt.

Beteiligte Muskeln

Primär: Quadrizeps: *Rectus femoris* (gerader Schenkelmuskel), *Vastus lateralis* (äußerer Schenkelmuskel), *Vastus medialis* (innerer Schenkelmuskel), *Vastus intermedius* (mittlerer Schenkelmuskel)
Sekundär: Keine

Präventiver Fokus

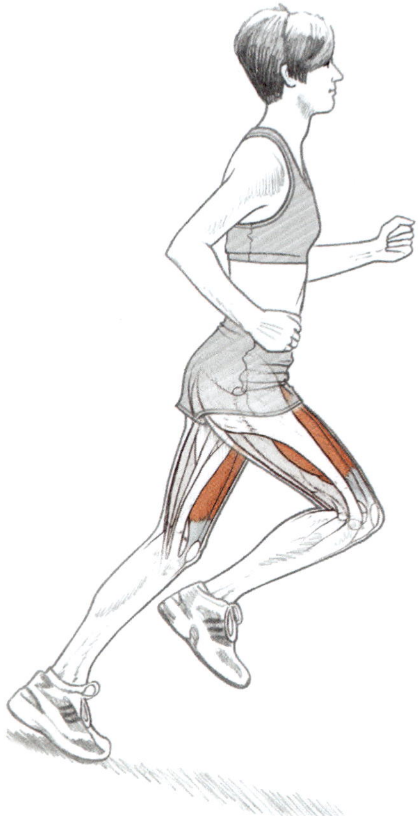

Diese Übung wurde in der Vergangenheit in der Rehabilitation und Verletzungsprävention kontrovers diskutiert, weil sie nicht im herkömmlichen Sinn »funktional« ist. Es wurde in diesem Zusammenhang der Einwand geäußert, dass sich ein rekonstruiertes vorderes Kreuzband aufgrund der anterioren Scherkraft, die es begrenzt, lockern kann. Es ist jedoch die beste Übung, die uns bekannt ist, um den Quadrizeps isoliert zu beanspruchen. Weil diese Bewegung selten im Sport oder Alltag ist, kann sie als unfunktionell gelten; alternativ dazu ist es durchaus möglich, funktionellere Übungen auszuführen, zum Beispiel den Back Squat, aber mit geringerem Einsatz der Quadrizepsmuskeln. Das ist vor allem wichtig, um die Belastungstoleranz der Patellasehne aufzubauen und das Risiko eines erneuten Kreuzbandrisses zu verringern. Außerdem gibt es, falls überhaupt, nur eingeschränkte Untersuchungen, die zu der Schlussfolgerung kommen, dass jede Form von anteriorer Scherkraft, die möglicherweise auftritt, einen schädlichen Einfluss auf das vordere Kreuzband ausübt.

Jeder Sport, der den Beineinsatz erfordert, profitiert von der Integration der Beinextension in ein Trainingsprogramm zur Verringerung des Verletzungsrisikos des Patellofemoralgelenks. Läufer sind ein gutes Beispiel für Athleten, die häufig über patellofemorale Schmerzen klagen und von der Beinextension profitieren. Das gilt vor allem bei Bergabläufen; das Abbremsen während des Bergablaufens zeichnet sich durch eine signifikante exzentrische Komponente aus.

Variationen

Beinextension mit Kettlebell

Diese Übung hat eine starke Ähnlichkeit mit der eben beschriebenen Beinextension, unterscheidet sich aber in zweierlei Hinsicht: Die Übung wird mit einem Bein ausgeführt, und man verwendet als Widerstand eine Kettlebell und keine Kraftmaschine. Setzen Sie sich mit Gesäß und Oberschenkeln auf einen Stuhl, eine Bank oder eine Box und führen Sie die Zehen eines Fußes durch den Griff einer Kettlebell. Halten Sie durchgehend den Kontakt zur Sitzfläche und strecken Sie Ihr Knie, bis es gerade ist; beugen Sie Ihr Knie daraufhin langsam, um in die Startposition zurückzukehren.

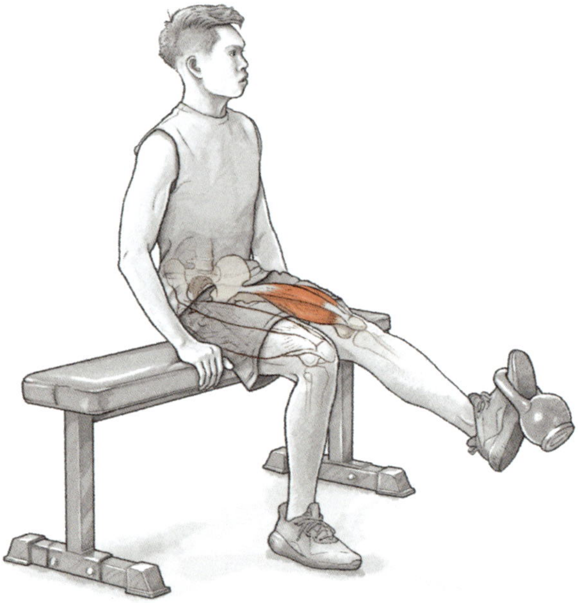

Nordic Quadriceps Extension

Diese Übung wird oft auch als Reverse Nordic Curl bezeichnet und ist im Grunde das Gegenteil der Variante, die auf die Oberschenkelrückseite abzielt – wie der Name andeutet, konzentriert sich diese Übung auf den Quadrizeps und nicht auf die ischiokrurale Muskulatur. Setzen Sie sich auf den Boden und kommen Sie in den Kniestand, bei dem Sie von den Knien bis zu den Schultern eine gerade Linie bilden. Lehnen Sie sich langsam zurück, wobei sich Sie die Knie stärker beugen. Beim Absenken sollten Sie eine Dehnung auf der Oberschenkelvorderseite spüren. Lehnen Sie sich möglichst weit zurück und spannen Sie die Muskeln des Quadrizepses an, um in die Startposition zurückzukehren.

9

Unterschenkel, Fußgelenk und Fuß

Unterschenkel, Fußgelenk und Fuß sind drei klar unterscheidbare anatomische Bereiche, die signifikant ineinandergreifen und miteinander interagieren (siehe nachstehende Abbildung). Wir werden jeden Bereich und jedes Gelenk besprechen und detailliert auf die spezifischen Muskeln und Gelenke eingehen.

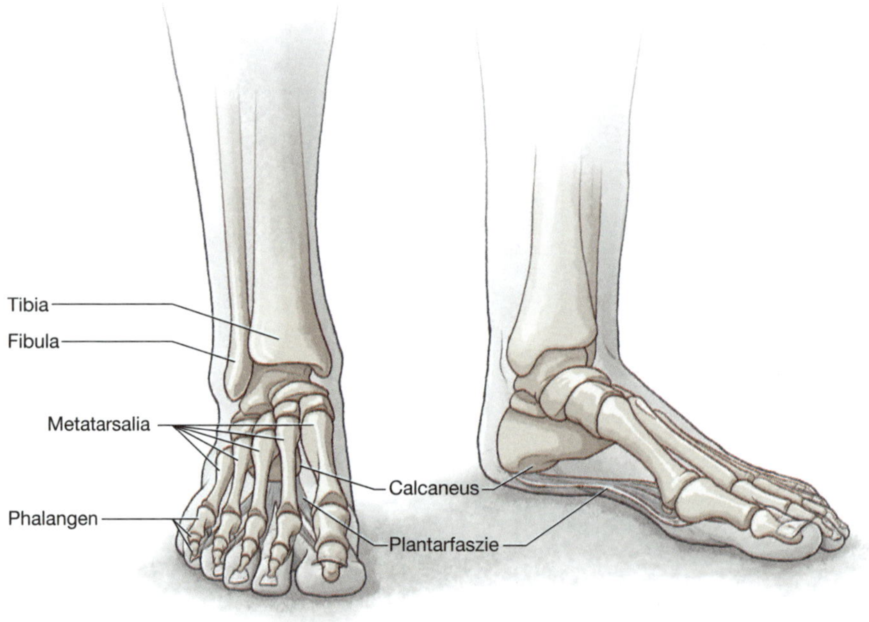

Anatomie von Bein, Fußgelenk und Fuß

Unterschenkel

Der Unterschenkel ist der untere Teil des Beins zwischen dem Knie- und Fußgelenk. Obwohl die gesamte untere Extremität oft als Bein bezeichnet wird, ist nur der Bereich zwischen dem Knie- und Fußgelenk das anatomische Bein. [Dennoch wird in der deutschen Fassung des Buches der besseren Verständlichkeit halber von Ober- und Unterschenkel gesprochen und »Bein« meint die gesamte untere Extremität, Anm. d. Red.] Die *Tibia* (Schienbein) und die *Fibula* (Wadenbein) sind die beiden Knochen des Beins, wobei die *Tibia* hauptsächlich das Gewicht trägt. Am oberen Ende artikuliert die *Tibia* mit den *Femurkondylen* (siehe die Kapitel 7 und 8) – das heißt, sie bildet ein Gelenk – und am unteren Ende mit dem *Talus*, von dem in diesem Kapitel noch die Rede sein wird. Die *Fibula* trägt deutlich weniger Gewicht und hat in erster Linie die Aufgabe, eine Fläche bereitzustellen, an der die Beinmuskeln ansetzen können. Der Unterschenkel hat drei Kompartimente – die Extensorenloge (vorderes Kompartiment), die Fibularisloge (laterales Kompartiment) und die Flexorenloge (oberflächliches hinteres Kompartiment) –, die sich durch andere Muskeln und Strukturen auszeichnen.

Die Extensorenloge besteht aus vier Muskeln, die primär für die Dorsalflexion des Fußes im Fußgelenk und die Extension der Zehen zuständig sind (siehe nachstehende Abbildung).

- ***Tibialis anterior* (vorderer Schienbeinmuskel):** Dieser Muskel entspringt an der oberen Hälfte der Lateralfläche der *Tibia* und setzt an der Basis des ersten Mittelfußknochens und des inneren Keilbeins *(Os cuneiforme mediale)* an. Seine primäre Funktion ist die Dorsalflexion des Fußes im Fußgelenk, er invertiert aber auch den Fuß. Obwohl andere Muskeln ebenso an diesen Aktionen mitwirken, ist der *Tibialis anterior* der hauptsächlich aktive Muskel, um den Fuß in Dorsalflexion (Anziehen des Fußes Richtung Schienbein) und Inversion (ihn nach innen drehen) zu bringen.
- ***Extensor digitorum longus* (langer Zehenstrecker):** Dieser Muskel liegt lateral neben dem *Tibialis anterior* und bildet vier Sehnen, die sich oben am Fuß zu den vier kleineren Zehen (Zehen 2 bis 5) verzweigen. Er entspringt am lateralen *Tibiakondylus* und den oberen drei Vierteln der Vorderfläche der *Fibula* (Wadenbein) und setzt an den mittleren und distalen Phalangen der vier kleineren Zehen an. Wie der Name bereits andeutet, ist dieser Muskel für die Streckung dieser Zehen verantwortlich. Aufgrund seiner anterioren Lage (am Fußrücken) trägt er auch zur Dorsalflexion des Fußes im Fußgelenk bei.

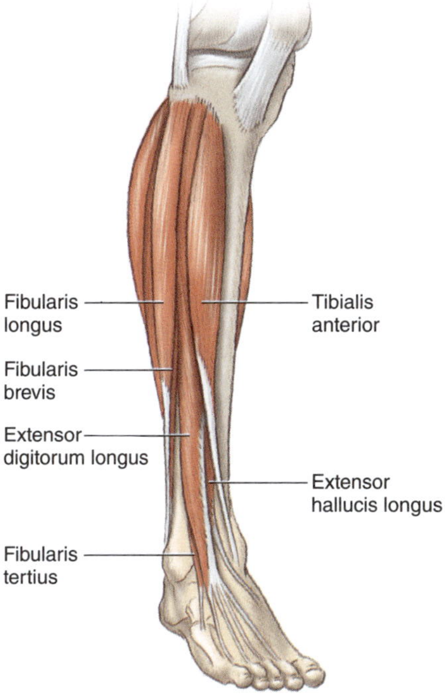

Muskeln auf der Beinvorderseite

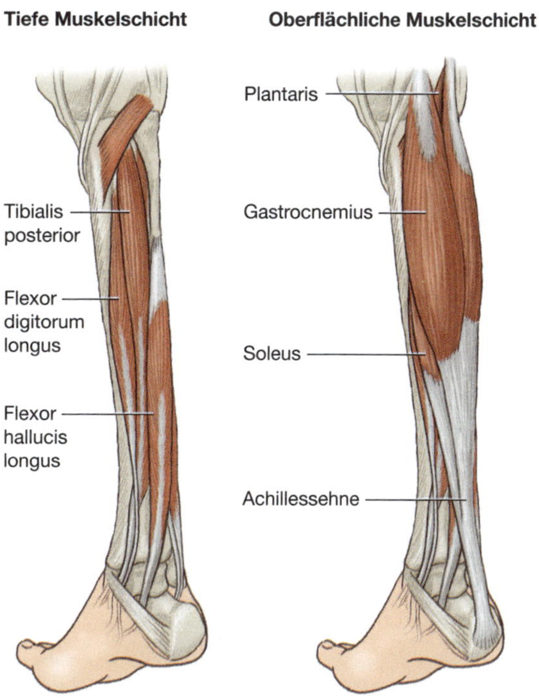

Muskeln auf der Beinrückseite

- ***Fibularis tertius* (dritter Wadenbeinmuskel):** Dieser Muskel entspringt am unteren Drittel der Vorderfläche der *Fibula* und setzt an der Basis des fünften Mittelfußknochens (Oberseite) an. Obwohl der *Fibularis tertius* (auch: *Peronaeus tertius*) auch bei der Dorsalflexion mitwirkt, hat er hauptsächlich die Aufgabe, den Fuß im Fußgelenk in Eversion zu bringen, ihn als auswärts zu drehen.
- ***Extensor hallucis longus* (langer Großzehenstrecker):** Dieser Muskel entspringt am mittleren Drittel der Vorderfläche der Fibula und setzt an der Basis der distalen Phalanx des Großzehs an. Seine primäre Funktion ist die Extension und Hyperextension (Streckung und Überstreckung) des Großzehs, er trägt aber auch zur Dorsalflexion des Fußes bei.

Die Fibularisloge hat nur zwei Muskeln, die den Fuß in Eversion bringen (siehe Abbildung Seite 187). Beide Muskeln liegen hinter dem *Malleolus lateralis* (Fußaußenknöchel); aufgrund dieser Position tragen sie auch zur Plantarflexion bei (Fuß nach unten zeigen lassen, »strecken«).

- ***Fibularis brevis* (kurzer Wadenbeinmuskel):** Dieser Muskel entspringt den unteren beiden Dritteln der Lateralfläche der *Fibula* und setzt an der Basis des fünften Mittelfußknochens und dem Knochenhöcker an der Außenseite an.
- ***Fibularis longus* (langer Wadenbeinmuskel:** Dieser Muskel entspringt am Köpfchen sowie den oberen beiden Dritteln der Lateralfläche der *Fibula* und setzt an der Basis des ersten Mittelfußknochens und dem *Os cuneiforme mediale* an; diese Ansätze befinden sich in der Nähe der Ansätze des *Tibialis anterior*.

Die Flexorenloge besteht aus mehreren Muskeln. Die ersten drei bilden die oberflächliche Muskelschicht, während die zweite Dreiergruppe die tiefe Muskelschicht auf der Unterschenkelrückseite ergibt (siehe Abbildung Seite 187).

- ***Gastrocnemius* (zweiköpfiger Wadenmuskel):** Dieser Wadenmuskel ist der oberflächlichste Muskel der Flexorenloge und hat zwei Köpfe: Der laterale Kopf entspringt am lateralen Aspekt des lateralen *Femurkondylus*, während der mediale Kopf der *Fossa poplitea* (»Kniekehle«) des *Femurs* entspringt, oberhalb des medialen *Femurkondylus*. Die beiden Köpfe bilden einen Muskel und verschmelzen in der Wadenmitte zu einer breiten flachen Sehne, die über die Achillessehne am Fersenhöcker ansetzt. Die primäre Aktion des Wadenmuskels ist die Plantarflexion des Fußes im Fußgelenk. Aufgrund seines einzigartigen Ursprungs proximal zum Knie trägt er auch zur Flexion des Beins im Kniegelenk bei. Jeder Muskel, der über zwei Gelenke verläuft, hat jedoch einen signifikanten Nachteil, wenn er versucht, simultan an beiden Gelenken eine maximale Bewegung zu bewirken, deshalb darf der *Gastrocnemius* das Knie nicht beugen, wenn er mit maximaler Kraft eine Plantarflexion ausführen will.
- ***Soleus* (Schollenmuskel):** Der Schollenmuskel verdankt seinen Namen seiner Ähnlichkeit mit dem gleichnamigen Fisch. Er entspringt der Rückseite des *Fibula*-Köpf-

chens, dem oberen Viertel der Hinterfläche der *Fibula*, der Schollenlinie der *Tibia* und der medialen *Tibia*-Grenze. Wie der Gastrocnemius setzt er über die Achillessehne am Fersenhöcker an. Als größter Unterschenkelmuskel ist der *Soleus* sehr stark und arbeitet mit dem *Gastrocnemius* zusammen, um den Fuß im Fußgelenk in Plantarflexion zu bringen.

- ***Plantaris* (Fußsohlenmuskel):** Dieser kleine Muskel entspringt oberhalb des lateralen *Femurkondylus* und des lateralen Kopfes des *Gastrocnemius* und setzt knapp über dem Ansatz der Achillessehne am Fersenhöcker an. Obwohl er verletzt werden kann, ist der *Plantaris* in erster Linie ein propriozeptives Organ, das nur minimal zur Plantarflexion fähig ist.
- ***Flexor hallucis longus* (langer Großzehenbeuger):** Dieser tiefe Muskel entspringt an den unteren beiden Dritteln der Hinterfläche der *Fibula* und setzt an der Basis des Großzehenendglieds und zwei Sesambeinen an; diese eingebetteten Knochen flankieren die Sehne auf beiden Seiten, um sie zu schützen, wenn sie das erste Mittelfußköpfchen kreuzt. Der *Flexor hallucis longus* beugt den Großzeh und ist in begrenztem Ausmaß zu einer Plantarflexion des Fußes im Fußgelenk fähig.
- ***Flexor digitorum longus* (langer Zehenbeuger):** Dieser tiefe Muskel entspringt an der Hinterfläche der *Tibia* unterhalb des Ursprungs des Schollenmuskels und setzt an den Basen der Endglieder der vier kleineren Zehen an. Er beugt diese Zehen.
- ***Tibialis posterior* (hinterer Schienbeinmuskel):** Dieser tiefe Muskel entspringt an den Hinterflächen von *Fibula* und *Tibia* und setzt an der *Tuberositas navicularis*, den Keil- und Würfelbeinen wie auch den Basen des zweiten, dritten und vierten Mittelfußknochens an. Er ist hauptsächlich für die Supination und Inversion (Aus- und Einwärtsdrehung) des Fußes zuständig (vor allem bei der Plantarflexion) und ist in begrenztem Ausmaß zur Plantarflexion des Fußes im Fußgelenk fähig.

Aufgrund ihres intensiven Einsatzes im Alltag und Sport betreffen die meisten gängigen Beinverletzungen entweder die Muskeln oder Sehnen. Diese muskulotendinösen Strukturen werden täglich Tausende Male genutzt, und diese Zahl steigt, wenn man leistungsorientiertes Training oder Wettkämpfe bestreitet.

Zerrung der Wadenmuskulatur

Zerrungen, die den *Gastrocnemius* (zweiköpfiger Wadenmuskel), *Soleus* (Schollenmuskel) oder *Plantaris* (Fußsohlenmuskel) betreffen, die in diesem Kontext als Wadenmuskulatur zusammengefasst werden, treten bei Sportarten auf, in denen man schnell laufen, weite Strecken zurücklegen und rasch beschleunigen und abbremsen muss. Obwohl Verletzungen des *Soleus* wahrscheinlich viel zu selten diagnostiziert werden (Draghi et al. 2021), treten Zerrungen in diesem Bereich am häufigsten am medialen Kopf des *Gastrocnemius* oder am Muskel-Sehnen-Übergang zur Achillessehne auf. Der *Gastrocnemius* ist wie die ischiokrurale Muskulatur und der *Rectus femoris* (gerader Schenkelmuskel) ein Muskel, der über zwei Gelenke verläuft; weil er an zwei Gelenken wirkt und raschen Veränderungen unterliegt, ist das Verletzungsrisiko höher. Athleten, die anfälliger für eine Wadenzerrung sind, sind oft Tennisspieler, Footballspieler oder Läufer. Gelegentlich nehmen viele Betroffene ein Knacken auf der Rückseite des Unterschenkels wahr. Dies wird manchmal als Tennisbein bezeichnet und obwohl man ursprünglich annahm, dass es sich hierbei um eine Verletzung des *Plantaris* handelt (Powell 1883), ist es mit größerer Wahrscheinlichkeit eine Zerrung des medialen *Gastrocnemius*-Kopfes (Harwin und Richardson 2016).

Tendinopathie der Achillessehne

Die Achillessehne ist ziemlich groß und verbindet den *Gastrocnemius* (zweiköpfiger Wadenmuskel) und *Soleus* (Schollenmuskel) mit dem *Calcaneus* (Fersenbein). Aufgrund ihrer Größe kann die Achillessehne großen Kräften standhalten und eine wichtige Rolle für die Kraftübertragung jener Muskeln auf den Fuß und das Fußgelenk spielen. Eine Reizung dieser Sehne ist eine gängige Verletzung, die durch die wiederholte Speicherung und Freisetzung von Energie verursacht wird. Obwohl viele diesen Zustand als Achilles-Tendinitis bezeichnen, ist dieser Begriff irreführend: Wie im Zusammenhang mit der Patellasehne in Kapitel 8 erwähnt, ist die Entzündung, die bei verletzten Sehnen auftritt, einzigartig und kein Indiz für eine Entzündungsreaktion im herkömmlichen Sinn. Über 50 Prozent aller Tendinopathien der Achillessehne treten etwa in der Mitte der Sehne auf, wobei ein kleinerer Anteil – 25 Prozent – den Ansatz am Fersenhöcker betrifft (de Jonge et al. 2011). In neueren Untersuchungen wurde festgestellt, dass der *Plantaris* (Fußsohlenmuskel) zu den wahrgenommenen Schmerzen an der Achillessehne beiträgt (Olewnik et al. 2017). Eine Tendinopathie der Achillessehne tritt mit höherer Wahrscheinlichkeit bei Aktivitäten auf, die den Wadenmuskeln wiederholte starke Kontraktionen abverlangen (beispielsweise Laufen, Basketball, Fußball und Football).

Schienbeinkantensyndrom (Shin Splints)

Obwohl Wadenzerrungen und Tendinopathien der Achillessehne auf der Rückseite des Unterschenkels auftreten, werden Schmerzen auf der Vorderseite und Innenseite des Unterschenkels im Allgemeinen als Schienbeinkantensyndrom oder *Shin Splints* bezeichnet. Das Schienbeinkantensyndrom wurde mit nachfolgenden Strukturen in Verbindung gebracht:

- *Tibialis anterior,*
- *Tibialis posterior,*
- *Flexor hallucis longus,*
- *Flexor digitorum longus,*
- *Tibia*-Schaft,
- *Periost* (Knochenhaut) der *Tibia.*

Die medizinische Diagnose für das Schienbeinkantensyndrom lautet mediales *Tibia*-Stress-Syndrom. Dementsprechend sind die am häufigsten betroffenen Strukturen der *Tibialis posterior* (hinterer Schienbeinmuskel) und die *Tibia* (Schienbein). Der *Tibialis posterior* ist für die Verlangsamung der Pronation verantwortlich (eine Kombination aus Eversion, Dorsalflexion und Abduktion des Fußes), wenn der Fuß des Athleten auf dem Boden aufsetzt; ein wiederholtes Landen ohne ausreichendes Training dieses Muskels kann zu einer Verletzung führen. Wenn die *Tibia* beteiligt ist, kann der Shin Splint als Reizung der Knochenhaut beginnen und zu einem Ermüdungsbruch führen, sofern er nicht behandelt wird. Das passiert vor allem in Sportarten und Aktivitäten, in denen man viel läuft oder wiederholt springt und landet (Tanzen) und ist in der Regel eine Überlastungsverletzung infolge von zu viel Aktivität mit zu wenig Training. Es gibt zahlreiche Behandlungsmethoden für diese Diagnose, aber Prävention – durch planvolles Training und die Kräftigung spezifischer Muskeln wie des *Tibialis posterior* – ist der beste Ansatz.

Fußgelenk

Das Fußgelenk verbindet den Unterschenkel mit dem Fuß und wird von drei Knochen gebildet: der *Tibia* (Schienbein) und *Fibula* (Wadenbein) des Unterschenkels und dem *Talus* (Sprungbein) des Fußes. *Tibia* und *Fibula* sind durch zahlreiche Bänder und eine Zwischenknochenmembran miteinander verbunden (siehe Abbildung). Distal bilden sie eine klammerartige Pfanne, die auch als Malleolengabel bezeichnet wird. Der *Talus* des Fußes artikuliert mit der Malleolengabel, die von *Tibia* und *Fibula* gebildet wird. Die primären Bewegungen des Fußgelenks sind Dorsalflexion und Plantarflexion, es sind aber auch Inversion (Nach-außen-Knicken) und Eversion (Nach-innen-Knicken) möglich. Vor allem diese beiden Bewegungen verursachen einen Großteil der Verletzungen, die sich am Fußgelenk ereignen.

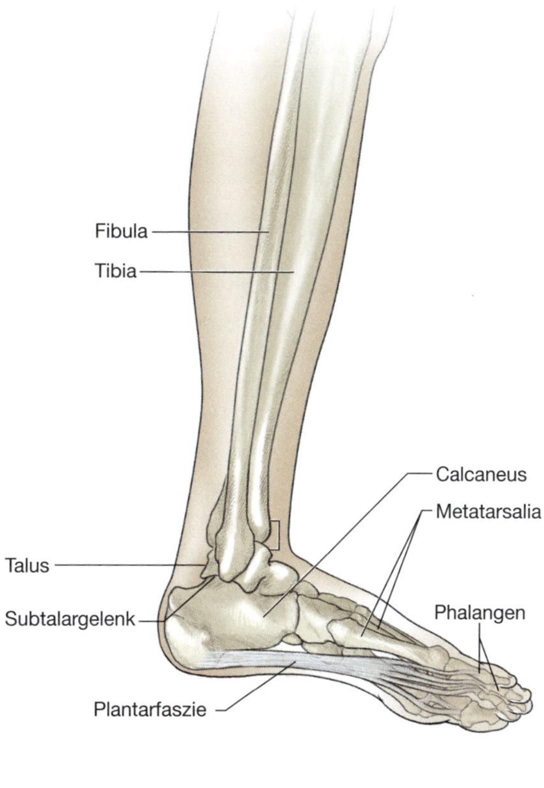

Anatomie des Fußgelenks

Lateral wird das Fußgelenk durch drei separate Bänder stabilisiert: Das *Ligamentum talofibulare anterius*, das *Ligamentum talofibulare posterius* und das *Ligamentum calcaneofibulare*. Diese Bänder wirken zusammen, um Inversionsstress standzuhalten und davor zu schützen. Medial wird das Fußgelenk durch das straffe *Ligamentum deltoideum* stabilisiert, das aus vier separaten Bändern besteht, die ein Dreieck bilden, um die *Tibia* mit dem Fuß zu verbinden (Kahnbein, Fersenbein und Sprungbein). Diese Gruppe aus medialen Bändern widersteht und schützt vor Eversionsstress.

Obwohl der Eindruck entsteht, dass das Fußgelenk mit seiner Struktur aus Knochen und Bändern ausreichenden Schutz vor Verletzungen bietet, zählt es zu den Gelenken, die im Sport am häufigsten Schaden nehmen. Deswegen ist besondere Aufmerksamkeit erforderlich, um das Verletzungsrisiko zu verringern.

Verstauchung des Fußgelenks

Verstauchungen des Fußgelenks – je nach Schweregrad kann es sich um eine Bänderdehnung, einen Bänderanriss oder einen vollständigen Bänderabriss handeln – zählen zu den häufigsten Sportverletzungen (Fong et al. 2007) und können sich generell auf drei Arten ereignen:

- **Inversionsverstauchung:** Dies ist die gängigste Verstauchung des Fußgelenks und tritt bei einer extremen Inversion auf (»Umknicken«); sie ist so gängig, dass sich schätzungsweise 70 Prozent der allgemeinen Bevölkerung im Laufe ihres Lebens das Fußgelenk verstauchen (Hiller et al. 2012). Diese Verletzung kann bis zu drei Außenbänder betreffen: *Ligamentum talofibulare anterius* (am häufigsten), *Ligamentum calcaneofibulare* und *Ligamentum talofibulare posterius*. Eine Inversionsverstauchung des Fußgelenks ergibt sich am häufigsten in Sportarten mit schnellen explosiven Richtungswechseln, wie im Basketball, Fußball, Volleyball und Football. Vorangegangene Inversionsverstauchungen sind der größte Risikofaktor für diese Verletzung.
- **Eversionsverstauchung:** Obwohl die Innenbänder des Fußgelenks – kollektiv das *Ligamentum deltoideum* – stark sind, können sie sich bei einer extremen Eversion verletzen.
- **Syndesmoseverletzung:** Diese wird auch als Verstauchung des oberen Sprunggelenks bezeichnet und betrifft die distale tibiale Syndesmose – das Facettengelenk zwischen *Tibia* und *Fibula* – und andere Bänder zwischen der distalen *Tibia* und *Fibula*. Obwohl eine Syndesmoseverletzung bei jeder Bewegung des Fußgelenks eintreten kann, entsteht sie vor allem bei einer extremen Außenrotation oder Dorsalflexion des *Talus*. Diese Verletzung kommt oft im Football, Eishockey, Skifahren und Ringen vor (Nussbaum et al. 2001).

Fuß

Der Fuß kann in mehrere Bereiche aufgeteilt werden, aber die gängigste Unterteilung ist Rückfuß, Mittelfuß und Vorfuß. Der Rückfuß beginnt distal zum (hinter dem) Fußgelenk und endet an der *Articulatio talonavicularis* und *Articulatio calcaneocuboidea* (oft als Chopart-Gelenklinie bezeichnet). Die beiden Knochen des Rückfußes sind *Talus* (Sprungbein) und *Calcaneus* (Fersenbein). Der Mittelfuß beginnt an der Chopart-Gelenklinie und endet dort, wo die Mittelfußknochen beginnen. Dieser Übergang wird als Tarsometatarsalgelenk (oder Lisfranc-Gelenk) bezeichnet. Im Mittelfuß gibt es zahlreiche Gelenke, viele bieten aber nur eine eingeschränkte Bewegungsfähigkeit. Die fünf Knochen des Mittelfußes sind *Os naviculare* (Kahnbein), *Os cuboideum* (Würfelbein) und Os *cuneiforme mediale*, *intermedium* und *laterale* (inneres, mittleres und äußeres Keilbein).

Pronation und Supination

Es gibt zwei Fuß- und Fußgelenkbewegungen, die in Fachveröffentlichungen und Medizinerkreisen mit viel Aufmerksamkeit bedacht werden und besondere Erwähnung verdienen: Pronation und Supination. Die Pronation besteht aus drei koordinierten Bewegungen von Fersenbein und Fuß – Eversion des Fersenbeins, Abduktion des Vorfußes und Dorsalflexion des Fußgelenks – in jeder Bewegungsebene: frontal, transversal und sagittal. Die Supination ist im Grunde das Gegenteil der Pronation und besteht aus drei Bewegungen in jeder Bewegungsebene – Inversion des Fersenbeins, Adduktion des Vorfußes und Plantarflexion des Fußgelenks. Pronation und Supination sind normale Bewegungen und kein Hinweis auf eine Verletzung oder anomale Bewegungsmechanik. Der Fuß hat beim Gehen und bei der Ausübung sportlicher Aktivitäten, unter anderem Laufen, Sprinten, Springen und Landen, zwei wichtige Funktionen. Die erste Funktion besteht darin, den Fuß an Änderungen der Bodenbeschaffenheit anzupassen, während der Aufprall verringert wird, der auf den Rest des Körpers infolge des Bodenkontakts einwirkt. Dies ist die Pronation; ohne diese koordinierte Bewegung sind Athleten für andere Unterkörperverletzungen anfällig. Neben der Dämpfung des Aufpralls und der Anpassung an die Bodenbeschaffenheit muss der Fuß aber auch die Kraft von den Muskeln des Unterschenkels übertragen, um in der Abdruckphase eine Vorwärtsbewegung zu ermöglichen. Hierfür muss der Fuß als steifer Hebelarm wirken. Dies ist die Supination; ohne sie würden die Fuß- und Beinmuskeln an Effizienz verlieren und eine Verletzung riskieren, weil sie die Belastung nicht in den Boden leiten, sondern aufnehmen.

Der Vorfuß besteht aus fünf Mittelfußknochen, zwei Sesambeinen und 14 Zehenknochen. Die vier kleineren Zehen haben drei Glieder (Grund-, Mittel- und Endglied), die ihre Greiffähigkeit verbessern und ein Beitrag zum Gleichgewicht leisten. Der Großzeh hat jedoch nur ein Grund- und Endglied, die für eine Steifigkeit sorgen, die – sofern sie nicht exzessiv ist – die Vorwärtsbewegung beim Gehen, Laufen und Sprinten unterstützt.

Die Fußknochen bilden drei Gewölbe: das mediale Längsgewölbe, das laterale Längsgewölbe und das Quergewölbe. Die Gewölbe helfen bei der Dämpfung der Aufprallkräfte, die während der Landung, des Laufens und Gehens auf den Körper wirken. Weil sie flexibel sind, ermöglichen sie dem Fuß außerdem die Anpassung oder Einstellung an unebenes Gelände. Die Gewölbe werden durch die Knochen selbst passiv unterstützt, aber auch durch verschiedene Bänder und die *Aponeurosis plantaris*, die üblicherweise als Plantarfaszie bezeichnet wird – siehe Abbildung unten). Eine aktive Unterstützung und Bewegung der Gewölbe wird durch die zahlreichen kleinen intrinsischen Muskeln ermöglicht.

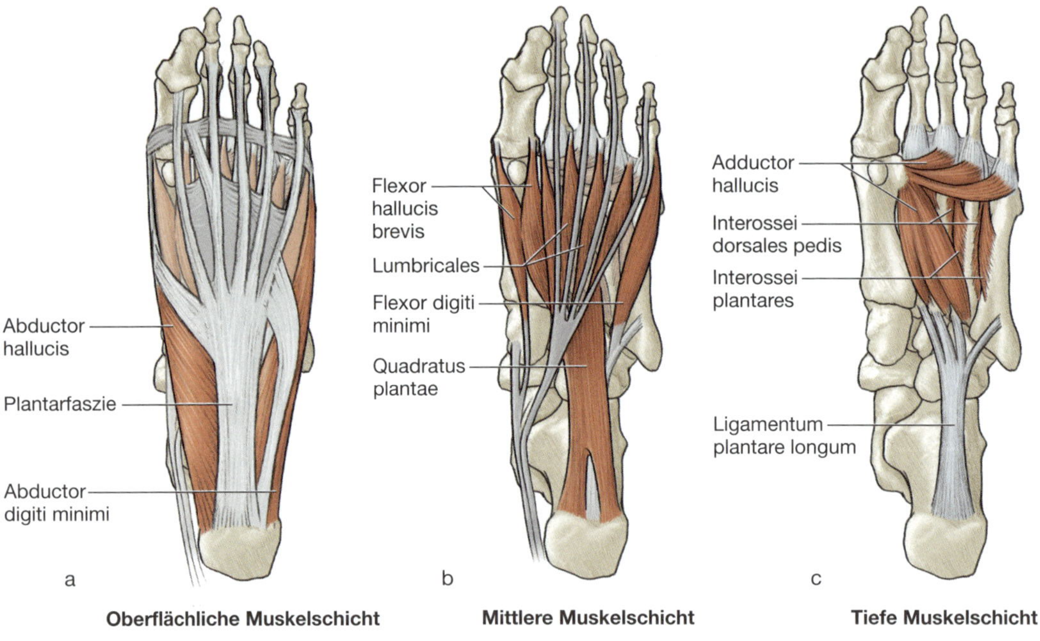

Intrinsische Fußmuskeln: *(a)* oberflächliche Muskelschicht; *(b)* mittlere Muskelschicht; *(c)* tiefe Muskelschicht

Es gibt viele kleine Muskeln, die sich ausschließlich im Fuß befinden. Diese Muskeln tragen dazu bei, die Zehen zu bewegen und den Fuß zu stabilisieren. Weil sie ihren Ursprung und Ansatz im Fuß haben (das heißt nicht proximal zum Fußgelenk), werden diese Muskeln zusammengefasst und als intrinsische Fußmuskeln bezeichnet (siehe Abbildung Seite 194). Zwei Muskeln befinden sich auf der Fußoberseite (*Extensor hallucis brevis* [kurzer Großzehenstrecker] und *Extensor digitorum brevis* [kurzer Zehenstrecker]), während die verbleibenden zehn Muskeln auf der Unterseite lokalisiert sind. Diese Fußsohlenmuskeln tragen dazu bei, die Zehen zu abduzieren, zu adduzieren und zu beugen.

Diese Muskeln sind (von oberflächlich zu tief): *Abductor hallucis* (Großzehenspreizer), *Flexor digitorum brevis* (kurzer Zehenbeuger), *Abductor digiti minimi* (Kleinzehenspreizer), *Quadratus plantae* (Sohlenviereckmuskel), *Lumbricales* (Regenwurmmuskeln), *Flexor hallucis brevis* (kurzer Großzehenbeuger), *Flexor digiti minimi* (kurzer Kleinzehenbeuger), *Adductor hallucis* (Großzehenanzieher), *Interossei plantares* und *Interossei dorsales pedis* (Zwischenknochenmuskeln).

Aufgrund seiner inhärenten Mobilität und zentralen Rolle in Alltag und Sport ist der Fuß sehr verletzungsanfällig. Eine der am häufigsten auftretenden Verletzungen betrifft das oberflächliche Bindegewebe, die Plantarfaszie.

Plantarfasziitis

Es handelt sich hierbei um eine schmerzhafte Reizung der Plantarfaszie an ihrem Ursprung am medialen Fersenhöcker. Obwohl eine Plantarfasziitis traumabedingt sein kann, handelt es sich in der Regel um eine Überlastungsverletzung, von der vor allem Athleten mit einem hohen Laufpensum, beispielsweise Langstreckenläufer und Fußballer, betroffen sind. Die Fußstellung – insbesondere die Überpronation – ist mit der Plantarfasziitis in Verbindung gebracht worden. Die Forschung hierzu ist jedoch uneindeutig; in einige Studien wird ein Zusammenhang beschrieben (Aranda und Munuera 2014), während in anderen der Schluss gezogen wird, dass sich keine Beziehung nachweisen lässt (Landorf et al. 2021).

Pogo

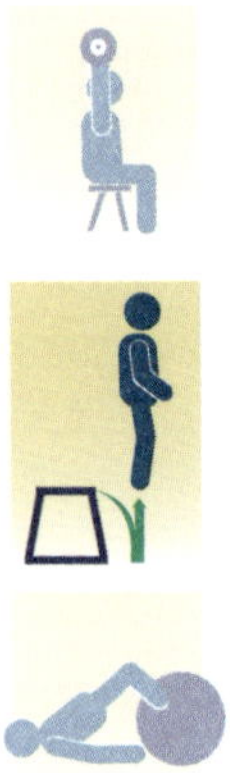

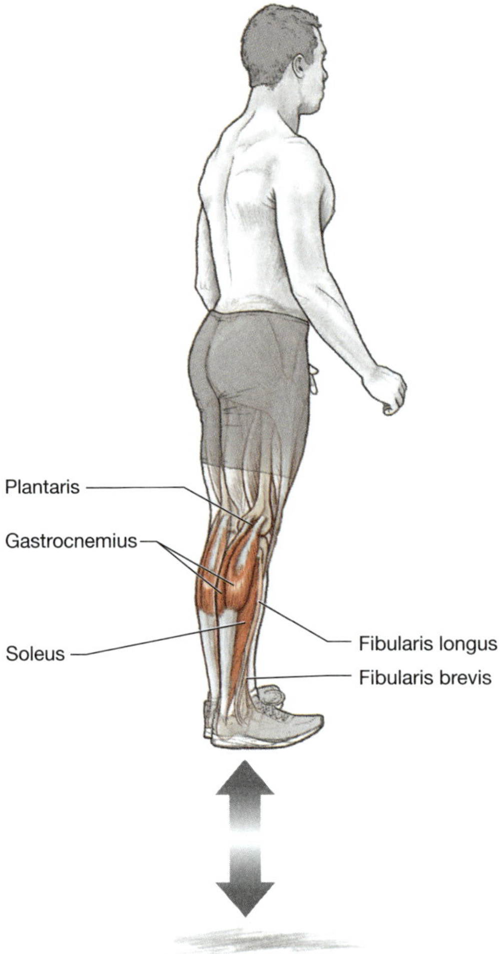

Ausführung

1. Nehmen Sie einen bequemen, aufrechten Stand mit schulter- bis hüftbreit geöffneten Füßen ein.
2. Verwenden Sie Ihre Arme und Schultern, um Schwung zu holen, und springen Sie nur unter Einsatz der Unterschenkel in die Höhe. Dies erfordert eine leichte Flexion und Extension der Knie, verlässt sich aber hauptsächlich auf die Plantarflexion des Fußgelenks und Fußes.
3. Sobald Sie in der Luft sind, bringen Sie Ihre Fußgelenke in Dorsalflexion, das heißt, dass Sie die Zehen nach oben ziehen.
4. Landen Sie flach auf den Fußsohlen und springen Sie sofort wieder hoch, wobei der Großteil der Bewegung aus dem Fußgelenk und den Füßen stammt.

Hinweis: Um die Bewegungselastizität zu maximieren, müssen Sie die beschriebene fixierte Position der Füße durchgehend beibehalten, um robuste Bodenkontakte und ein schnelles elastisches Abheben zu gewährleisten. Minimieren Sie horizontale und laterale Bewegungen (vor und zurück oder von links nach rechts und umgekehrt).

Beteiligte Muskeln

Primär: *Gastrocnemius* (zweiköpfiger Wadenmuskel), *Soleus* (Schollenmuskel)
Sekundär: *Plantaris* (Fußsohlenmuskel), *Tibialis posterior* (hinterer Schienbeinmuskel), *Flexor digitorum longus* (langer Zehenbeuger), *Flexor hallucis longus* (langer Großzehenbeuger), *Fibularis longus* (langer Wadenbeinmuskel), *Fibularis brevis* (kurzer Wadenbeinmuskel), Quadrizeps: *Rectus femoris* (gerader Schenkelmuskel), *Vastus lateralis* (äußerer Schenkelmuskel), *Vastus medialis* (innerer Schenkelmuskel), *Vastus intermedius* (mittlerer Schenkelmuskel)

Präventiver Fokus

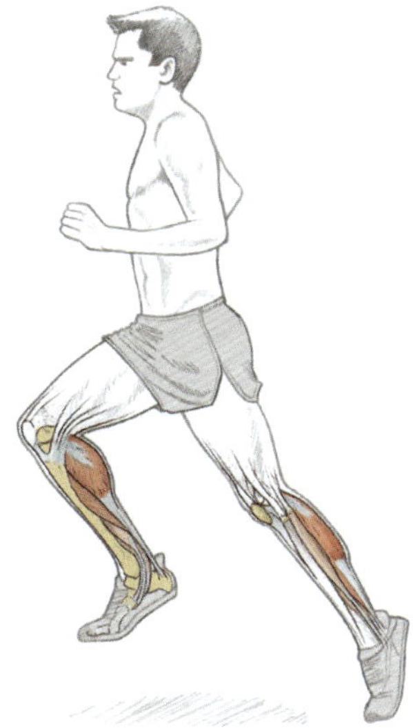

Die Pogo-Übung bietet zahlreiche Vorteile. Eine ihrer Hauptaufgaben ist die Verbesserung der Lande- und Abdruckmechanik aus dem Fußgelenk wie auch dem Knie und der Hüfte. Außerdem hilft sie dabei, die Kraft in den Boden zu richten; dieser Aufprall und die daraus folgende Bodenreaktionskraft sind wichtige Stressoren, mit denen der Körper zurechtkommen muss. Der Pogo hilft dabei, die Muskeln und Sehnen auf das Sprinten vorzubereiten, indem idealerweise Fußgelenk und Fuß – und nicht Knie und Hüfte – mit wiederholten kurzen Sprüngen angesprochen werden. Wenn man den Athleten dazu bringt, die Fußgelenke in der Flugphase der Übung in Dorsalflexion zu bringen, trainiert er dadurch das effiziente Hochziehen der Zehen während des Sprintens.

Variation

Einbeiniger Pogo

Diese Übung wird auf dieselbe Weise ausgeführt wie der Pogo, aber auf einem Bein stehend. Nehmen Sie denselben bequemen, aufrechten Stand ein, beugen Sie einen Oberschenkel in der Hüfte und halten Sie das Fußgelenk in Dorsalflexion. Ihr Knie sollte höher als die Hüfte stehen, während sich die Ferse vor dem Knie des Standbeins befindet. Holen Sie mit den Armen und Schultern aus, reißen Sie sie nach oben und springen Sie hoch, indem Sie nur aus dem Unterschenkel des Standbeins arbeiten. Landen Sie flach auf dem ganzen Fuß und springen Sie sofort wieder hoch, wobei der Großteil der Bewegung aus dem Fußgelenk und Fuß stammt.

Skip

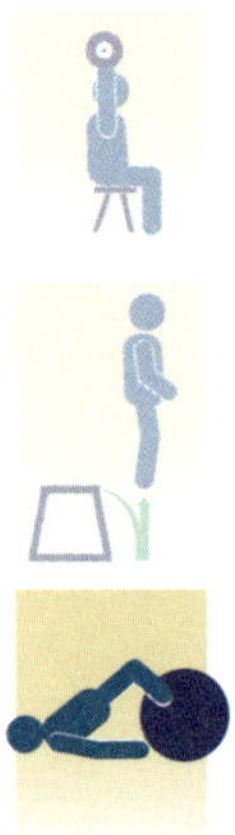

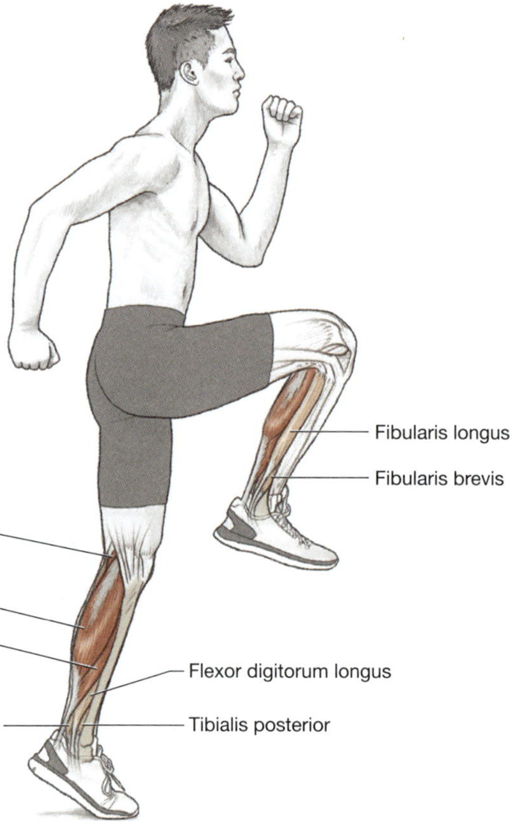

Ausführung

1. Heben Sie ein Bein an, sodass Hüfte und Knie jeweils im 90-Grad-Winkel gebeugt sind.
2. Beginnen Sie mit einer Gegenbewegung auf dem Standbein, gehen Sie also leicht ins Knie, und springen Sie auf diesem Bein hoch und nach vorn. Das freie Bein sollte bis zur Landung in der gebeugten Startposition bleiben.
3. Landen Sie mit demselben Bein in der Startposition.
4. Wiederholen Sie den Skip umgehend mit dem anderen Bein.

Beteiligte Muskeln

Primär: *Gastrocnemius* (zweiköpfiger Wadenmuskel), *Soleus* (Schollenmuskel)
Sekundär: *Plantaris* (Fußsohlenmuskel), *Tibialis posterior* (hinterer Schienbeinmuskel), *Flexor digitorum longus* (langer Zehenbeuger), *Flexor hallucis longus* (langer Großzehenbeuger), *Fibularis longus* (langer Wadenbeinmuskel), *Fibularis brevis* (kurzer Wadenbeinmuskel)

Präventiver Fokus

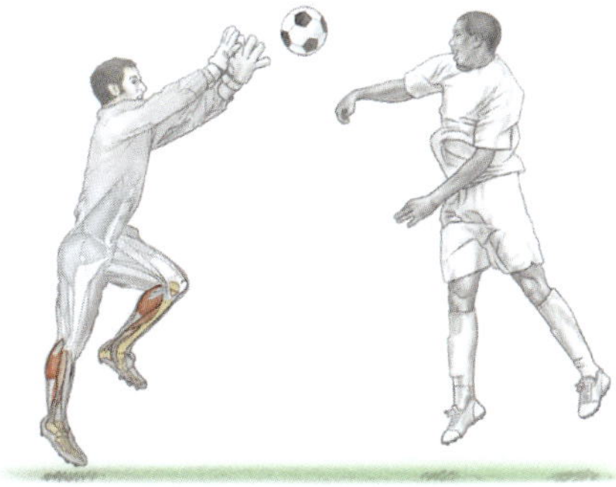

Der Skip eignet sich hervorragend, um an den Muskeln zu arbeiten, die am Gangzyklus beteiligt sind, während er gleichzeitig hilft, die Kraft gegen den Boden zu richten; dieser Aufprall und die daraus folgende Bodenreaktionskraft sind wichtige Stressoren, mit denen der Körper zurechtkommen muss. Ein anderer Vorteil ist das Training der Muskeln, Gelenke und anderen Strukturen, um dem schnellen, harten Bodenkontakt und Rückfedern gewachsen zu sein, die in vielen Sportarten erforderlich sind, und die Explosivität zu verbessern, die beim Sprinten und der Ausführung anderer sportspezifischer Bewegungen unerlässlich ist. Jeder Athlet, der in seinem Sport viel laufen muss, profitiert vom Skip.

Variationen

Es gibt zahlreiche Variationen des Skips, unter anderem den schnellen Skip, den Skip rückwärts und den Skip zur Seite.

Schneller Skip

Der schnelle Skip ähnelt zwar dem herkömmlichen Skip, ist aber eine Übung zur Verbesserung der Beschleunigungsmechanik. Der Fokus liegt hier darauf, dass das Knie des freien Beins in der Schwungphase kraftvoll hochgezogen und die Hüfte auf der Seite des Standbeins gestreckt wird. Beim Hochziehen der Zehen des aktiven Beins sollte die Fußsohle den Boden streifen, wenn das Bein nach vorn schwingt. Am Ende der Bewegung befindet sich der Fuß unter der Oberschenkelrückseite. Der Schwerpunkt dieser Skip-Variante liegt in der Extension des Oberschenkels, dem Heranholen des hinteren Beins, der hohen (Schritt-)Frequenz und der Vorwärtsbewegung (womit nicht die zurückgelegte Strecke gemeint ist).

Skip rückwärts

Diese Übung wird auf dieselbe Weise ausgeführt wie der Skip, aber der erste (und anschließende) Sprung erfolgt rückwärts und nicht vorwärts. Das Rückwärtsspringen setzt ein höheres Maß an Koordination voraus. Außerdem stehen die Achillessehne und die beteiligten Muskeln bei jeder Landung unter einer größeren exzentrischen Last.

Skip zur Seite

Diese Übung wird auf dieselbe Weise ausgeführt wie der Skip, aber der erste (und anschließende) Sprung erfolgt zur Seite und nicht vorwärts. Diese Übung setzt ebenfalls ein höheres Maß an Koordination voraus und stellt das Fußgelenk des vorderen Beins vor die Herausforderung, den Inversionsstress verletzungsfrei zu bewältigen.

Relevé Hold

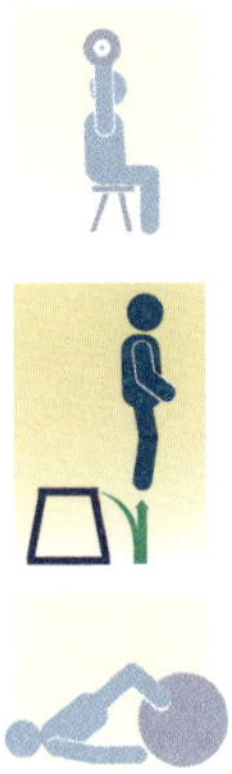

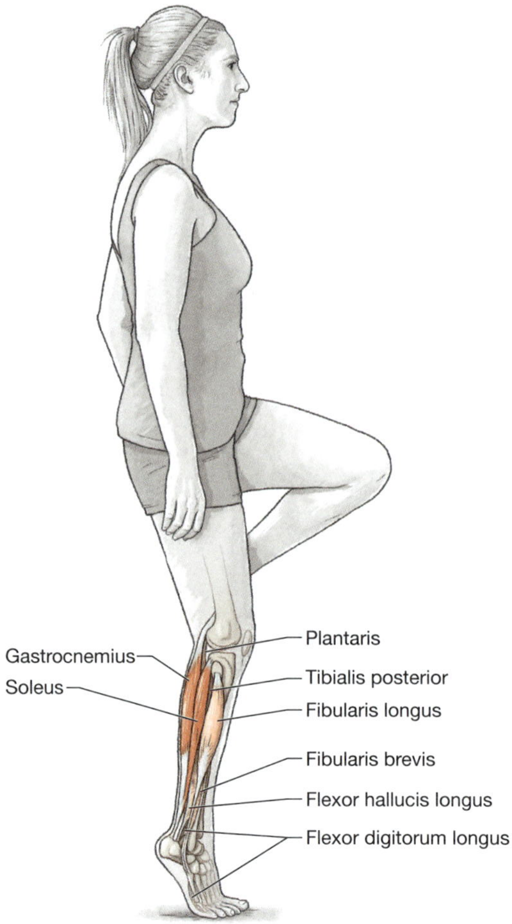

Ausführung

1. Nehmen Sie einen Parallelstand ein, bei dem die Füße gerade nach vorn zeigen, und heben Sie ein Bein an, sodass Hüfte und Knie jeweils im 90-Grad-Winkel gebeugt sind.
2. Halten Sie das Standbeinknie gerade und bringen Sie Fuß und Fußgelenk auf dieser Seite in eine vollständige Plantarflexion – heben Sie also die Ferse an und kommen Sie in den Ballenstand.
3. Halten Sie diese Position für die vorgeschriebene Dauer und senken Sie die Ferse anschließend langsam in die Startposition ab.

Hinweis: Achten Sie darauf, dass Ihre Fußgelenke in der oberen Endposition nicht nach außen rollen.

Beteiligte Muskeln

Primär: *Gastrocnemius* (zweiköpfiger Wadenmuskel), *Soleus* (Schollenmuskel)
Sekundär: *Plantaris* (Fußsohlenmuskel), *Tibialis posterior* (hinterer Schienbeinmuskel), *Flexor digitorum longus* (langer Zehenbeuger), *Flexor hallucis longus* (langer Großzehenbeuger), *Fibularis longus* (langer Wadenbeinmuskel), *Fibularis brevis* (kurzer Wadenbeinmuskel)

Präventiver Fokus

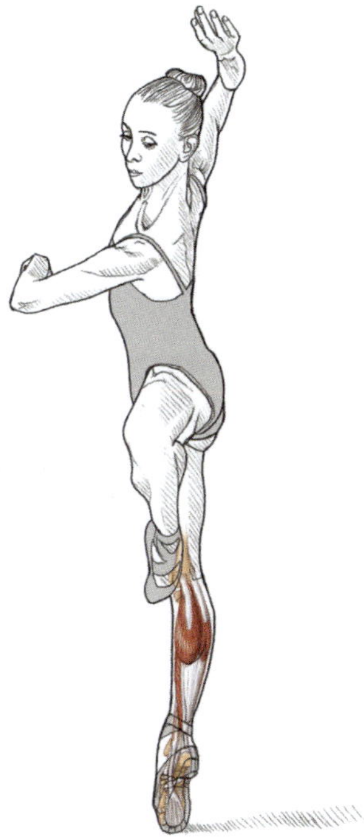

Relevé ist ein Fachbegriff aus dem Ballett, der »Heben« bedeutet. Obwohl diese Technik traditionell mit nach außen zeigenden Füßen und in einer Startposition ausgeführt wird, in der die Knie gebeugt sind (im sogenannten *Plié*), benutzen wir den Begriff »Relevé Hold«, um ein Fersenheben zu beschreiben, das in der oberen Endposition gehalten wird. Die Ausführung isometrischer Übungen dient der Kräftigung und hilft, die Muskelausdauer der Plantarflexoren (vor allem des *Gastrocnemius* und *Soleus*) und der Achillessehne zu verbessern, was ein notwendiger Bestandteil vieler Aktivitäten ist.

Balletttänzer sind sehr anfällig für Fuß- und Fußgelenkverletzungen. Dies kann an einer fehlerhaften Technik liegen, zum Beispiel Sichelfüße oder das Auswärtsrollen des Fußgelenks während des Relevé; manchmal liegt es aber auch einfach daran, dass im Ballett viele Wiederholungen gemacht werden. Die Ausführung des Relevé mit einer korrekten Technik im Rahmen eines Trainingsprogramms ist eine Möglichkeit, dieses Verletzungsrisiko zu verringern. Das Halten in der oberen Endposition der Bewegung festigt die korrekte Position und kräftigt über die assoziierte isometrische Kontraktion die beteiligten Muskeln, Sehnen und anderen Strukturen. Obwohl die Bewegung ausschließlich im Ballett und Turnen vorkommt, sollte der Relevé in alle Präventionsprogramme integriert werden, die dazu dienen, Verletzungen der Achillessehne oder des Fußgelenks vorzubeugen.

Variation

Relevé Landing Hold

In dieser Variation springt man mit beiden Füßen und landet mit einem Fuß in der Relevé-Position. Nach der Landung behält man diese Position für eine vorgegebene Dauer bei. Wie der Relevé Hold verbessert diese Variante die Muskelausdauer, aber die Landung führt die Komponente des Aufpralls ein – ein Stressor, mit dem Athleten im Sport oft konfrontiert sind.

Inversion mit Widerstandsband

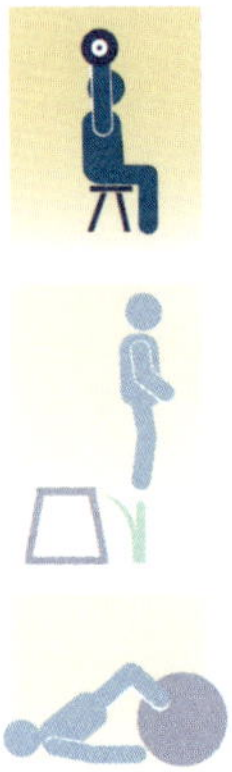

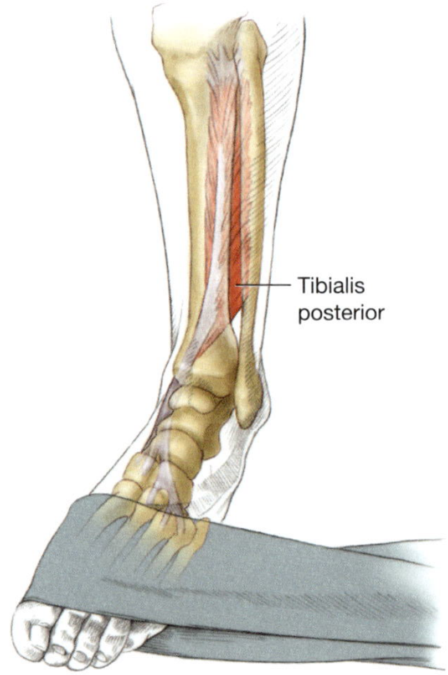

Ausführung

1. Setzen Sie sich auf einen Tisch, eine Bank oder den Boden und strecken Sie Ihre Beine gerade nach vorn aus.
2. Platzieren Sie die Innenseite Ihres Fußes in einem ringförmigen Widerstandsband; das andere Ende kann an einem Pfosten fixiert oder von einem Trainingspartner gehalten werden.
3. Halten Sie das Widerstandsband an der Innenseite Ihres Fußes und achten Sie darauf, dass sich weder der Unter- noch der Oberschenkel bewegen, während Sie den Fuß langsam nach innen bewegen, so weit, wie es Ihnen angenehm ist.
4. Bewegen Sie den Fuß langsam nach außen, so weit, wie es Ihnen angenehm ist.

Beteiligte Muskeln

Primär: *Tibialis posterior* (hinterer Schienbeinmuskel)
Sekundär: *Tibialis anterior* (vorderer Schienbeinmuskel)

Präventiver Fokus

Der *Tibialis posterior* (hinterer Schienbeinmuskel) ist ein wichtiger Muskel, der dazu beiträgt, das Fußgelenk zu invertieren, doch darüber hinaus arbeitet er exzentrisch, um die Pronation (Einwärtsdrehung) des Fußes zu verlangsamen, wenn man nach einem Sprung landet oder läuft. Dieser Muskel wurde wie der *Tibialis anterior* (vorderer Schienbeinmuskel) mit dem Schienbeinkantensyndrom in Verbindung gebracht. Läufer profitieren von dieser Inversionsübung.

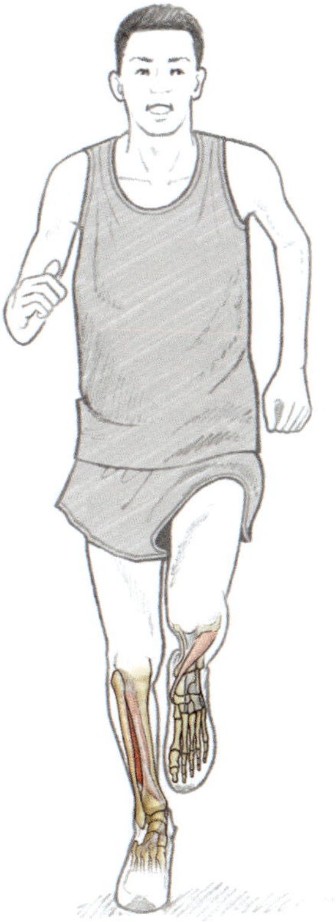

Variation

Inversion mit Widerstandsband und Plantarflexion

Diese Übung wird auf dieselbe Weise ausgeführt wie die Inversion mit Widerstandsband, während des gesamten Bewegungsablaufs bleibt das Fußgelenk jedoch in Plantarflexion. Diese Position isoliert den *Tibialis posterior* besser, weil der *Tibialis anterior* nicht dieselbe Unterstützung bieten kann.

Fersengang

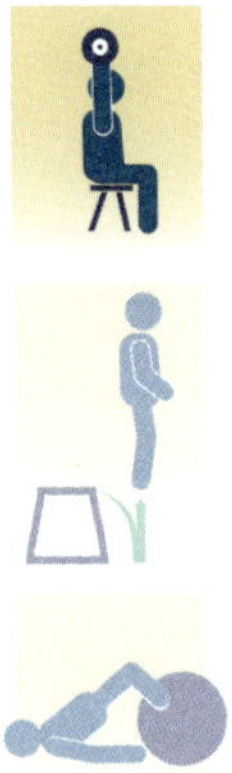

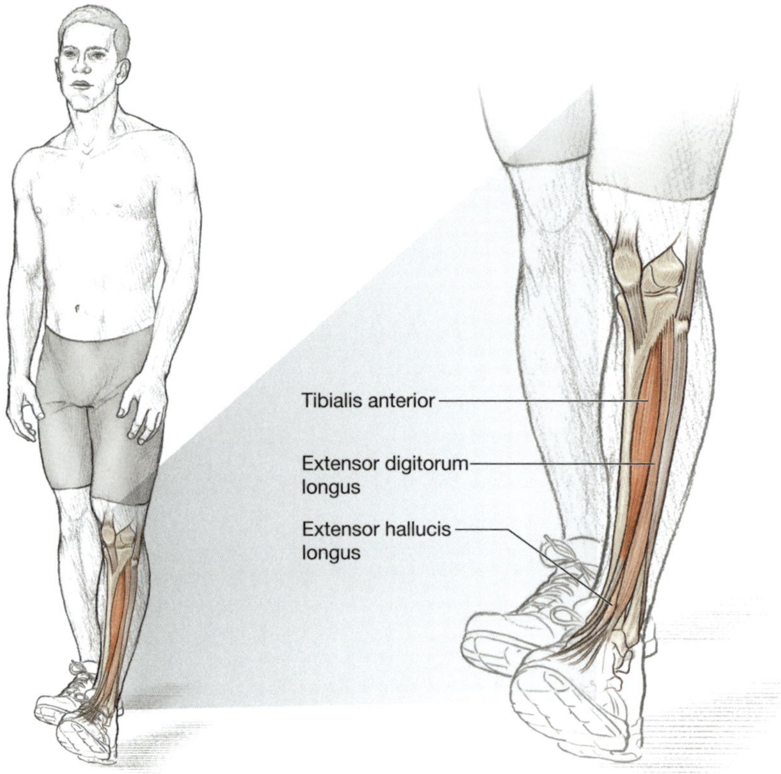

Ausführung

1. Nehmen Sie einen schulter- bis hüftbreiten Stand ein.
2. Ziehen Sie die Zehen und Fußballen beider Füße an – Ihre Fußgelenke kommen also in Dorsalflexion.
3. Behalten Sie diese Position der Füße und Fußgelenke bei und gehen Sie so eine vorgegebene Strecke geradeaus.

Beteiligte Muskeln

Primär: *Tibialis anterior* (vorderer Schienbeinmuskel)
Sekundär: *Extensor digitorum longus* (langer Zehenstrecker), *Extensor hallucis longus* (langer Großzehenstrecker)

Präventiver Fokus

Durch die Kräftigung der Fußheber (Dorsalflexoren) sind Athleten in der Lage, diese Muskeln auf die sportliche Aktivität vorzubereiten. Diese Muskeln bringen das Fußgelenk in der Flugphase beim Laufen und Sprinten in Dorsalflexion, sie heben es also an und tragen dazu bei, im Laufzyklus bei jedem Bodenkontakt die Plantarflexion im Fußgelenk zu kontrollieren und zu verlangsamen. Wie bei der Inversion mit Widerstandsband ist Laufen ein naheliegender Sport, und Läufer profitieren davon, den Fersengang in ihr Trainingsprogramm zu integrieren. Indem sie die anterioren Muskeln kräftigen, werden sie mit der wiederholten Dorsalflexion besser fertig, die beim Laufen erforderlich ist.

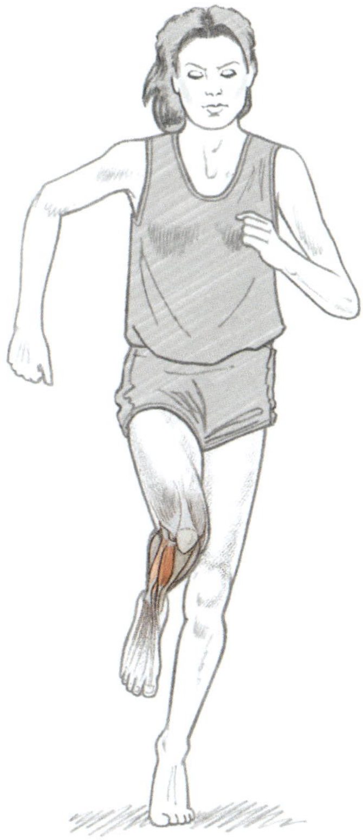

Variation

Manuelle exzentrische Dorsalflexion

Setzen Sie sich auf einen Tisch, eine Trainingsbank oder den Boden und strecken Sie das Bein beziehungsweise Knie gerade aus. Bitten Sie einen Trainingspartner darum, Ihren Fuß von oben festzuhalten und in eine plantarflektierte Position zu ziehen – er drückt den Fuß also nach unten –, während Sie versuchen, diese Bewegung zu verhindern. Diese Übung führt zu einer starken exzentrischen Muskelaktion des Fußhebers. Wie zuvor erwähnt, ist dies ein wichtiger Beitrag, um die Plantarflexion des Fußgelenks nach dem ersten Bodenkontakt beim Laufen zu kontrollieren. Mit dieser Variante haben Sie eine weitere sportspezifische Übung zu dieser Kräftigung.

Eversion mit Widerstandsband

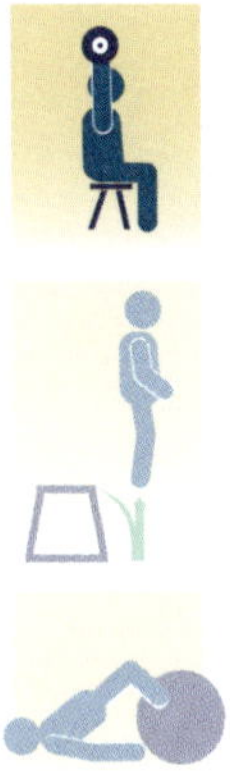

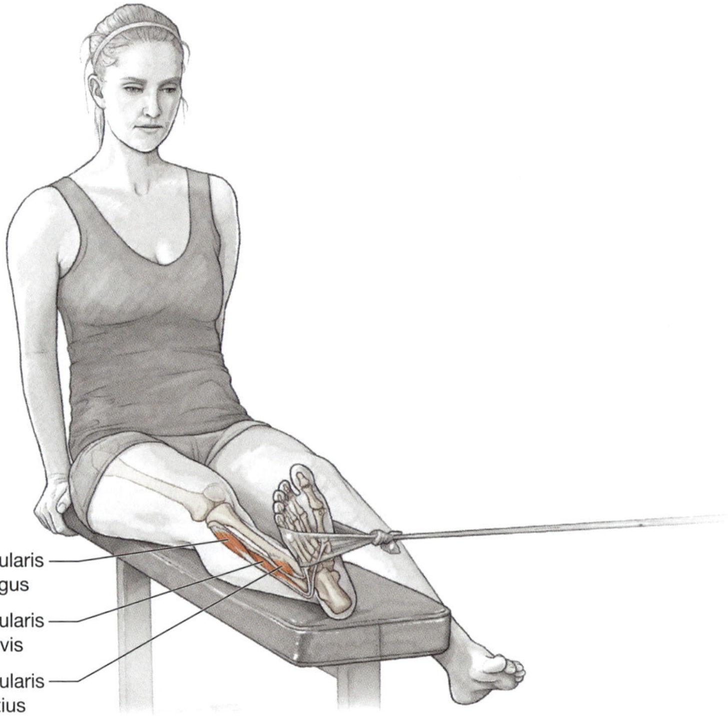

Ausführung

1. Setzen Sie sich auf einen Tisch, eine Bank oder den Boden strecken Sie ein Bein gerade nach vorn aus.
2. Legen Sie ein Widerstandsband um die Außenseite Ihres Fußes; fixieren Sie das andere Ende an einem Pfosten oder bitten Sie einen Trainingspartner, es festzuhalten.
3. Halten Sie das Widerstandsband an der Außenseite Ihres Fußes und achten Sie darauf, dass sich weder der Unter- noch der Oberschenkel bewegen, während Sie den Fuß langsam nach außen bewegen – so weit, es Ihnen angenehm ist.
4. Bewegen Sie den Fuß langsam nach innen – so weit, wie es Ihnen angenehm ist.

Beteiligte Muskeln

Primär: *Fibularis longus* (langer Wadenbeinmuskel), *Fibularis brevis* (kurzer Wadenbeinmuskel), *Fibularis tertius* (dritter Wadenbeinmuskel)
Sekundär: Keine

Präventiver Fokus

Eine Inversionsverstauchung des Fußgelenks tritt oft in Sportarten auf, in denen man häufig die Richtung wechseln oder auf unebenem Gelände laufen muss. Trailläufer zum Beispiel begegnen oft Schlaglöchern, freiliegenden Wurzeln oder Geröll. Wenn man auf solche Hindernisse stößt, kann das Fußgelenk stärker umknicken, als die Gelenkstruktur es zulässt, und das führt zu einer Verstauchung der lateralen, äußeren Fußgelenkbänder. Eine Kräftigung der Evertoren, also auswärts bewegenden Muskeln, verbessert die Gesamtstabilität des Fußgelenks, die vor allem hilfreich ist, um das Risiko einer Inversionsverstauchung des Fußgelenks zu verringern.

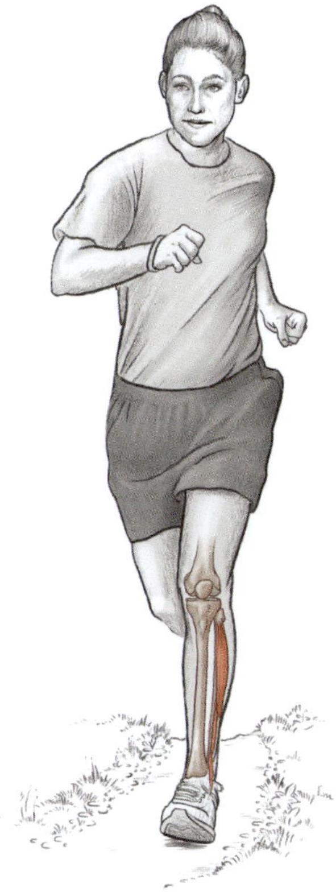

Variation

Isometrische Eversion

Setzen Sie sich, strecken Sie Ihr Bein gerade nach vorn aus und legen Sie die Außenkante Ihres Fußes an eine Wand oder ein anderes unbewegliches Objekt. Drücken Sie die Außenseite des Fußes möglichst kraftvoll gegen die Wand, ohne den Unter- und Oberschenkel zu bewegen. Halten Sie die Spannung für eine vorgegebene Dauer, entspannen Sie sich und wiederholen Sie den Ablauf. Wie bei der Eversion mit Widerstandsband kräftigen Sie mit dieser Übung die Evertoren des Fußgelenks. Durch die Verwendung einer isometrischen Muskelaktion ist es möglich, mehr Kraft zu erzeugen.

Kurzer Fuß

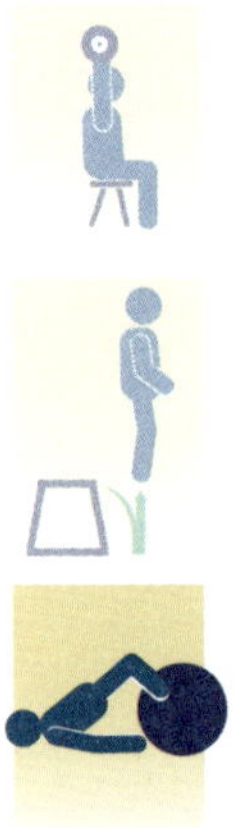

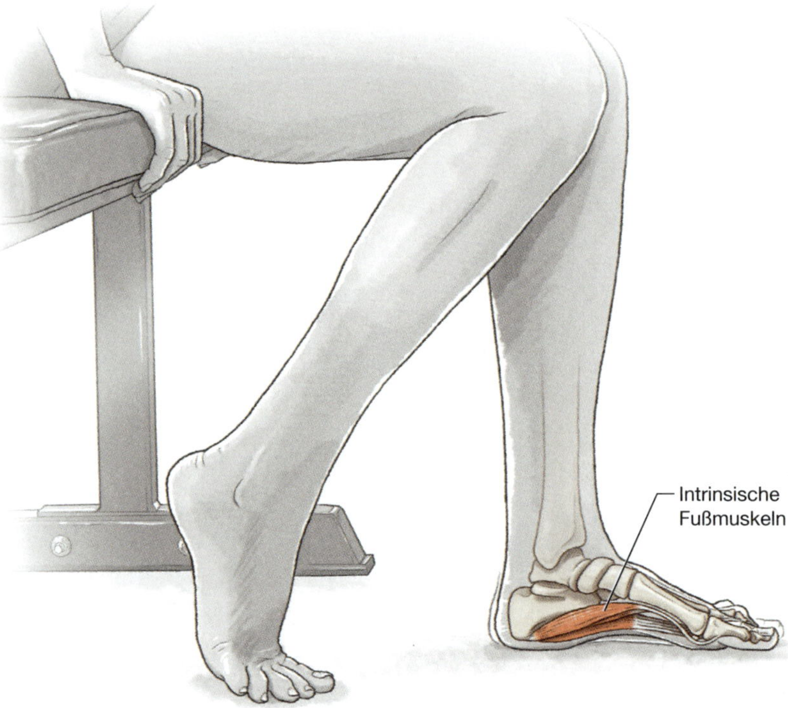

Ausführung

1. Setzen Sie sich, beugen Sie die Knie im 90-Grad-Winkel und halten Sie Ihr Fußgelenk in einer neutralen Position.
2. Versuchen Sie, das Köpfchen des ersten Mittelfußknochens (der Fußknochen direkt hinter dem Großzeh) in Richtung Ferse zu bringen – und somit den Fuß zu »verkürzen« –, ohne die Zehen einzukrallen.

Hinweis: Vorfuß und Ferse dürfen nicht vom Boden abheben.

Beteiligte Muskeln

Primär: Intrinsische Fußmuskeln: *Extensor hallucis brevis* (kurzer Großzehenstrecker), *Extensor digitorum brevis* (kurzer Zehenstrecker), *Abductor hallucis* (Großzehenspreizer), *Flexor digitorum* brevis (kurzer Zehenbeuger), *Abductor digiti minimi* (Kleinzehenspreizer), *Quadratus plantae* (Sohlenviereckmuskel), *Lumbricales* (Regenwurmmuskeln), *Flexor hallucis brevis* (kurzer Großzehenbeuger), *Adductor hallucis* (Großzehenanzieher), *Flexor digiti minimi* (kurzer Kleinzehenbeuger), *Interossei plantares* und *Interossei dorsales pedis* (Zwischenknochenmuskeln)
Sekundär: Keine

Präventiver Fokus

Es hat sich gezeigt, dass das Training der intrinsischen Fußmuskulatur das Risiko von Laufverletzungen um über die Hälfte reduziert (Taddei et al. 2020). Die Ausführung dieser Übungen trägt dazu bei, das Verletzungsrisiko für alle Athleten zu verringern, die viel laufen, sprinten, springen und landen müssen.

Die Übung mit dem kurzen Fuß (wie auch die folgende Variation) kräftigt die intrinsischen Fußmuskeln, wodurch sie besser in der Lage sind, alle Fußgewölbe und Gelenke zu stützen und das Risiko von Fußverletzungen zu verringern. Weil sich Balletttänzer häufig Fußverletzungen zuziehen, profitieren sie ganz besonders von dieser Übung.

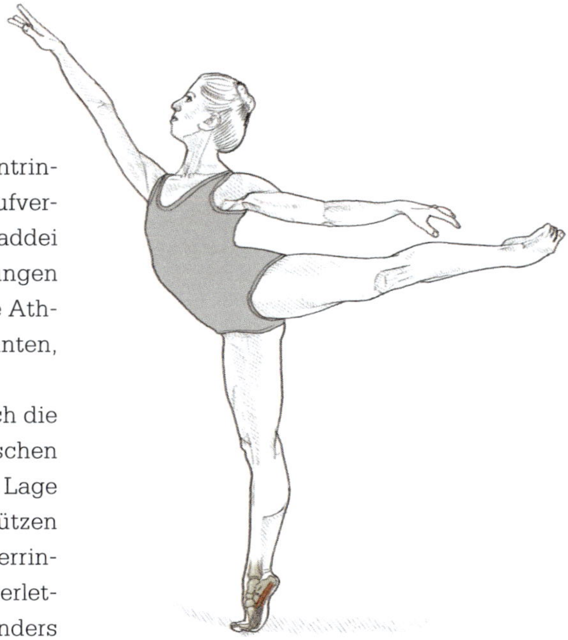

Variation

Arch Lift

Obwohl der Arch Lift der letzten Übung ähnelt, liegt sein Fokus auf einer Erhöhung der Gewölbehöhe. Setzen Sie sich auf einen Stuhl und halten Sie den Fuß flach auf dem Boden, bevor Sie das Fußgewölbe bogenförmig anheben. Ferse und Zehen dürfen dabei nicht abheben.

Barfußgehen

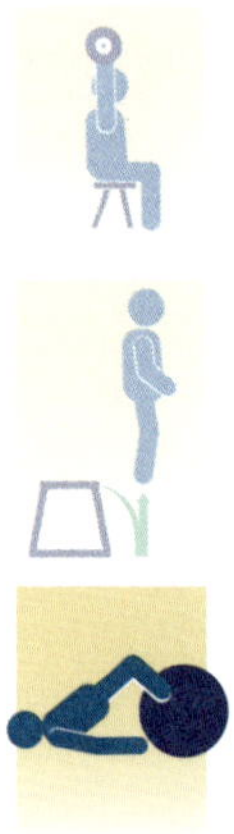

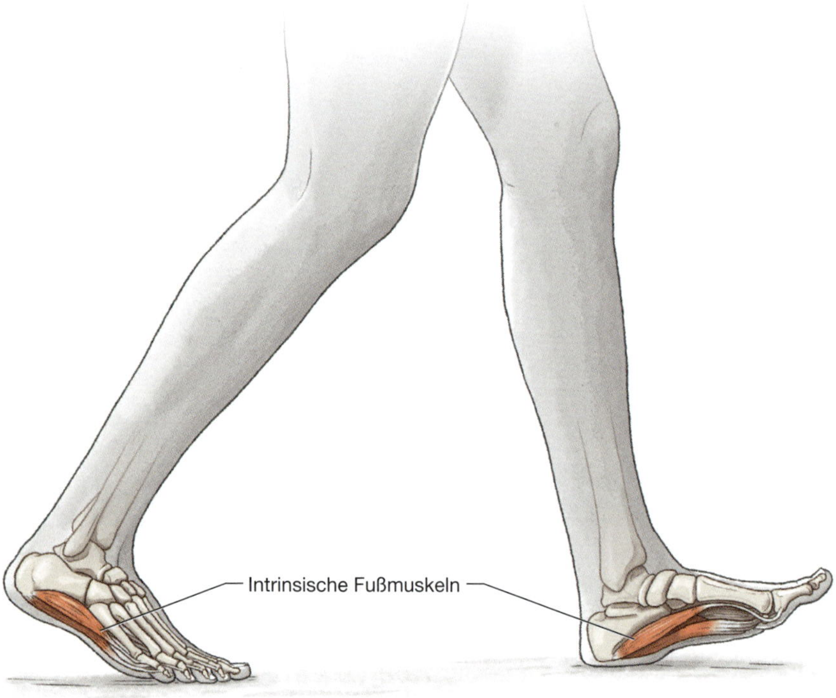

Ausführung

1. Ziehen Sie die Schuhe aus und nehmen Sie einen aufrechten schulter- bis hüftbreiten Stand ein.
2. Setzen Sie sich in Bewegung und gehen Sie in einem Tempo vorwärts, das Ihnen angenehm erscheint.
3. Legen Sie eine festgelegte Strecke oder Dauer zurück; wir empfehlen fünf Minuten.

Hinweis: Prüfen Sie die Bodenbeschaffenheit und Strecke, bevor Sie Ihre Schuhe ausziehen, um sicher zu sein, dass keine spitzen Steine und anderen gefährlichen Gegenstände auf dem Weg liegen.

Beteiligte Muskeln

Beim Gehen sind viele Muskeln aktiv. Jene, die hier aufgelistet werden, sind für das Gehen verantwortlich. Diejenigen, die zur Prävention von Fuß- und Fußgelenkverletzungen aktiviert werden, sind farbig hervorgehoben. Auf sie konzentriert sich diese Übung.

Primär: Quadrizeps, ischiokrurale Muskulatur, *Gluteus maximus* (großer Gesäßmuskel), *Gluteus medius* (mittlerer Gesäßmuskel), *Gastrocnemius* (zweiköpfiger Wadenmuskel), *Soleus* (Schollenmuskel), *Flexor hallucis longus* (langer Großzehenbeuger), *Flexor digitorum longus* (langer Zehenbeuger), *Tibialis posterior* (hinterer Schienbeinmuskel), *Tibialis anterior* (vorderer Schienbeinmuskel), *Extensor hallucis longus* (langer Großzehenstrecker), *Extensor digitorum longus* (langer Zehenstrecker), *Fibularis tertius* (dritter Wadenbeinmuskel), *Fibularis brevis* (kurzer Wadenbeinmuskel), *Fibularis longus* (langer Wadenbeinmuskel), intrinsische Fußmuskeln
Sekundär: *Pectineus* (Kammmuskel), *Adductor longus* (langer Schenkelanzieher), *Adductor brevis* (kurzer Schenkelanzieher), *Adductor magnus* (großer Schenkelanzieher)

Präventiver Fokus

Schuhwerk kann das mediale Längsgewölbe und andere Fußstrukturen stützen. Wenn das Schuhwerk entfernt wird, müssen die intrinsischen Fußmuskeln – und einige extrinsische Muskeln wie der *Tibialis posterior* – diese Stütze bieten. Abgesehen von Läufern profitieren auch Balletttänzer vom Barfußlaufen, weil diese Aktivität die intrinsischen Fußmuskeln und andere Muskeln stärkt, die helfen, das Gewölbe zu stützen, etwa der *Tibialis posterior*. Die Übung trägt außerdem dazu bei, das Bindegewebe und die Gelenkstrukturen im Fuß zu kräftigen.

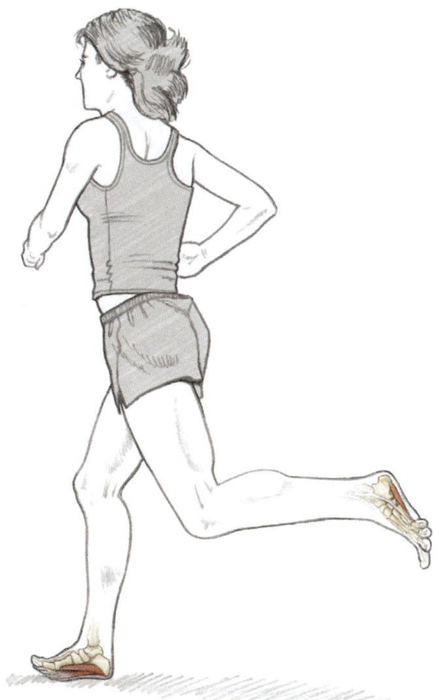

Hinweis: Die Forschung hat sich ausführlich mit dem Barfußlaufen befasst, das als effiziente Trainingsmaßnahme identifiziert wurde, um die Gelenkstabilität zu erhöhen und die mechanische und muskuläre Effizienz zu verbessern. Ein solches Programm ist jedoch sehr zeitaufwendig, weshalb in diesem Buch nicht näher darauf eingegangen wird.

Fersenheben

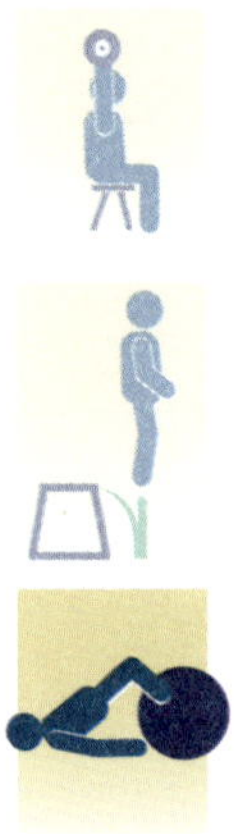

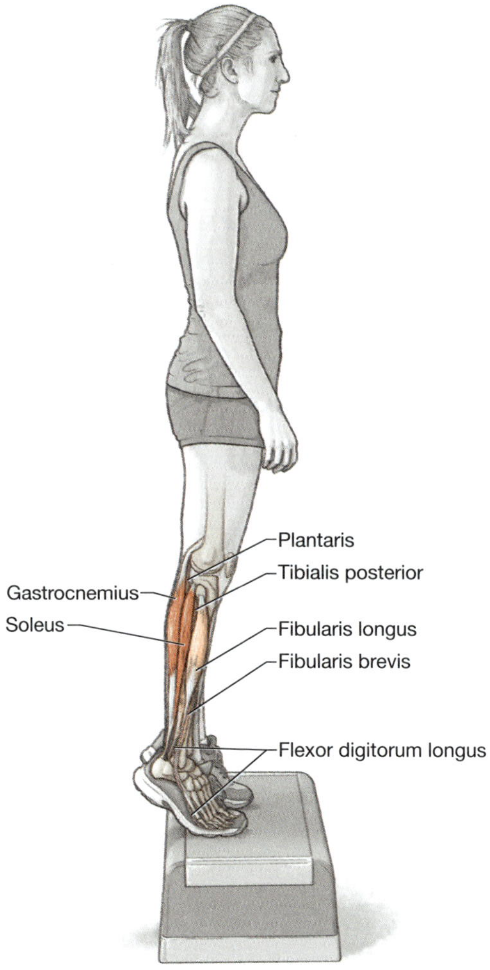

Ausführung

1. Stellen Sie sich mit den Fußballen an die Kante einer Stufe und nehmen Sie einen aufrechten Parallelstand mit geraden Knien ein.
2. Senken Sie Ihre Fersen so weit ab, dass sie in eine bequeme gedehnte Position unter die Stufe kommen.
3. Halten Sie die Knie weiterhin gerade und die Füße parallel, und heben Sie die Fersen an, sodass Sie sich von den Zehenballen nach oben drücken und damit eine vollständige Plantarflexion der Füße und Fußgelenke ausführen.
4. Senken Sie die Fersen langsam in die Startposition.

Hinweis: Achten Sie darauf, dass Ihre Fußgelenke in der oberen Endposition nicht nach außen rollen.

Beteiligte Muskeln

Primär: *Gastrocnemius* (zweiköpfiger Wadenmuskel), *Soleus* (Schollenmuskel)
Sekundär: *Plantaris* (Fußsohlenmuskel), *Tibialis posterior* (hinterer Schienbeinmuskel), *Flexor digitorum longus* (langer Zehenbeuger), *Flexor hallucis longus* (langer Großzehenbeuger), *Fibularis longus* (langer Wadenbeinmuskel), *Fibularis brevis* (kurzer Wadenbeinmuskel)

Präventiver Fokus

Die Plantarflexoren des Fußgelenks sind an zahlreichen sportlichen Aktivitäten beteiligt, unter anderem an explosiven Bewegungen wie Springen, Sprinten und Richtungswechseln; außerdem haben sie beim Abbremsen und Dämpfen der Aufprallkräfte bei der Landung eine exzentrische Wirkung. Indem diese Muskeln gezielt angesprochen werden, sind die Plantarflexoren (speziell der *Gastrocnemius* und *Soleus*) und die Achillessehne besser auf die genannten Stressoren vorbereitet.

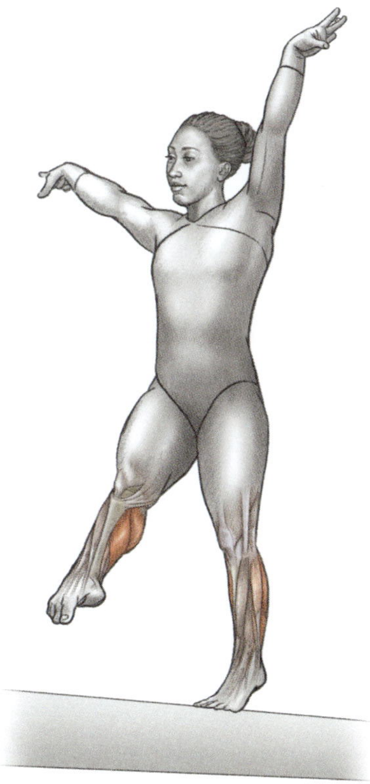

Beim Turnen muss man sich in zahlreichen Elementen auf die Zehen stellen. Springen während eines Tumbling-Passes, der Sprint zum Sprungpferd, Drehungen auf dem Schwebebalken und das Absteigen von allen Turngeräten beanspruchen die Muskeln, die am Fersenheben beteiligt sind. Ob das Ziel Kontrolle, Vorwärtsbewegung oder sogar eine exzentrische Funktion wie beim Landen ist – das Fersenheben hilft, die Muskeln und Sehnen auf der Unterschenkelrückseite zu kräftigen, und bereitet die anderen Strukturen von Fuß und Fußgelenk darauf vor, diese Arten von Bewegungen zu tolerieren und das Risiko von Fuß- und Fußgelenkverletzungen zu verringern.

Variationen

Einbeiniges Fersenheben

Diese Übung wird auf dieselbe Weise ausgeführt wie das Fersenheben, aber auf einem Bein stehend. Indem nur ein Bein belastet wird, wird die Übung intensiver und fordernder als die beidbeinige Variante.

Fersenheben im Sitzen

Im Sitzen wird das Fersenheben im Prinzip auf dieselbe Weise ausgeführt wie im Stehen. Setzen Sie sich auf einen Stuhl (oder in eine spezielle Wadenmaschine), wobei Ihre Oberschenkel parallel, die Knie im 90-Grad-Winkel gebeugt sind und die Fußballen an der Kante einer Stufe stehen. Wenn Sie die Übung schwerer gestalten wollen, können Sie als zusätzlichen Widerstand Kurzhanteln auf Ihre Oberschenkel legen. Senken Sie nun Ihre Fersen so weit ab, dass sie in eine bequeme gedehnte Position unter die Stufe kommen; drücken Sie die Fersen nach oben und führen Sie damit eine vollständige Plantarflexion Ihrer Füße und Fußgelenke aus, und senken Sie Ihre Fersen anschließend langsam wieder in die Startposition. Weil Ihre Knie in der Ausgangsposition im 90-Grad-Winkel gebeugt sind, ist der *Gastrocnemius* (zweiköpfiger Wadenmuskel) in seiner Bewegungsfähigkeit eingeschränkt, und der *Soleus* wird primär aktiv – er ist es auch, der bei laufzentrierten Aktivitäten eine überaus wichtige Rolle spielt.

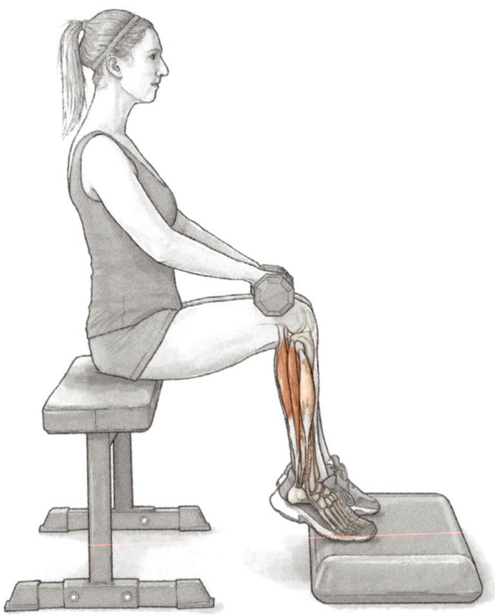

10

Warm-up für die Verletzungsprävention

Das Aufwärmen vor einer körperlichen Aktivität ist die Standardmethode, um den Körper auf Sport, Training oder Wettkampf vorzubereiten. Die Ausführung eines Warm-ups kann die Leistung im Training und Sport verbessern (Fradkin et al. 2019) und das Verletzungsrisiko verringern (Fradkin et al. 2006; McGowan et al. 2015; Shrier 1999, 2000; Silva et al. 2018). Zu den spezifischen Vorteilen zählen:

- eine verbesserte Kraftentwicklungsrate (Asmussen et al. 1976; Swanson 2006),
- schnellere Muskelkontraktionen (Hoffman 2002),
- größere Maximal- und Schnellkraft (Bergh und Ekblom 1979; Enoka 2015; Takeuchi et al. 2021),
- mehr Beweglichkeit (Takeuchi et al. 2021),
- höhere Laufgeschwindigkeit (Gil et al. 2020),
- verbesserte Durchblutung und Sauerstoffversorgung der betroffenen Muskeln (McArdle et al. 2014) und
- eine größere mentale Bereitschaft (Bishop 2003).

Es ist jedoch wichtig, die Ziele des Warm-ups zu bestimmen. Gängige Ziele sind die Vorbereitung auf die Aktivität, Verbesserung der Beweglichkeit und Verringerung des Verletzungsrisikos. Dieses Kapitel wird das Warm-up als eine Maßnahme betrachten, mit der man sich auf die Bewegung vorbereiten und gleichzeitig das Verletzungsrisiko senken kann. Wir werden einen schrittweisen Ansatz verfolgen und mit einem allgemeinen Warm-up beginnen, bevor wir uns einem verletzungspräventiven Warm-up und schließlich einem aktivitätsspezifischen Warm-up zuwenden (Darrall-Jones et al. 2021; siehe Abbildung unten). Diese Phasen bauen aufeinander auf, nehmen an Intensität zu und werden zugleich sportspezifischer.

Ein letzter Vorteil des Warm-ups – insbesondere des spezifischen Warm-ups – ist die Postaktivierungspotenzierung (PAP), ein Phänomen, durch das die von einem Muskel erzeugte Kraft aufgrund einer vorherigen Kontraktion zunimmt. Mit anderen Worten: Sofern die erste Muskelkontraktion nicht zur Erschöpfung führt, können kurze Muskelkontraktionen mit hoher Last die Muskelleistung erhöhen (Stone et al. 2008). Ein bekanntes Beispiel ist

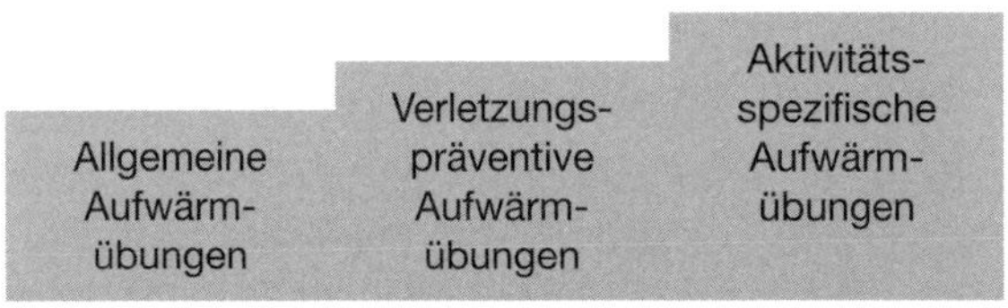

Beginnen Sie das Warm-up mit allgemeinen Übungen, bevor Sie dazu übergehen, verletzungspräventive und aktivitätsspezifische Übungen zu absolvieren.

Schrittweises Warm-up

Allgemeines Warm-up

Diese Übungen bereiten die Athleten auf die Aktivität vor, indem ihre Körpertemperatur durch die Anwendung gängiger Ganzkörperbewegungen erhöht wird. Jede Übung wird für eine Dauer von fünf bis zehn Minuten auf submaximalem Niveau ausgeführt.

Beispiele

1. Laufen
2. Radfahren
3. Gehen

Verletzungspräventives Warm-up

Die folgenden Übungen zielen auf Bereiche ab, die in bestimmten Sportarten oft verletzt werden. Es werden in diesem Kontext pro Übung ein bis zwei Sätze mit jeweils zehn Wiederholungen absolviert.

Beispiele

1. Nordic Hamstring Curl (siehe Kapitel 7, Seite 142)
2. Seitstütz (siehe Kapitel 5, Seite 92)
3. Einbeiniger Squat (siehe Kapitel 7, Seite 164)
4. Fersenheben (siehe Kapitel 9, Seite 212)
5. Copenhagen Hold mit Beinheben (siehe Kapitel 7, Seite 151)

Aktivitätsspezifisches Warm-up

Diese Übungen bestehen aus aktivitätsspezifischen Bewegungen, die den Athleten auf das Training und den Wettkampf vorbereiten. Das Volumen und die Intensität variieren, aber für die hier genannten Übungen empfehlen sich drei bis fünf Wiederholungen über eine Distanz von 30 Metern.

Beispiele

1. Sprint
2. Skip (siehe Kapitel 6, Seite 198)
3. Shuffle (siehe dieses Kapitel, Seite 225)

die Ausführung eines Back Squat, auf den nach einer kurzen Pause ein Sprung oder Sprint folgt. In diesem Beispiel potenziert – oder steigert – sich die anschließende Leistung, also der Sprung oder Sprint. In diesem Buch wird PAP nicht als Teil des Warm-ups behandelt, weil der Fokus auf Verletzungsprävention liegt, aber PAP ist eine wertvolle Technik, mit der man die athletische Leistungsfähigkeit verbessern kann.

Allgemeines Warm-up

Ein allgemeines Warm-up dauert in der Regel fünf bis zehn Minuten. Die Aktivität dient dazu, die Herzfrequenz des Athleten zu erhöhen, die Durchblutung und die Sauerstoffversorgung der Muskeln zu fördern und die Atemfrequenz und Geschmeidigkeit der Gelenke zu verbessern (DeVries und Housh 1995). Dies sollte als Vorbereitung auf das anschließende verletzungspräventive und aktivitätsspezifische Warm-up betrachtet werden. Wie der Name schon sagt, besteht das allgemeine Warm-up in der Regel aus Aktivitäten, die sehr allgemein gehalten sind, sie sind also unspezifisch und zielen nicht auf eine bestimmte Sportart, Übung oder Aktivität ab. Das allgemeine Warm-up wird sich jedoch abhängig von der sich anschließenden ausgeübten Tätigkeit von einem Fall zum anderen unterscheiden. Mannschaftssportler wie Fußballer oder Basketballer absolvieren vielleicht einen lockeren Fünf-Minuten-Lauf, während ein Gewichtheber in derselben Zeit auf dem Ergometer fährt.

Verletzungspräventives Warm-up

Im Anschluss an das allgemeine Warm-up zielt das verletzungspräventive Warm-up auf häufig verletzte Bereiche ab. In diesem Zusammenhang werden Übungen ausgesucht, die das Risiko dieser Verletzungen verringern. Diese Übungen ähneln den Bewegungen, die in diesem Buch in den Kapiteln 3 bis 9 vorgestellt wurden, werden aber in einer Intensität ausgeführt, die den Athleten nicht erschöpft. Wie das allgemeine Warm-up unterscheidet sich auch das verletzungspräventive Warm-up abhängig von der praktizierten Aktivität oder Sportart. Ein Fußballer zum Beispiel wird Übungen absolvieren, die das Verletzungsrisiko für das vordere Kreuzband, die Oberschenkelrückseite und das Fußgelenk verringern, während ein Baseballspieler seinen Fokus auf Übungen richten wird, die das Risiko für Schulter- und Ellenbogenverletzungen reduzieren.

Aufwärmprogramme zur Verletzungsprävention

Es wurden zahlreiche Aufwärmprogramme entwickelt, um gängige Verletzungsursachen zu behandeln. Beispiele für solche Programme sind Warm-ups für Läufer, Fußballer, Basketballer und Turner.

Abgesehen von sportspezifischen verletzungspräventiven Warm-ups sollten bekannte Aufwärmprogramme zur Verletzungsprävention erwähnt werden, die sich schwerpunktmäßig darauf konzentrieren, das Risiko von Kreuzbandverletzungen zu verringern. Zwei der bekanntesten Programme zur Prävention von Kreuzbandverletzungen sind das PEP-Programm der Santa Monica Sports Medicine Research Foundation und 11+ (früher bekannt als FIFA 11+). Obwohl sich diese Programme voneinander unterscheiden, verfolgen sie einen ähnlichen Ansatz: Beide dauern etwa 20 Minuten, enthalten Lauf-, Kraft- und plyometrische Übungen und haben sich als wirkungsvoll erwiesen – bei denjenigen, die an den Programmen teilnahmen, konnten Verletzungen deutlich reduziert werden.

PEP

Das PEP-Programm (Prevent Injury and Enhance Performance, auf Deutsch: »Verletzungen vorbeugen und Leistung steigern«) war eines der ersten Aufwärmprogramme zur Prävention von Kreuzbandverletzungen und »besteht aus einem Warm-up, Stretching, Kraftübungen, Plyometrie und sportsspezifischen Gewandtheitsübungen, um potenzielle Kraft- und Koordinationsdefizite der stabilisierenden Muskeln zu behandeln, die das Kniegelenk umgeben« (Silvers und Mandelbaum 2001, Seite 206). Dieses Programm richtete seinen Schwerpunkt ursprünglich auf Fußballerrinnen, aber die Bewegungen und Übungen lassen sich auf viele andere Sportarten übertragen – beispielsweise auf Basketball, Volleyball und American Football (Herman et al. 2012; Noyes und Barber Westin 2012; Pollard et al. 2017; Rodríguez et al. 2018).

11+ (früher: FIFA 11+)

11+ hat sich zu einem der beliebtesten Programme zur Prävention von Kreuzbandverletzungen entwickelt. Wie das PEP-Programm richtet auch 11+ seinen Schwerpunkt auf Fußball, da es vom internationalen Fußballverband Fédération Internationale de Football Association (FIFA) und seiner Forschungsabteilung FIFA Medical Assessment and Research Centre (F-MARC) entwickelt wurde. Die Kombination aus Lauf-, Kraft-, Plyometrie- und Gleichgewichtsübungen macht 11+ zu einem ganzheitlichen Programm, mit dem sich das Risiko von Kreuzbandverletzungen verringern lässt, und es empfiehlt sich, dieses Programm vor allen Trainingseinheiten und Spielen auszuführen (Al Attar et al. 2016; Barengo et al. 2014; Herman et al. 2012; Mayo et al. 2014; Rössler et al. 2019; Silvers-Granelli et al. 2015).

Aktivitätsspezifisches Warm-up

Nach dem allgemeinen und verletzungspräventiven Warm-up ist die letzte Aufwärmphase vor der Ausübung des eigentlichen Sports das aktivitätsspezifische Warm-up. Dieses Warm-up konzentriert sich auf jene Bewegungen, die in der Sportart oder Aktivität des Athleten häufig vorkommen, und kann auch das Einüben bestimmter Bewegungsabläufe einschließen (Young und Behm 2002). Es wird in zunehmend höherer Intensität ausgeführt und dient der Einstimmung der spezifischen Muskeln auf die folgenden Bewegungsabläufe, um eine optimale neuromuskuläre Leistung zu erzielen (McArdle et al. 2014). Spezifische Aufwärmphasen unterscheiden sich abhängig von der Sportart oder Aktivität. Es gibt viele Ansätze für spezifische Aufwärmphasen; einige Beispiele hierfür sind:

- **Sprinten:** Technikübungen und spezifische Bewegungen (A-Skip, einfacher Wechsel, dreifacher Wechsel) gefolgt von langsamen bis schnellen Sprints über kürzere Distanzen
- **Tennis:** Übungen für den Ober- und Unterkörper; bilaterale und unilaterale Sprünge; zehnsekündige Beschleunigung, Abbremsen und Übungen für den Richtungswechsel (zwei bis drei Sätze mit jeweils sechs bis zehn Wiederholungen; etwa fünf Minuten) (Fernandez-Fernandez et al. 2020)
- **Mannschaftssportarten (wie Fußball oder Handball):** Drei Kleinfeldspiele von jeweils zwei Minuten mit einer passiven Erholung von einer Minute nach jeder aktiven Phase (Dello Iacono et al. 2021)

Beweglichkeit und das Warm-up

Im Allgemeinen wird empfohlen, Beweglichkeitsübungen in die Aufwärmsession zu integrieren. In Kapitel 2 wurde bereits darauf eingegangen, dass Beweglichkeit eine Kombination aus der Bewegungsamplitude eines Gelenks und der Dehnfähigkeit des Gewebes ist, das das Gelenk umgibt. Dehnen ist die direkteste Methode, um die Beweglichkeit eines Athleten zu erhöhen. Man kann sich auf drei Arten dehnen:

1. **Statisch:** Passive Bewegung, die für eine vorgegebene Dauer gehalten wird, in der Regel 10 bis 30 Sekunden
2. **Dynamisch:** Kontrollierte Bewegung in und aus einer gedehnten Position ohne Halten im Endbereich
3. **Ballistisch:** Eine Kombination aus statischem und dynamischem Dehnen, bei dem eine Endposition erreicht wird, aber eine Bewegung erfolgt (normalerweise ein Wippen oder Federn)

Wie in Kapitel 2 erwähnt, hat sich gezeigt, dass Dehnen – in erster Linie statisches, aber auch dynamisches Dehnen – die Kraftproduktion in der kurzen Zeit unmittelbar nach der Ausführung drastisch verringert (Gremion 2005; Opplert und Babault, 2018; Sá et al. 2015; Yamaguchi et al. 2016; Young und Behm 2002). Nach unserem Wissen gibt es keine veröffentlichten Studien, die verbindliche Aussagen darüber machen, ob das regelmäßige Dehnen über mehrere Wochen oder nach der Aktivität zu derselben Abnahme der Kraftproduktion führt.

Wenn Athleten beim Warm-up nicht über eine ausreichende Bewegungsamplitude oder Gewebedehnfähigkeit verfügen, um ihre Sportart oder Aktivität auszuführen, müssen sie sich dehnen, um diese Beweglichkeit zu erlangen. Beispiele für Athleten, die eine hohe Beweglichkeit benötigen, sind Turner, Balletttänzer und Baseballwerfer. Athleten mit ähnlichen Beweglichkeitsanforderungen profitieren ebenfalls davon, wenn sie sich vor der Aktivität dehnen. Wenn der Athlet bereits über die notwendige Beweglichkeit verfügt, um die geforderten Bewegungen auszuführen, ist ein Dehnen nicht nötig, zumal es wenig Forschung gibt, die den Einsatz von statischen oder dynamischen Dehnübungen zur Vorbeugung gegen Verletzungen unterstützt (Shrier 1999; Witvrouw et al. 2004).

Obwohl Dehnen für die meisten Sportler nicht notwendig ist, ist uns durchaus bewusst, dass sich viele Athleten vor der Aktivität gerne dehnen und kollektives Stretching eine gute Gelegenheit ist, um den Gruppenzusammenhalt zu stärken. Sofern Bedarf besteht, empfehlen wir daher, das Dehnen auf die Zeit nach der Aktivität zu verlegen, damit es sich nicht negativ auf die Maximal- und Schnellkraftproduktion im Training oder Spiel auswirkt.

Ausfallschritt im Gehen

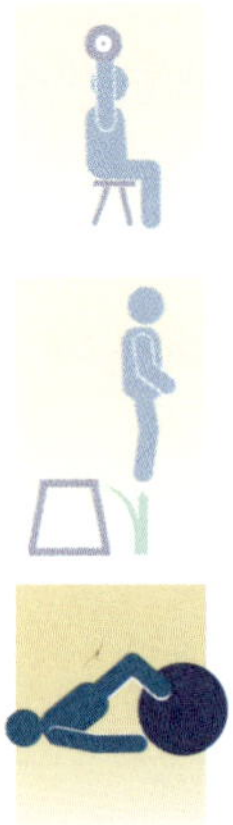

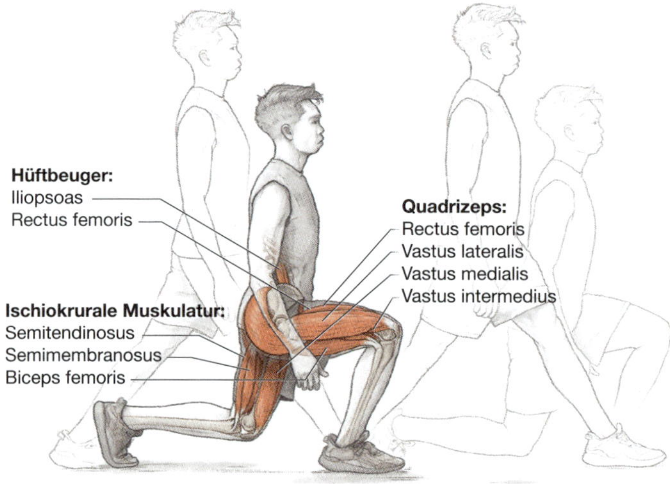

Ausführung

1. Setzen Sie Ihren linken Fuß flach auf den Boden und machen Sie mit dem rechten Fuß einen übertrieben großen Schritt vorwärts.
2. Senken Sie die Knie Richtung Boden, indem Sie Ihre rechte Hüfte und Ihr rechtes Knie langsam beugen und den linken Fuß so nach vorn abrollen, dass nur noch der Fußballen auf dem Boden steht. Wie in Kapitel 8 beschrieben, sollte sich das rechte Knie über den mittleren Zehen des rechten Fußes befinden – also weder zu weit nach innen noch zu weit nach außen – und es darf über die Zehenspitzen des rechten Fußes hinausragen. Ihr Gewicht sollte gleichmäßig auf den Fußballen des linken und des rechten Fußes verteilt sein, und Ihr Rumpf sollte aufrecht und lotrecht zum Boden stehen.
3. Drücken Sie sich kraftvoll aufwärts und vorwärts, indem Sie Ihre rechte Hüfte und Ihr rechtes Knie strecken.
4. Heben Sie Ihren linken Fuß, machen Sie sofort einen weiteren übertrieben großen Schritt vorwärts und wiederholen Sie die eben genannten Schritte.

Beteiligte Muskeln

Primär: *Gluteus maximus* (großer Gesäßmuskel), ischiokrurale Muskulatur: *Semitendinosus* (Halbsehnenmuskel), *Semimembranosus* (Plattensehnenmuskel), *Biceps femoris* (zweiköpfiger Schenkelmuskel); *Iliopsoas* (Darmbein-Lenden-Muskel), Quadrizeps: *Rectus femoris* (gerader Schenkelmuskel), *Vastus lateralis* (äußerer Schenkelmuskel), *Vastus medialis* (innerer Schenkelmuskel), *Vastus intermedius* (mittlerer Schenkelmuskel)
Sekundär: Keine

Standwaage

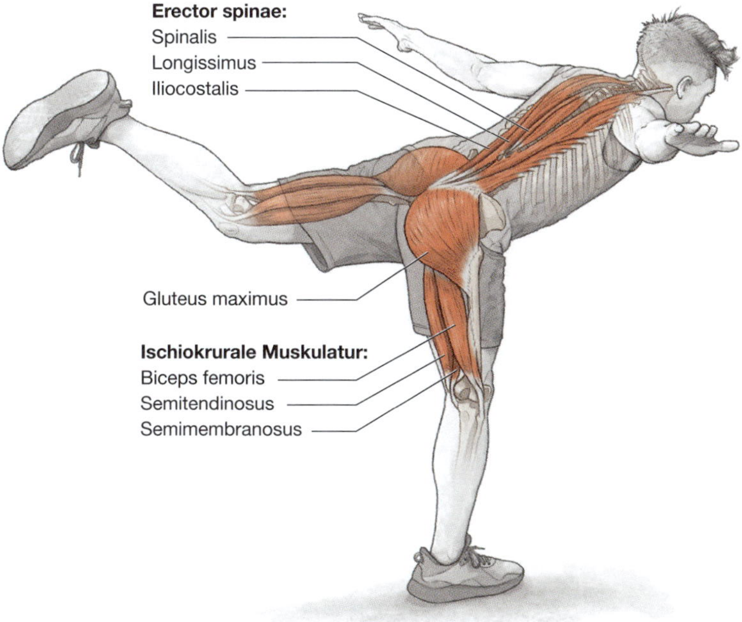

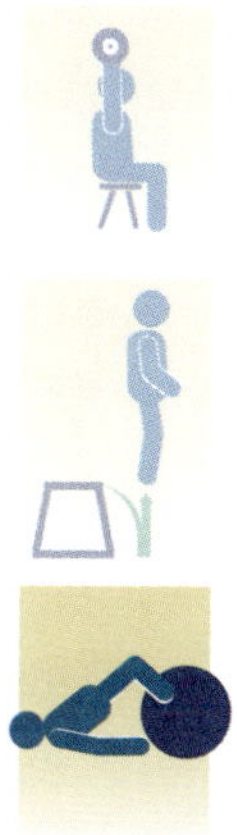

Ausführung

1. Strecken Sie die Arme zur Seite aus (Schulterabduktion von 90 Grad) und beugen Sie den Rumpf ab der Taille nach vorn, während Sie das linke Bein heben und hinter dem Körper strecken. Lehnen Sie sich nicht zur Seite, beide Hüften sollten auf derselben Höhe sein. Ihr Oberkörper sollte beinahe parallel zum Boden ausgerichtet sein, und Sie sollten eine Dehnung in der rechten ischiokruralen Muskulatur spüren.
2. Stellen Sie den linken Fuß auf den Boden und richten Sie den Oberkörper wieder auf.
3. Wiederholen Sie den Bewegungsablauf umgehend auf der anderen Seite.

Beteiligte Muskeln

Primär: Ischiokrurale Muskulatur: *Semitendinosus* (Halbsehnenmuskel), *Semimembranosus* (Plattensehnenmuskel), *Biceps femoris* (zweiköpfiger Schenkelmuskel); *Gluteus maximus* (großer Gesäßmuskel), *Erector spinae* (Rückenstrecker): *Iliocostalis* (Darmbein-Rippen-Muskel), *Longissimus* (langer Rückenmuskel), *Spinalis* (Dornmuskel)
Sekundär: Keine

Einbeiniger Wechselsprung treppauf

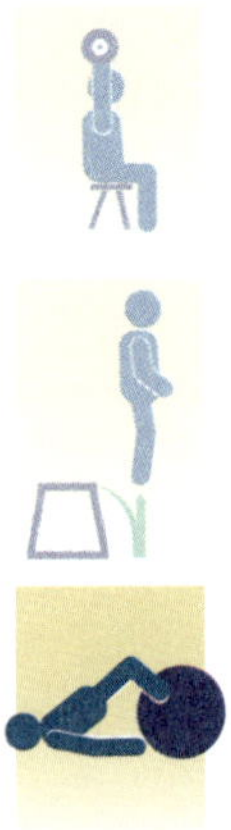

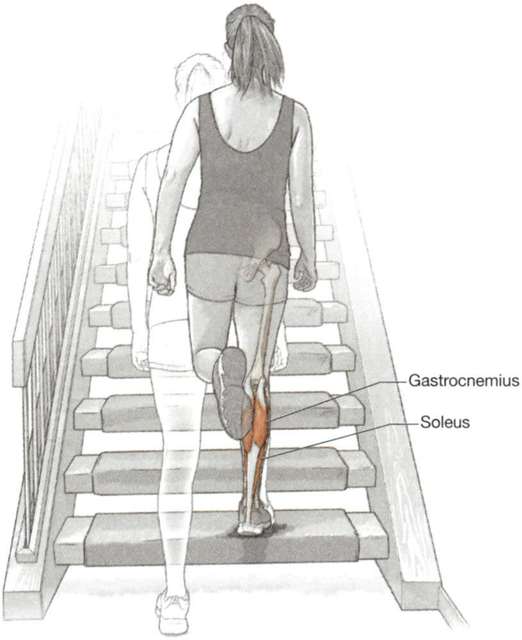

Ausführung

1. Stellen Sie sich auf eine Treppenstufe und platzieren Sie Ihren linken Fuß auf dem Boden oder einer tieferen Stufe.
2. Sobald der linke Fuß die tiefere Stufe berührt, stoßen Sie sich explosiv nach oben und nach vorn ab.
3. Landen Sie mit dem rechten Fuß auf der nächsten Stufe.
4. Wiederholen Sie diese Sequenz für die vorgegebene Distanz oder Stufenzahl.

Hinweis: Wie auf Seite 163 beschrieben und abgebildet, sollte Ihr Knie bei der Landung über den mittleren Zehen des Fußes stehen – also weder zu weit nach innen noch zu weit nach außen.

Beteiligte Muskeln

Primär: *Gastrocnemius* (zweiköpfiger Wadenmuskel), *Soleus* (Schollenmuskel), Quadrizeps: *Rectus femoris* (gerader Schenkelmuskel), *Vastus lateralis* (äußerer Schenkelmuskel), *Vastus medialis* (innerer Schenkelmuskel), *Vastus intermedius* (mittlerer Schenkelmuskel); *Gluteus maximus* (großer Gesäßmuskel)
Sekundär: Keine

Shuffle

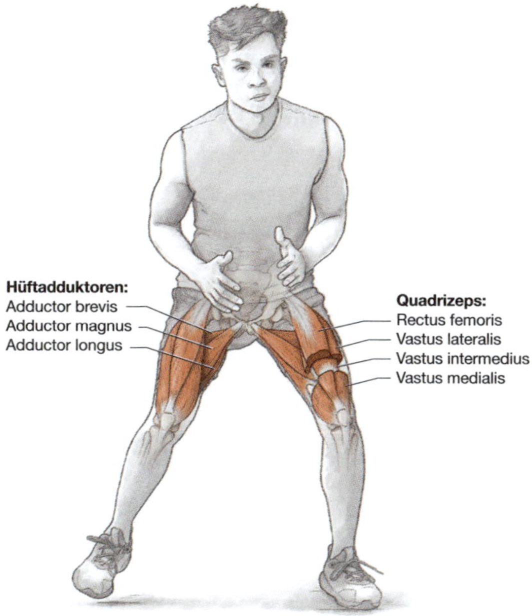

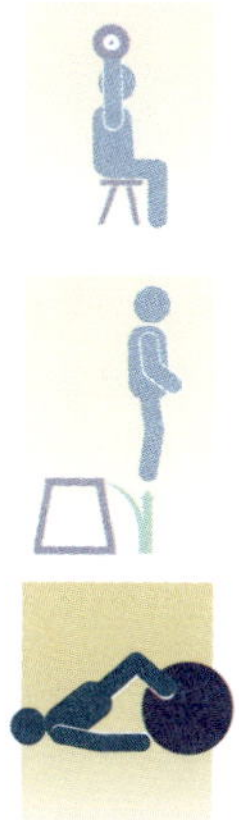

Ausführung

1. Nehmen Sie einen etwas mehr als hüftbreiten Parallelstand ein, senken Sie die Hüften und beugen Sie die Knie.
2. Drücken Sie sich vom rechten Fuß ab und machen Sie einen Schritt nach links.
3. Setzen Sie zuerst mit dem linken und dann mit dem rechten Fuß auf, ohne dass diese sich berühren oder kreuzen, und drücken Sie sich umgehend erneut mit dem rechten Fuß nach links ab.
4. Wiederholen Sie diesen Ablauf für die vorgeschriebene Distanz.

Hinweis: Diese Bewegung sollte mehr einem Gleiten ähneln und weniger einem Springen oder Hüpfen.

Beteiligte Muskeln

Primär: Hüftadduktoren: *Adductor longus* (langer Schenkelanzieher), *Adductor magnus* (großer Schenkelanzieher), *Adductor brevis* (kurzer Schenkelanzieher); Quadrizeps: *Rectus femoris* (gerader Schenkelmuskel), *Vastus lateralis* (äußerer Schenkelmuskel), *Vastus medialis* (innerer Schenkelmuskel), *Vastus intermedius* (mittlerer Schenkelmuskel)
Sekundär: Keine

Ankle Flip

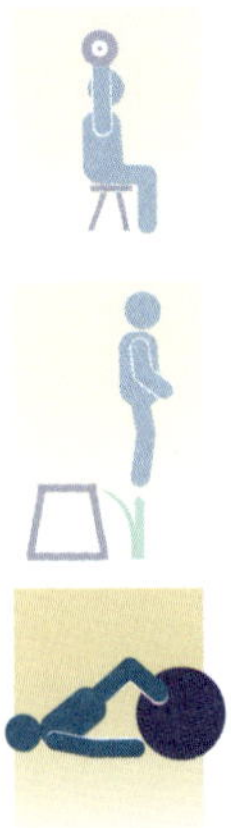

Ausführung

1. Verlagern Sie Ihr Gewicht auf die Fußballen und halten Sie während der gesamten Übung die Knie gestreckt. Drücken Sie sich mit dem rechten Bein vom Boden ab und bringen Sie das linke Bein nach vorn.
2. Landen Sie federnd auf dem linken Fuß und führen Sie umgehend den nächsten Sprung aus – wobei Sie diesmal auf dem rechten Fuß landen. Minimieren Sie die Bodenkontaktzeit und maximieren Sie die Kraft, die Sie in den Boden richten.

Hinweis: Der Fokus dieser Übung liegt nicht nur auf einer möglichst kurzen Bodenkontaktzeit, sondern auch auf der Minimierung der Knieflexion, während das Fußgelenk in Dorsalflexion bleibt. Diese Übung ist eine Bewegung, die mehr dem Laufen ähnelt und das Federn von der Oberfläche hervorhebt. Die Aufmerksamkeit liegt auf der Elastizität des Unterkörpers, vor allem des Fußgelenks.

Beteiligte Muskeln

Primär: *Gastrocnemius* (zweiköpfiger Wadenmuskel), *Soleus* (Schollenmuskel)
Sekundär: Keine

11 Gestaltung eines Verletzungspräventionsprogramms

Effektive Programme zur Verletzungsprävention ähneln Trainingsprogrammen, die das Ziel haben, traditionelle Parameter athletischer Leistungsfähigkeit wie Maximalkraft, Schnellkraft und aerobe Ausdauer zu verbessern. Wie in traditionellen Trainingsprogrammen muss man auch bei Programmen zur Verletzungsprävention Schlüsselvariablen manipulieren, damit sich der Körper an die Herausforderungen anpassen kann, mit denen er konfrontiert wird, um den entsprechenden Parameter zu verbessern und das Verletzungsrisiko langfristig zu senken.

Schritt für Schritt zur Verletzungsprävention

Bei der Gestaltung eines Programms zur Verringerung des Verletzungsrisikos unterscheidet sich der Fokus ein wenig von dem eines traditionellen Trainingsprogramms. In beiden Fällen beginnt man mit einer Bedarfsanalyse, bevor man sich Gedanken über die Übungsauswahl, Trainingsfrequenz, Trainingslast und Wiederholungszahl – also die Intensität – und das Trainingsvolumen macht. Bei der Gestaltung eines Programms zur Verringerung des Verletzungsrisikos ist die ideale Übungsreihenfolge und Erholungsdauer zwischen den einzelnen Übungen noch nicht festgelegt. Diese beiden Variablen werden daher nicht angeführt. Es wird jedoch eine neue Variable – das Timing des Programms – gelistet. Daher richtet sich der Fokus bei der Gestaltung eines Verletzungspräventionsprogramms auf die folgenden fünf Schritte:

1. Bedarfsanalyse
2. Übungsauswahl
3. Trainingsfrequenz
4. Timing
5. Intensität und Volumen

Außerdem ist es wichtig, die drei Trainingsprinzipien Spezifität, Überlastung und Progression zu berücksichtigen. Wie in Kapitel 2 erwähnt, muss das Training für die Bewegungen spezifisch sein, die typisch für die praktizierte Sportart sind. In diesem Fall sollte die Programmgestaltung zunächst hinsichtlich der Struktur oder des Körperbereichs spezifisch sein, die der Athlet vor Verletzungen schützen will, und außerdem Vorverletzungen des Athleten berücksichtigen. Außerdem muss das Programm den Athleten fordern und einen ausreichenden Stimulus bieten – also eine Überlastung in Form eines schweren Gewichts oder einer höheren Geschwindigkeit –, der nötig ist, um eine Anpassung hervorzurufen. Zu guter Letzt muss das Programm allmählich und angemessen durch die gezielte Steuerung – also Progression – ausgewählter Trainingsvariablen anspruchsvoller werden.

In diesem Kapitel wird ein kurzer Blick auf die fünf Fokusschritte geworfen, die korrekt umgesetzt werden müssen, um das Verletzungsrisiko mit größtmöglicher Effektivität zu verringern. Jeder Schritt wird erklärt und anhand von Beispielen für die schrittweise Gestaltung eines Programms zur Prävention von Kreuzbandverletzungen durchgespielt.

Schritt 1: Bedarfsanalyse

Wenn man ein Programm zur Verringerung des Verletzungsrisikos gestaltet, muss man vorab die Bedürfnisse evaluieren, die der Athlet hinsichtlich seiner Verletzungsprävention hat. Hierfür wird eine Bedarfsanalyse durchgeführt, die folgende Aspekte umfasst (siehe Tabelle Seite 230):

- **Sportliche und anatomische Evaluation:** Jede Sportart und jede Spiel(er)position hat besondere biomechanische oder physiologische Anforderungen und birgt besondere Verletzungsrisiken. Genauso ist jede anatomische Struktur so gestaltet, dass einzigartige Bewegungen, Stabilisation und funktionelle Anforderungen existieren. Das Ziel einer sportlichen und anatomischen Evaluation besteht darin, diese Anforderungen zu bestimmen, also Kraft, Muskelanheftungen und Kontraktionsarten, Kontraktionsgeschwindigkeit, Abbremsung, Richtungswechsel, Gelenkstruktur.
- **Verletzungshistorie:** Vorverletzungen zählen zu den größten Risikofaktoren für Wiederholungs- und Folgeverletzungen. Eine Wiederholungsverletzung ist eine Verletzung, die nach einer erstmaligen Verletzung derselben Struktur auftritt – wenn ein Athlet zum Beispiel seinen Knöchel verstaucht und drei Monate später denselben Knöchel wieder verstaucht. Eine Folgeverletzung ist jede andere Verletzung, die nach der ersten Verletzung auftritt – wenn ein Athlet zum Beispiel seinen Knöchel verstaucht und dann das andere (kontralaterale) Fußgelenk oder eine angrenzende Struktur verletzt. Das Verständnis der Verletzungshistorie eines Athleten kann die Programmgestaltung steuern, um gängige Wiederholungsverletzungen und Folgeverletzungen zu vermeiden.
- **Ziele und Hintergrund:** Jeder Athlet hat einen einzigartigen Hintergrund und Ziele für das allgemeine und verletzungspräventive Training. Diese Komponente der Bedarfsanalyse erlaubt ein gewisses Maß an Flexibilität bei der Gestaltung des Verletzungspräventionsprogramms.

Programm zur Prävention von Kreuzbandverletzungen: Bedarfsanalyse

Sportliche und anatomische Evaluation	Verletzungshistorie	Ziele und Hintergrund
Das vordere Kreuzband verläuft vom *Femur* zur *Tibia* und hält anterioren Scherkräften der *Tibia* in Relation zum *Femur* stand. **Risikofaktoren bezüglich der Ausrichtung** Die Landung nach einem Sprung mit einem flacheren Knieflexionswinkel und einem stärkeren dynamischen Valgus erhöht das Risiko einer vorderen Kreuzbandverletzung. **Biomechanische Risikofaktoren** Eine stärkere Kniebelastung erhöht das Risiko einer vorderen Kreuzbandverletzung (Hewett et al. 2005; Myer et al. 2008, 2011; Paterno et al. 2010; Quatman und Hewett 2009). **Kraft** Schwache ischiokrurale Muskeln und Hüftabduktoren erhöhen das Risiko einer Kreuzbandverletzung (Ford et al. 2008; Khayambashi et al. 2016; Knapik et al. 1991; Myer et al. 2004, 2008; Söderman et al. 2001; Withrow et al. 2008). Wenn eine Vorverletzung vorlag, wurde ein schwacher Quadrizeps mit einem erhöhten Risiko für eine Kreuzbandverletzung und Arthrose in Verbindung gebracht.	Eine frühere Kreuzbandverletzung erhöht das Risiko für eine Wiederholungsverletzung desselben Kreuzbandes und eine Folgeverletzung anderer Strukturen im selben Knie oder im anderen Knie.	Das Ziel des Programms ist es, die Ausrichtung der unteren Extremität zu verbessern, vor allem die Maximierung der Knieflexion und die Minimierung des dynamischen Valgus nach dem Landen sowie beim Abbremsen und Wechseln der Richtung. Außerdem sorgen starke ischiokrurale Muskeln und Hüftabduktoren für ein geringeres Verletzungsrisiko bei allen Sportlern mit gesunden Kreuzbändern; die Steigerung der Kraft im Quadrizeps ist dagegen für all jene wichtig, die in der Vergangenheit bereits eine Kreuzbandverletzung erlitten haben.

Schritt 2: Übungsauswahl

In diesem Schritt wird bestimmt, welche Übungskategorie zu wählen ist. In Kapitel 2 wurde bereits darauf hingewiesen, dass sich dieser Begriff darauf bezieht, welche konditionelle Grundfähigkeit angesprochen wird. Bei den in Kapitel 2 behandelten Übungskategorien handelte es sich um Krafttraining, plyometrisches Training, Training der Schnelligkeit und Gewandtheit und Training der aeroben Ausdauer. Die letzten drei Punkte werden hier als »Spezialübungen« zusammengefasst, weil es sich hierbei um Übungen handeln kann, die für den Sport oder die Verletzung spezifisch sind. Unsere Trainingsprogramme werden sich auf diese Übungskategorien konzentrieren. Es gibt keine spezifische Forschung zu der Anzahl an Übungskategorien oder Trainingsmethoden, die ein Verletzungspräventionsprogramm enthalten sollte. Im Allgemeinen empfehlen wir vier bis sechs Kraftübungen, drei bis vier plyometrische Übungen und bis zu vier Spezialübungen, obwohl diese Zahl saisonbedingt variieren werden (siehe nachstehende Tabelle).

Programm zur Prävention von Kreuzbandverletzungen: Übungsauswahl

Kraftübungen	Plyometrische Übungen	Spezialübungen
• Back Squat • Einbeiniger Squat (und Variationen) • Ausfallschritt vorwärts • Ausfallschritt zur Seite • Nordic Hamstring Curl • Romanian Deadlift • Seitstütz	• Drop Jump • Drop Jump auf eine zweite Box • Standweitsprung mit einbeiniger Landung • Einbeiniger Vertikalsprung	• Laufen • Abbremsen

Schritt 3: Trainingsfrequenz

Die Anzahl der Sessions zur Verletzungsprävention, die pro Woche ausgeführt werden, wird als Trainingsfrequenz bezeichnet. Die Trainingsfrequenz für die allgemeine sportliche Leistungsfähigkeit verändert sich oft abhängig davon, wo man sich im Sportjahr oder in der Saison gerade befindet; dasselbe trifft auch für das Training zur Verletzungsprävention zu. Jede Saison – vor, während und nach der Wettkampfphase – hat ein spezifisches Ziel und eine spezifische Trainingsfrequenz (siehe Tabelle Seite 232). In der Vorbereitungsphase ist es das Ziel, die Leistung vor den Wettkämpfen oder Spieltagen zu maximieren und sich auf die bevorstehende Saison vorzubereiten. Die allgemeine vorbereitende Konditionierung vor der Saison hat zwei wichtige Vorteile: Sie verringert das allgemeine Verletzungsrisiko und verbessert die Leistung (Myer et al. 2005, 2007; Myer, Ford, Brent et al. 2006; Myer, Ford, McLean et al. 2006).

Obwohl sie praktisch sein können, sind die Strategien zur Verletzungsprävention während der Saison oft beschränkt. In dieser Phase neigt man dazu, das Training mit einer niedrigeren Intensität zu absolvieren, und konzentriert sich darauf, die Technikverbesserungen zu erhalten, die man sich vor der Saison angeeignet hat.

Weil Kraft, Schnellkraft und Stresstoleranz für die Verletzungsprävention wichtig sind, ist die Off-Season die ideale Zeit, um eine starke Grundlagenausdauer für das intensivere Training aufzubauen, das vor und während der Saison zu absolvieren ist. Leider werden die Strategien zur Verletzungsprävention nach dem Ende der Saison oft nicht fortgesetzt. Natürlich kann es unter dem Gesichtspunkt der Terminierung schwierig sein, in dieser Phase Sessions zur Verletzungsprävention zu koordinieren, aber wir empfehlen, weiterhin den Fokus auf das Techniktraining zu legen und dabei gleichzeitig an der Verbesserung der Maximalkraft, Schnellkraft und Ausdauer zu arbeiten. Jede Saison im Sportjahr ist wichtig, aber Programme, die ein übergeordnetes Konzept zur Verletzungsprävention verfolgen, das sich über mehrere Saisons erstreckt, haben die größte positive Wirkung auf die Biomechanik und Verletzungsreduktion (Gilchrist et al. 2008; Klugman et al. 2011; Myer, Stroube, DiCesare et al. 2013; Stroube et al. 2013).

Programm zur Prävention von Kreuzbandverletzungen: Trainingsfrequenz

Sportsaison	Sessions pro Woche
Vor der Saison	3
Während der Saison	2
Nach der Saison	4

Schritt 4: Timing

Das Timing des Verletzungspräventionsprogramms beschreibt die Anordnung oder zeitliche Planung der Übungen im Training, die der Verletzungsprävention dienen. Die Verletzungsprävention kann vor dem Training, vor dem Spiel, nach dem Training oder als eigenständige Einheit ausgeführt werden. Entscheidungen zum Timing orientieren sich meist an der praktischen Umsetzbarkeit und Wirkung der entsprechenden Übungen auf die Qualität der Spiele oder anderer Trainingseinheiten; sie sollten so terminiert werden, dass sich die Athleten angemessen erholen können und nicht zu müde sind, um effizient zu trainieren oder am Spiel oder Wettkampf teilzunehmen. Es sind viele Terminierungsansätze möglich; am besten integriert man die Verletzungspräventionsübungen in eine andere Session, beispielsweise als Vorbereitung auf den Sport oder Warm-up, oder führt sie gebündelt als separate Trainingseinheit aus (siehe Tabelle Seite 233).

Die meisten Ansätze kombinieren die Verletzungspräventionsübungen mit anderen Trainingseinheiten. Es kommt in diesem Zusammenhang sehr häufig vor, dass diese Übungen vor dem Training oder Spiel ausgeführt werden. Eine solche Terminierung ist praktisch und stärkt die Compliance (Sugimoto et al. 2012). Auch wir empfehlen diese Methode, deren Umsetzung im letzten Kapitel skizziert ist. Die Ausführung der Übungen im unmittelbaren Anschluss an andere Trainingseinheiten ist eine andere Option, die man ins Auge fassen sollte (Potach et al. 2018), weil sie nicht nur praktisch ist, sondern einen weiteren Vorteil bietet: Das Abbremsen, Landen und Üben von Richtungswechseln in erschöpftem Zustand kann eine wichtige Komponente von Verletzungspräventionsprogrammen sein. Obwohl Verletzungspräventionsübungen, die sich schwerpunktmäßig mit einer guten Ausrichtung befassen, nicht in jedem Training ausgeführt werden sollten, können sie am Ende anderer Trainingseinheiten einen zusätzlichen neuen Reiz setzen.

Die Terminierung von separaten Trainingseinheiten mit Übungen zur Verletzungsprävention, vor allem nach der Wettkampfsaison, ist ebenfalls eine gute Option. Eine solche Programmgestaltung kann dem Athleten die Möglichkeit geben, seine Maximalkraft, Schnellkraft und Aufpralltoleranz in einer Intensität anzusprechen, die mit höherer Wahrscheinlichkeit zur erwünschten Anpassung an den Stressor führt (Augustsson 2013). Die wichtigsten Aspekte sind jedoch, dass die Compliance des Athleten gefördert wird (Dix et al. 2020; Sugimoto et al. 2012) und er die richtige Art und Anzahl von Übungen erhält, um sein Verletzungsrisiko zu verringern (Sugimoto et al. 2012, 2015; Sugimoto, Myer, Barber-Foss et al. 2014; Sugimoto, Myer, Bush et al. 2014).

Programm zur Prävention von Kreuzbandverletzungen: Timing

Sportsaison	Terminierung
Vor und während der Saison	Vor den Trainingseinheiten als Teil des Warm-ups
Nach der Saison	Separate Trainingseinheiten

Schritt 5: Intensität und Volumen

Intensität ist das relative Schwierigkeitsniveau einer Übung oder Gruppe von Übungen und wird am häufigsten durch Last – einen verwendeten Widerstand – oder Komplexität definiert. Sie zählt zu den wichtigsten Aspekten in der Gestaltung von Verletzungspräventionsprogrammen. Um die gewünschte Anpassung zu erreichen, muss das Programm sowohl eine Überlastung als auch eine Progression bieten. Die Intensität muss zunehmen, damit die Entwicklung der Kraft und der motorischen Kontrolle nicht stagniert (Augustsson 2013). Mit einer ausreichend hohen Trainingslast (über 80 Prozent von 1 RM) können die meisten Sportler in weniger als sechs Wochen ihre Maximal- und Schnellkraft verbessern (Goodwill et al. 2012; Oliveira et al. 2013; Weier et al. 2012).

Die Trainingsintensität lässt sich auch durch die Variation der Komplexität und Neuartigkeit der Übungen steigern. Am Anfang eines Verletzungspräventionstrainings kann die Steigerung der relativen Übungskomplexität bereits ausreichen, um den Körper angemessen zu fordern und die erwünschten Zuwächse zu bewirken. Eine Fokussierung auf der Übungsschwierigkeit setzt im Vergleich zu messbaren Zuwächsen der Maximal- und

Schnellkraft eine eingehendere Bewegungserkundung voraus. Weil Technik und Ausrichtung Risikofaktoren für viele Verletzungen sind, ist es wichtig, diesen Faktoren die nötige Aufmerksamkeit zu widmen.

Das Trainingsvolumen ist die Menge an Arbeit, die ein Athlet in jeder Session verrichtet. Sie kann auf unterschiedliche Weise gemessen werden. Die Berechnung des Volumens kann die Last umfassen, beispielsweise das Hantelgewicht in Kilogramm, aber in diesem Buch wird das Volumen nur in Bezug auf die Gesamtwiederholungszahl, die in einer Session zur Verletzungsprävention ausgeführt wird, betrachtet (siehe nachstehende Tabelle; Fleck und Kraemer 2014; McBride et al. 2009; O'Bryant et al. 1988). Bis zu einem gewissen Punkt besteht in der Verletzungsprävention eine umgekehrte Dosis-Reaktions-Beziehung: je höher das neuromuskuläre Trainingsvolumen, umso geringer das Verletzungsrisiko (Sugimoto et al. 2015; Sugimoto, Myer, Barber-Foss et al. 2014). Verglichen mit Programmen, die nicht länger als 15 Minuten ausgeführt wurden (Sugimoto, Myer, Barber-Foss et al. 2014), verringerten Programmsessions mit einer Dauer von 30 Minuten und mehr das Risiko von Kreuzbandverletzungen um 26 Prozent (Sugimoto, Myer, Barber-Foss et al. 2014). Eine halbe Stunde pro Woche ist ein relativ überschaubarer Zeitaufwand und sollte als absolutes Minimum für ein Verletzungspräventionsprogramm gelten (Sugimoto et al. 2015).

Programm zur Prävention von Kreuzbandverletzungen: Intensität und Volumen

	Kraftübungen	Plyometrische Übungen	Spezialübungen
Vor der Saison	• 4 Übungen • 2 Sätze mit je 8 Wiederholungen	• 2 Übungen • 2 Sätze mit je 10 Wiederholungen	• 2 Übungen • 2 Sätze mit je 10 Wiederholungen
Während der Saison	• 3 Übungen • 1 Satz mit 6 Wiederholungen	• 2 Übungen • 1 Satz mit 10 Wiederholungen	• 2 Übungen • 2 Sätze mit je 10 Wiederholungen
Nach der Saison	• 6 Übungen • 2 Sätze mit je 10 Wiederholungen	• 4 Übungen • 2–3 Sätze mit je 10 Wiederholungen	• Keine

Beispielprogramme

In den folgenden Abschnitten werden zwei Beispiele vorgestellt, wie Verletzungsprävention in der Praxis aussehen kann. Das erste Beispiel greift einen spezifischen Sport auf (Fußball; siehe die Tabellen auf den Seiten 235–236), das zweite Beispiel konzentriert sich auf eine spezifische Struktur (ischiokrurale Muskulatur; siehe die Tabellen auf den Seiten 237–238). Wenn Sie die Tabellen durchgehen, werden Sie feststellen, dass trotz der unterschiedlichen Schwerpunktsetzung dasselbe Format verwendet wird. Darüber hinaus wird sowohl ein Programm für Geübte als auch ein Programm für Fortgeschrittene präsentiert; sie zeichnen sich durch Überschneidungen, aber auch durch besondere Merkmale aus. Wenn man Programme zur Verletzungsprävention gestaltet, sollte man sich an die Schritte in diesem Kapitel halten, um die Programme genau an die Bedürfnisse der Teams, Athleten und anatomischen Strukturen anzupassen, die sie schützen sollen.

Verletzungsprävention für Fußballer

Dieses Programm zur Prävention von Fußballverletzungen zielt auf geübte Athleten ab, die bereits über einige Trainingserfahrung verfügen, und besteht aus Kraftübungen, plyometrischen Übungen und Spezialübungen, die im Anschluss an ein Warm-up ausgeführt werden. Dieses Programm kann während des gesamten Sportjahres absolviert werden; die einzigen Variablen, die sich verändern, sind das Volumen und die Frequenz des Programms.

Verletzungspräventionsprogramm für Fußballer: Warm-up

Übung	Sätze	Wiederholungen/ Strecke	Seite
Ausfallschritt im Gehen	1	10	222
Standwaage	1	10	223
Einbeiniger Squat (mit geschlossenen Augen)	1	10	164
Ankle Flip	2	30 Meter	226
Einbeiniger Wechselsprung bergauf	2	6	224
Shuffle	2	30 Meter	225
Pogo	2	10	196
Sprinten (mit 50 % Anstrengung)	6	30 Meter	K/A

Verletzungspräventionsprogramm für Fußballer: Tag 1

Übungstyp	Übung	Sätze	Wiederholungen	Last	Seite
Plyometrische Übungen	• Drop Jump	2	10	45 cm	172
	• Aus dem Standweitsprung in den Vertikalsprung	2	10	KG*	181
	• Einbeiniger Vertikalsprung	2	10	KG	175
	• Standweitsprung mit einbeiniger Landung	2	10	KG	180
Kraftübungen	• Back Squat	3	8	50 %	134
	• Ausfallschritt zur Seite	2	10	KG	119
Spezialübungen	• Einbeiniger Romanian Deadlift	3	8	25 %	147
	• Manuelle exzentrische Hüftabduktion	2	10	KG	114
	• Hüftabduktion in Seitenlage	2	15		112
	• Fersenheben	2	15		212

* *KG: Körpergewichtübung oder ein Prozentsatz des Körpergewichts (»50 % KG« heißt, dass man ein Gewicht verwenden sollte, das der Hälfte des Körpergewichts entspricht)*

Verletzungspräventionsprogramm für Fußballer: Tag 2

Übungstyp	Übung	Sätze	Wiederholungen	Last	Seite
Plyometrische Übungen	• Drop Jump mit 90-Grad-Wende	2	10	45 cm	174
	• Einbeiniger Seitsprung (für die Ausrichtung)	1	10	KG*	176
	• Einbeiniger Push-off	2	10	KG	137
	• Hürdensprung zur Seite	2	10	KG	177
Kraftübungen	• Einbeiniger Squat	2	10	2 kg	164
	• Deadlift	2	8	50 % KG	90
Spezialübungen	• Kombisatz Bein-Curl mit Physioball + einbeiniger Hip Thrust	3	10	KG	167 + 121
	• Seitstütz	2	10	KG	92
	• Nordic Hamstring Curl	2	10	KG	142
	• Hüftflexion am Kabelzug	2	10	Band	154
	• Inversion mit Widerstandsband (langsam und schnell)	2	15	Band	202
	• Eversion mit Widerstandsband (langsam und schnell)	2	15	Band	206

* *KG: Körpergewichtübung oder ein Prozentsatz des Körpergewichts (»50 % KG« heißt, dass man ein Gewicht verwenden sollte, das der Hälfte des Körpergewichts entspricht)*

Verletzungsprävention für die ischiokrurale Muskulatur

Dieses Programm zur Prävention von Verletzungen der ischiokruralen Muskulatur eignet sich für Fortgeschrittene und enthält plyometrische Übungen, Kraft- und Spezialübungen, die im Anschluss an ein Warm-up ausgeführt werden.

Verletzungspräventionsprogramm für die ischiokrurale Muskulatur: Warm-up

Übung	Sätze	Wiederholungen/ Strecke	Seite
Ausfallschritt im Gehen	1	10	222
Standwaage	1	10	223
Einbeiniger Squat (mit geschlossenen Augen)	1	10	164
Schneller Skip	2	30 Meter	199
Ankle Flip	2	30 Meter	226
Shuffle	2	30 Meter	225
Pogo	2	10	196

Verletzungspräventionsprogramm für die ischiokrurale Muskulatur: Tag 1

Übungstyp	Übung	Sätze	Wieder-holungen	Last	Seite
Plyometrische Übungen	• Drop Freeze	2	10	60 cm	171
	• Pike Jump	2	10	KG*	148
	• Einbeiniger Push-off	2	10	45 cm	137
	• Plyometrisches Beckenheben mit angehobenen Beinen	2	10	KG	141
Kraftübungen	• Back Squat	2	8	8 RM**	134
	• Ausfallschritt zur Seite	2	10	KG	119
Spezial-übungen	• Romanian Deadlift	2	10	25 % KG	145
	• Kombisatz Bein-Curl mit Physioball + einbeiniger Hip Thrust	2	10	KG	167 + 121
	• Fersenheben	2	15	KG	212
	• Nordic Hamstring Curl	2	10	KG	142

** KG: Körpergewichtübung oder ein Prozentsatz des Körpergewichts (»50 % KG« heißt, dass man ein Gewicht verwenden sollte, das der Hälfte des Körpergewichts entspricht)*

*** 8 RM ist ein Achter-Wiederholungsmaximum, also das schwerste Gewicht, das man achtmal mit maximaler Anstrengung heben kann.*

Verletzungspräventionsprogramm für die ischiokrurale Muskulatur: Tag 2

Übungstyp	Übung	Sätze	Wieder-holungen	Last	Seite
Plyometrische Übungen	• Drop Jump	2	10	45 cm	172
	• Split Squat Jump mit Beinwechsel	2	10	KG*	124
	• Sprinten	1	6	30 m	k/A
Kraftübungen	• Einbeiniger Squat	2	10	10	164
	• Deadlift	2	8	50 % KG	90
Spezialübungen	• Fersengang	2	18 m 15	KG	204
	• Inversion mit Widerstandsband und Plantarflexion	2	10	Band	203
	• Bein-Curl mit Physioball	3	15	KG	167
	• Fersenheben	2		KG	212

* *KG: Körpergewichtübung oder ein Prozentsatz des Körpergewichts (»50 % KG« heißt, dass man ein Gewicht verwenden sollte, das der Hälfte des Körpergewichts entspricht)*

Es ist nicht möglich, alle Verletzungen zu verhindern. Aber mit einer sorgfältigen Berücksichtigung der Prinzipien der Verletzungsprävention und einem Verständnis für die menschliche Anatomie mit ihren gängigen Verletzungen, die in diesem Buch vorgestellt wurden, lässt sich das Verletzungsrisiko senken. Die Beispiele in diesem Kapitel dienen als allgemeine Vorlage für den Aufbau eines eigenen Verletzungspräventionsprogramms. Wichtig ist, dass dieses Programm das gesamte Sportjahr hindurch neben den allgemeinen Fitnessworkouts, Trainingseinheiten und Wettkämpfen konsequent umgesetzt wird.

Quellen

Al Attar, W. S.; Soomro, N.; Pappas, E.; Sinclair, P. J.; Sanders, R. H. (2016): *How effective are F-MARC injury prevention programs for soccer players? A systematic review and meta-analysis.* Sports Medicine, 46. S. 205–217. doi:10.1007/s40279-015-0404-x

Al Attar, W. S.; Soomro, N.; Sinclair, P. J.; Pappas, E.; Sanders, R. H. (2017): *Effect of injury prevention programs that include the nordic hamstring exercise on hamstring injury rates in soccer players: A systematic review and meta-analysis.* Sports Medicine, 47 (5). S. 907–916. doi:10.1007/s40279-016-0638-2

Aranda, Y.; Munuera, P. V. (Mai 2014): *Plantar fasciitis and its relationship with hallux limitus.* Journal of American Podiatric Medical Association, 104 (3). S. 263–268. doi:10.7547/0003-0538-104.3.263

Archbold, P.; Mezzadri, G. (2014): *Iliotibial band syndrome.* Surgery of the Knee, S. 127–130. doi:10.1007/978-1-4471–5631-4_12

Ardern, C. L.; Ekås, G. R.; Grindem, H. et al. (2018): *Prevention, diagnosis and management of paediatric ACL injuries.* British Journal of Sports Medicine, 52 (20). S. 1297–1298. doi:10.11 36/bjsports-2018-099493

Ardern, C. L.; Taylor, N. F.; Feller, J. A.; Webster, K. E. (2014): *Fifty-five per cent return to competitive sport following anterior cruciate ligament reconstruction surgery: An updated systematic review and meta-analysis including aspects of physical functioning and contextual factors.* British Journal of Sports Medicine, 48 (21). S. 1543–1552. doi:10.1136/bjsports-2013-093398

Asmussen, E.; Bonde-Petersen, F.; Jorgensen, K. (Januar 1976): *Mechano-elastic properties of human muscles at different temperatures.* Acta Physiologica Scandinavica, 96 (1). S. 83–93. doi:10.1111/j.1748-1716.1976.tb10173.x

Augustsson J. (August 2013): *Documentation of strength training for research purposes after ACL reconstruction.* Knee Surgery, Sports Traumatology, Arthroscopy, 21 (8). S. 1849–1855.

Ayala, F.; López-Valenciano, A.; Gámez Martín, J. A. et al. (Mai 2019): *A preventive model for hamstring injuries in professional soccer: Learning algorithms.* International Journal of Sports Medicine, 40 (5). S. 344–353.

Barengo, N. C.; Meneses-Echávez, J. F.; Ramírez-Vélez, R.; Cohen, D. D.; Tovar, G.; Bautista, J. E. (2014): *The impact of the FIFA 11+ training program on injury prevention in football players: a systematic review.* International Journal of Environmental Research and Public Health, 11. S. 11986–12000. doi:10.3390/ijerph111111986

Bates, N. A.; Ford, K. R.; Myer, G. D.; Hewett, T. E. (2013): *Impact differences in ground reaction force and center of mass between the first and second landing phases of a drop vertical jump and their implications for injury risk assessment.* Journal of Biomechanics, 46 (7). S. 1237–1241. doi:10.1016/j.jbiomech.2013.02.024

Bergh, U.; Ekblom, B. (September 1979): *Influence of muscle temperature on maximal muscle strength and power output in human skeletal muscles.* Acta Physiologica Scandinavica, 107 (1). S. 33–37. doi:10.1111/j.1748-1716.1979.tb06439.x

Bishop, D. (2003): *Warm up I: potential mechanisms and the effects of passive warm up on exercise performance.* Sports Medicine, 33 (6). S. 439–454. doi:10.2165/00007256-200333060-00005

Bourne, M. N.; Duhig, S. J.; Timmins, R. G. et al. (2017): *Impact of the Nordic hamstring and hip extension exercises on hamstring architecture and morphology: implications for injury prevention.* British Journal of Sports Medicine, 51. S. 469–477.

Brooks, J. H.; Fuller, C. W.; Kemp, S. P. et al. (August 2006): *Incidence, risk, and prevention of hamstring muscle injuries in professional rugby union.* American Journal of Sports Medicine, 34 (8). S. 1297–1306.

Butterfield, T. A.; Herzog, W. (2005): *Quantification of muscle fiber strain during in vivo repetitive stretch-shortening cycles.* Journal of Applied Physiology, 99. S. 593–602.

Cameron, K. L.; Thompson, B. S.; Peck, K. Y.; Owens, B. D.; Marshall, S. W.; Svoboda, S. J. (2013): *Normative values for the KOOS and WOMAC in a young athletic population: History of knee ligament injury is associated with lower scores.* American Journal of Sports Medicine, 41 (3). S. 582–589. doi:10.1177/0363546512472330

Cherni, Y.; Jlid, M. C.; Mehrez, H. et al. (2019): *Eight Weeks of Plyometric Training Improves Ability to Change Direction and Dynamic Postural Control in Female Basketball Players.* Frontiers in Physiology, 10. S. 726. Veröffentlicht am 13. Juni 2019. doi:10.3389/ fphys.2019.00726

Collins, J. D.; Almonroeder, T. G.; Ebersole, K. T.; O'Connor, K. M. (2016): *The effects of fatigue and anticipation on the mechanics of the knee during cutting in female athletes.* Clinical Biomechanics (Bristol, Avon), 35. S. 62–67. doi:10.1016/j.clinbiomech.2016.04.004

Crossley, K. M.; Patterson, B. E.; Culvenor, A. G.; Bruder, A. M.; Mosler, A. B.; Mentiplay, B. F. (September 2020): *Making football safer for women: a systematic review and meta-analysis of injury prevention programmes in 11 773 female football (soccer) players.* British Journal of Sports Medicine, 54 (18). S. 1089–1098.

Darrall-Jones, J.; Roe, G.; Cremen, E.; Jones, B. (Januar 2021): *Can team-sport athletes accurately run at submaximal sprinting speeds? Implications for rehabilitation and warm-up protocols.* Journal of Strength & Conditioning Research. doi:10.1519/JSC.0000000000003960

de Jonge, S.; van den Berg, C.; de Vos, R. J.; van der Heide, H. L.; Weir, A.; Verhaar, J. N.; Bierma-Zeinstra, S. A.; Tol, J. L. (2011): *Incidence of midportion Achilles tendinopathy in the general population.* British Journal of Sports Medicine, 45 (13). S. 1026–1028.

Dello Iacono, A.; Vigotsky, A.; Laver, L.; Halperin, I. (Juni 2021): *Beneficial effects of small-sided games as a conclusive part of warm-up routines in young elite handball players.* Journal of Strength & Conditioning Research, 35 (6). S. 1724–1731. doi:10.1519/JSC.0000000000002983

DeVries, H. A.; Housh, T. J. (1995): *Physiology of exercise for physical education, athletics and exercise science.* 5. Auflage. Brown.

Dickin, D. C.; Johann, E.; Wang, H.; Popp, J. K. (2015): *Combined effects of drop height and fatigue on landing mechanics in active females.* Journal of Applied Biomechanics, 31 (4). S. 237–243. doi:10.1123/jab.2014-0190

Dix, C.; Logerstedt, D.; Arundale, A.; Snyder-Mackler, L. (April 2021): *Perceived barriers to implementation of injury prevention programs among collegiate women's soccer coaches.* Journal of Science and Medicine in Sport, 24 (4). S. 352–356. doi:10.1016/j.jsams.2020.09.016

Draghi, F.; Bortolotto C.; Ferrozzi G. (2021): *Soleus strain: an underestimated injury?* [Vorveröffentlichung im Internet vor der Printausgabe, 5. Januar 2021]. Journal of Ultrasound. doi:10.1007/s40477-020-00555-7

Drezner, J.; Ulager, J.; Sennett, M. D. (2005): *Hamstring muscle injuries in track and field athletes: A 3-year study at the Penn Relay Carnival* [Abstract]. Clinical Journal of Sport Medicine, 15 (5). S. 386.

Ekstrand, J.; Hägglund, M.; Waldén, M. (29. Mai 2010): *Injury incidence and injury patterns in professional football – the UEFA injury study* [Vorveröffentlichung im Internet]. British Journal of Sports Medicine.

Enoka, R. M. (2015): *Neuromechanics of Human Movement.* 5. Auflage. Human Kinetics.

Fairclough, J.; Hayashi, K.; Toumi, H. et al. (2007): *Is iliotibial band syndrome really a friction syndrome?* Journal of Science and Medicine in Sport, 10 (2). S. 74–78. doi:10.1016/j.jsams.2006.05.017

Feeley, B. T.; Kennelly, S.; Barnes, R. P. et al. (August 2008): *Epidemiology of National Football League training camp injuries from 1998 to 2007.* American Journal of Sports Medicine, 36 (8). S. 1597–1603.

Fernandez-Fernandez, J.; García-Tormo, V.; Santos-Rosa, F. J. et al. (Oktober 2020): *The effect of a neuromuscular vs. dynamic warm-up on physical performance in young tennis players.* Journal of Strength & Conditioning Research, 34 (10). S. 2776–2784. doi:10.1519/JSC.0000000000003703

Finch, C. F.; Twomey, D. M.; Fortington, L. V. et al. (April 2016): *Preventing Australian football injuries with a targeted neuromuscular control exercise programme: comparative injury rates from a training intervention delivered in a clustered randomised controlled trial.* Injury Prevention 22 (2). S. 123–128.

Fleck, S.; Kraemer, W. (2014): *Designing Resistance Training Programs.* 4. Auflage. Human Kinetics. S. 1–62, S. 179–296.

Fong, D. T.; Hong, Y.; Chan, L. K.; Yung, P. S.; Chan, K. M. (2007): *A systematic review on ankle injury and ankle sprain in sports.* Sports Medicine, 37 (1). S. 73–94. doi:10.2165/00007256-200737010-00006

Ford, K.; Myer, G.; Schmitt, L.; van den Bogert, A.; Hewett, T. (2008): *Effect of drop height on lower extremity biomechanical measures in female athletes.* Medicine & Science in Sports & Exercise, 40. S. S80.

Fradkin, A. J.; Gabbe, B. J.; Cameron, P. A. (Juni 2006): *Does warming up prevent injury in sport? The evidence from randomised controlled trials?* Journal of Science and Medicine in Sport, 9 (3). S. 214–220. doi:10.1016/j.jsams.2006.03.026

Fradkin, A. J.; Zazryn, T. R.; Smoliga, J. M. (Januar 2010): *Effects of warming-up on physical performance: a systematic review with meta-analysis.* Journal of Strength & Conditioning Research, 24 (1). S. 140–148. doi:10.1519/JSC.0b013e3181c643a0

Frank, B. S.; Gilsdorf, C. M.; Goerger, B. M.; Prentice, W. E.; Padua, D. A. (2014): *Neuromuscular fatigue alters postural control and sagittal plane hip biomechanics in active females with anterior cruciate ligament reconstruction.* Sports Health, 6 (4). S. 301–308. doi:10.1177/1941738114530950

Freckleton, G.; Cook, J.; Pizzari, T. (2014): *The predictive validity of a single leg bridge test for hamstring injuries in Australian Rules football players.* British Journal of Sports Medicine, 48. S. 713–717.

Fuller, M.; Moyle, G. M.; Minett, G. M. (2020): *Injuries across a pre-professional ballet and contemporary dance tertiary training program: A retrospective cohort study.* Journal of Science and Medicine in Sport, 23 (12). S. 1166–1171. doi:10.1016/j.jsams.2020.06.012

Gabbett, T. J.; Hulin, B.; Blanch, P.; Chapman, P.; Bailey, D. (2019): *To couple or not to couple? For acute:chronic workload ratios and injury risk, does it really matter?* International Journal of Sports Medicine, 40 (9). S. 597–600. doi:10.1055/a-0955-5589

Gil, M. H.; Neiva, H. P.; Alves, A. R. et al. [Vorveröffentlichung im Internet, 12. März 2020]: *The effect of warm-up running technique on sprint performance.* Journal of Strength & Conditioning Research. doi:10.1519/JSC.0000000000003528

Gilchrist, J.; Mandelbaum, B. R.; Melancon, H. et al. (2008): *A randomized controlled trial to prevent noncontact anterior cruciate ligament injury in female collegiate soccer players.* American Journal of Sports Medicine, 36. S. 1476–1483.

Goel, R.; Abzug, J. M. (März 2015): *de Quervain's tenosynovitis: a review of the rehabilitative options.* Hand (New York), 10 (1). S. 1–5.

Goodwill, A. M.; Pearce, A. J.; Kidgell, D. J. (September 2012): *Corticomotor plasticity following unilateral strength training.* Muscle Nerve, 46 (3). S. 384–393.

Goossens, L.; Witvrouw, E.; Vanden Bossche, L. et al. (2015): *Lower eccentric hamstring strength and single leg hop for distance predict hamstring injury in PETE students.* European Journal of Sport Science, 15. S. 436–442.

Green, B.; Bourne, M. N.; van Dyk, N.; Pizzari, T. (2020): *Recalibrating the risk of hamstring strain injury (HSI): A 2020 systematic review and meta-analysis of risk factors for index and recurrent hamstring strain injury in sport.* British Journal of Sports Medicine, 54 (18). S. 1081–1088. doi:10.1136/bjsports-2019-100983

Gremion G. (2005): *Les exercices d'étirement dans la pratique sportive ont-ils encore leur raison d'être? Une revue de la littérature* [Ist Dehnen für die sportliche Leistung noch nützlich? Ein Überblick über die bestehende Literatur]. Revue Médical Suisse, 1 (28). S. 1830–1834.

Grindstaff, T. L.; Potach, D. H. (August 2006): *Prevention of common wrestling injuries.* Strength & Conditioning Journal, 28 (4). S. 20–28.

Harwin, J. R.; Richardson, M. L. (2016): *»Tennis leg«: gastrocnemius injury is a far more common cause than plantaris rupture.* Radiology Case Reports, 12 (1). S. 120–123. doi:10.1016/j.radcr.2016.10.012

Heiser, T. M.; Weber, J.; Sullivan, G. et al. (September-Oktober 1984): *Prophylaxis and management of hamstring muscle injuries in intercollegiate football players.* American Journal of Sports Medicine, 12 (5). S. 368–370.

Herman, K.; Barton, C.; Malliaras, P.; Morrissey, D. (2012): *The effectiveness of neuromuscular Warm-up strategies, that require no additional equipment, for preventing lower limb injuries during sports participation: a systematic review.* BMC Medicine, 10. S. 75. Veröffentlicht am 19. Juli 2012. doi:10.1186/1741-7015-10-75

Hewett, T. E.; Myer, G. D.; Ford, K. R. et al. (2005): *Biomechanical measures of neuromuscular control and valgus loading of the knee predict anterior cruciate ligament injury risk in female athletes: a prospective study.* American Journal of Sports Medicine., 33 (4). S. 492–501. doi:10.1177/0363546504269591

Hewett, T. E.; Ford, K. R.; Myer, G. D. (2006): *Anterior cruciate ligament injuries in female athletes: Part 2, a meta-analysis of neuromuscular interventions aimed at injury prevention.* American Journal of Sports Medicine., 34 (3). S. 490–498. doi:10.1177/0363546505282619

Higashihara, A.; Nagano, Y.; Ono, T. et al. (2018): *Differences in hamstring activation characteristics between the acceleration and maximum-speed phases of sprinting.* Journal of Sports Science, 36. S. 1313–1318.

Hiller, C. E.; Nightingale, E. J.; Raymond, J. et al. (2012): *Prevalence and impact of chronic musculoskeletal ankle disorders in the community.* Archives of Physical Medicine and Rehabilitation, 93 (10). S. 1801–1807. doi:10.1016/j.apmr.2012.04.023

Hoffman, J. (2002): *Physiological Aspects of Sport Training and Performance.* Human Kinetics.

Huang, Y. L.; Jung, J.; Mulligan, C. M. S.; Oh, J.; Norcross, M. F. (Mai 2020): *A majority of anterior cruciate ligament injuries can be prevented by injury prevention programs: a systematic review of randomized controlled trials and cluster-randomized controlled trials with meta-analysis.* American Journal of Sports Medicine, 48 (6). S. 1505–1515. doi:10.1177/0363546519870175

Hutchinson, L. A.; Lichtwark, G. A.; Willy, R. W.; Kelly, L. A. (2022): *The iliotibial band: A complex structure with versatile functions* [Vorveröffentlichung im Internet vor der Printausgabe, 24. Januar 2022]. Sports Medicine, 52 (5). S. 995–1008. doi:10.1007/s40279-021-01634-3

International Olympic Committee Pediatric ACL Injury Consensus Group; Ardern, C. L.; Ekås, G. et al. (21. März 2018): *International Olympic Committee consensus statement on prevention, diagnosis, and management of pediatric anterior cruciate ligament injuries.* Orthopaedic Journal of Sports Medicine, 6 (3): 2325967118759953.

Johansson, F.; Cools, A.; Gabbett, T.; Fernandez-Fernandez, J.; Skillgate, E. (2022): *Association between spikes in external training load and shoulder injuries in competitive adolescent tennis players: The SMASH cohort study.* Sports Health, 14 (1). S. 103–110. doi:10.1177/19417381211051643

Jones, R. I.; Ryan, B.; Todd, A. I. (2015): *Muscle fatigue induced by a soccer match-play simulation in amateur Black South African players.* Journal of Sports Science, 33 (12). S. 1305–1311. doi:10.1080/02640414.2015.1022572

Khayambashi, K.; Ghoddosi, N.; Straub, R. K.; Powers, C. M. (Februar 2016): *Hip muscle strength predicts noncontact anterior cruciate ligament injury in male and female athletes: a prospective study.* American Journal of Sports Medicine, 44 (2). S. 355–361.

Klugman, M. F.; Brent J. L.; Myer, G. D.; Ford, K. R.; Hewett, T. E. (2011): *Does an in-season only neuromuscular training protocol reduce deficits quantified by the tuck jump assessment?* Clinical Journal of Sports Medicine, 30. S. 825–840.

Knapik, J. J.; Bauman, C. L.; Jones, B. H.; Harris, J. M.; Vaughan, L. (1991): *Preseason strength and flexibility imbalances associated with athletic injuries in female collegiate athletes.* American Journal of Sports Medicine, 19. S. 76–81.

Kongsgaard, M.; Aagaard, P.; Roikjaer, S.; Olsen, D.; Jensen, M.; Langberg, H. (2006): *Decline eccentric squats increases patellar tendon loading compared to standard eccentric squats.* Clinical Biomechanics (Bristol, Avon), 21. S. 748–754.

Kumagai, K.; Abe, T.; Brechue, W. F.; Ryushi, T.; Takano, S.; Mizuno, M. (2000): *Sprint performance is related to muscle fascicle length in male 100-m sprinters.* Journal of Applied Physiology, 88 (3). S. 811–816. doi:10.1152/jappl.2000.88.3.811

Landorf, K. B.; Kaminski, M. R.; Munteanu, S. E.; Zammit, G. V.; Menz, H. B. (19. März 2021): *Clinical measures of foot posture and ankle joint dorsiflexion do not differ in adults with and without plantar heel pain.* Scientific Reports, 11 (1). S. 6451. doi:10.1038/ s41598-021-85520-y

Markolf, K. L.; Burchfield, D. M.; Shapiro, M. M.; Shepard, M. F.; Finerman, G. A.; Slauterbeck, J. L. (1995): *Combined knee loading states that generate high anterior cruciate ligament forces.* Journal of Orthopaedic Research, 13 (6). S. 930–935. doi:10.1002/jor.1100130618

Martinez, J. C.; Mazerolle, S. M.; Denegar, C. R. et al. (2017): *Female adolescent athletes' attitudes and perspectives on injury prevention programs.* Journal of Science and Medicine in Sport, 20 (2). S. 146–151. doi:10.1016/j.jsams.2016.06.009

Marušič, J.; Vatovec, R.; Markovič, G.; Šarabon, N. (November 2020): *Effects of eccentric training at long-muscle length on architectural and functional characteristics of the hamstrings.* Scandinavian Journal of Medicine & Science in Sports, 30 (11). S. 2130–2142.

Mawson, R.; Creech, M. J.; Peterson, D. C. et al. (2018): *Lower limb injury prevention programs in youth soccer: a survey of coach knowledge, usage, and barriers.* Journal of Experimental Orthopaedics, 5. S. 43. doi:10.1186/s40634-018-0160-6

Mayo, M.; Seijas, R.; Alvarez, P. (2014): *Structured neuromuscular warm-up for injury prevention in young elite football players.* Revista Española de Cirugía Ortopédica Traumatología, 58. S. 336–342. doi:10.1016/j.recote.2014.09.004

McArdle, W. D.; Katch, F. I.; Katch, V. L. (2014): *Exercise Physiology: Nutrition, Energy, and Human Performance.* 8. Auflage. LWW.

McBride, J. M.; McCaulley, G. O.; Cormie, P.; Nuzzo, J. L.; Cavill, M. J.; Triplett, N. T. (Januar 2009): *Comparison of methods to quantify volume during resistance exercise.* Journal of Strength & Conditioning Research, 23 (1). S. 106–110.

McGowan, C. J.; Pyne, D. B.; Thompson, K. G.; Rattray, B. (2015): *Warm-up strategies for sport and exercise: Mechanisms and applications.* Sports Medicine, 45. S. 1523–1546.

Mendiguchia, J.; Conceição, F.; Edouard, P. et al. (11. Februar 2020): *Sprint versus isolated eccentric training: comparative effects on hamstring architecture and performance in soccer players.* PLoS One, 15 (2). S. e0228283. doi:10.1371/journal.pone.0228283

Miranda, D. L.; Fadale, P. D.; Hulstyn, M. J.; Shalvoy, R. M.; Machan, J. T.; Fleming, B. C. (Mai 2013): *Knee biomechanics during a jump-cut maneuver: effects of sex and ACL surgery.* Medicine & Science in Sports & Exercise, 45 (5). S. 942–951.

Moffroid, M. T.; Haugh, L. D.; Haig, A. J.; Henry, S. M.; Pope, M. H. (1993): *Endurance training of trunk extensor muscles.* Physical Therapy, 73. S. 10–17.

Moore, D.; Semciw, A. I.; Pizzari, T. (2020): *A systematic review and meta-analysis of common therapeutic exercises that generate highest muscle activity in the gluteus medius and gluteus minimus segments.* International Journal of Sports Physical Therapy, 15 (6). S. 856–881. doi:10.26603/ijspt20200856

Morin, J. B.; Gimenez, P.; Edouard, P. et al. (2015): *Sprint acceleration mechanics: the major role of hamstrings in horizontal force production.* Frontiers in Physiology, 6. S. 404. doi:10.3389/fphys.2015.00404

Myer, G. D.; Brent, J. L.; Ford, K. R.; Hewett, T. E. (2008): *A pilot study to determine the effect of trunk and hip focused neuromuscular training on hip and knee isokinetic strength.* British Journal of Sports Medicine, 42. S. 614–619.

Myer, G. D.; Faigenbaum, A. D.; Foss, K. B. et al. (2013): *Injury initiates unfavourable weight gain and obesity markers in youth.* British Journal of Sports Medicine, 48 (20). S. 1477–1481. doi:10.1136/bjsports-2012-091988

Myer, G. D.; Ford, K. R.; Barber Foss, K. D.; Liu, C.; Nick, T. G.; Hewett, T. E. (Januar 2009): *The relationship of hamstrings and quadriceps strength to anterior cruciate ligament injury in female athletes.* Clinical Journal of Sport Medicine, 19 (1). S. 3–8.

Myer, G. D.; Ford, K. R.; Brent, J. L.; Hewett, T. E. (2007): *Differential neuromuscular training effects on ACL injury risk factors in »high-risk« versus »low-risk« athletes.* BMC musculoskeletal disorders, 8. S. 39.

Myer, G. D.; Ford, K. R.; Brent, J. L.; Hewett, T. E. (2006): *The effects of plyometric versus dynamic balance training on power, balance and landing force in female athletes.* Journal of Strength & Conditioning Research, 20. S. 345–353.

Myer, G. D.; Ford, K. R.; Hewett, T. E. (2004): *Rationale and clinical techniques for anterior cruciate ligament injury prevention among female athletes.* Journal of Athletic Training, 39. S. 352–364.

Myer, G. D.; Ford, K. R.; Khoury J.; Succop P.; Hewett T. E. (April 2011): *Biomechanics laboratory-based prediction algorithm to identify female athletes with high knee loads that increase risk of ACL injury.* British Journal of Sports Medicine, 45 (4). S. 245–252.

Myer, G. D.; Ford, K. R.; McLean S. G.; Hewett T. E. (2006): *The effects of plyometric versus dynamic stabilization and balance training on lower extremity biomechanics.* American Journal of Sports Medicine, 34. S. 445–455.

Myer, G. D.; Ford, K. R.; Palumbo, J. P.; Hewett, T. E. (2005): *Neuromuscular training improves performance and lower-extremity biomechanics in female athletes.* Journal of Strength & Conditioning Research, 19. S. 51–60.

Myer, G. D.; Lloyd, R. S.; Brent, J. L.; Faigenbaum, A. D. (2013): *How young is »too young« to start training?* ACSM's Health & Fitness Journal, 17. S. 14–23.

Myer, G. D.; Stroube, B. W.; DiCesare, C. A. et al. (2013): *Augmented feedback supports skill transfer and reduces high-risk injury landing mechanics: a double-blind, randomized controlled laboratory study.* American Journal of Sports Medicine, 41. S. 669–677.

National Strength and Conditioning Association, Haff, G.; Travis, T. N. (2016): *Essentials of strength training and conditioning.* 4. Auflage. Human Kinetics. S. 440.

Niederbracht, Y.; Shim, A. L.; Sloniger, M. A.; Paternostro-Bayles, M.; Short, T. H. (Januar 2008): *Effects of a shoulder injury prevention strength training program on eccentric external rotator muscle strength and glenohumeral joint imbalance in female overhead activity athletes.* Journal of Strength & Conditioning Research, 22 (1). S. 140–145.

Noyes, F. R.; Barber Westin, S. D. (Januar 2012): *Anterior cruciate ligament injury prevention training in female athletes: a systematic review of injury reduction and results of athletic performance tests.* Sports Health, 4 (1). S. 36–46. doi:10.1177/1941738111430203

Nussbaum, E. D.; Hosea, T. M.; Sieler, S. D.; Incremona, B. R.; Kessler, D. E. (2001): *Prospective evaluation of syndesmotic ankle sprains without diastasis.* American Journal of Sports Medicine, 29. S. 31–35.

O'Bryant, H. S.; Byrd, R.; Stone, M. H. (1988): *Cycle ergometer performance and maximum leg and hip strength adaptations to two different methods of weight-training.* Journal of Strength & Conditioning Research, 2 (2). S. 27–30.

O'Connor, K. M.; Johnson, C.; Benson, L. C. (2015): *The effect of isolated hamstrings fatigue on landing and cutting mechanics.* Journal of Applied Biomechanics, 31 (4). S. 211–220. doi:10.1123/jab.2014-0098

Okoroha, K. R.; Conte, S.; Makhni, E. C. et al. (2019): *Hamstring injury trends in Major and Minor League Baseball: epidemiological findings from the Major League Baseball health and injury tracking system.* Orthopaedic Journal of Sports Medicine, 7 (7). 2325967119861064. doi:10.1177/2325967119861064

Olewnik, L.; Wysiadecki, G.; Polguj, M.; Topol, M. (2017): *The report on the co-occurrence of two different rare anatomic variations of the plantaris muscle tendon on both sides of an individual.* Folia Morphologica (Polen), 76 (2). S. 331–333.

Oliveira, F. B.; Oliveira, A. S.; Rizatto, G. F.; Denadai, B. S. (1. September 2013): *Resistance training for explosive and maximal strength: effects on early and late rate of force development.* Journal of Sports Science and Medicine, 12 (3). S. 402–408.

Oliver, G. D.; Dougherty C. P. (März 2009): *The razor curl: a functional approach to hamstring training.* Journal of Strength & Conditioning Research, 23 (2). S. 401–405. doi:10.1519/JSC.0b013e31818f08d0

Opplert, J.; Babault N. (2018): *Acute effects of dynamic stretching on muscle flexibility and performance: An analysis of the current literature.* Sports Medicine, 48 (2). S. 299–325. doi:10.1007/s40279-017-0797-9

Palmieri-Smith, R. M.; McLean, S. G.; Ashton-Miller, J. A.; Wojtys, E. M. (2009): *Association of quadriceps and hamstrings cocontraction patterns with knee joint loading.* Journal of Athletic Training, 44 (3). S. 256–263. doi:10.4085/1062-6050-44.3.256

Paterno, M. V.; Rauh, M. J.; Schmitt, L. C.; Ford, K. R.; Hewett, T. E. (2014): *Incidence of second ACL injuries 2 years after primary ACL reconstruction and return to sport.* American Journal of Sports Medicine, 42 (7). S. 1567–1573. PMCID: PMC4205204

Paterno, M. V.; Schmitt, L. C.; Ford, K. R. et al. (Oktober 2010): American Journal of Sports Medicine, 38 (10). S. 1968–1978.

Petushek, E. J.; Sugimoto, D.; Stoolmiller, M.; Smith, G.; Myer, G. D. (Juni 2019): *Evidence-based best-practice guidelines for preventing anterior cruciate ligament injuries in young female athletes: a systematic review and meta-analysis.* American Journal of Sports Medicine, 47 (7). S. 1744–1753.

Pollard, C. D.; Sigward, S. M.; Powers, C. M. (8. September 2017): ACL injury prevention training results in modification of hip and knee mechanics during a drop-landing task. Orthopaedic Journal of Sports Medicine, 5 (9). 2325967117726267. doi:10.1177/2325967117726267

Potach, D. H.; Myer, G.; Grindstaff, T. L. (2018): *Special consideration: female athlete and ACL injury prevention.* In: Parikh, S. N. (Hrsg.): The Pediatric Anterior Cruciate Ligament. Springer. S. 251–283.

Powell, R. W. (1883): *Lawn tennis leg.* Lancet, 122 (3123). S. 44.

Prince, C.; Morin, J. B.; Mendiguchia, J. et al. (21. Januar 2021): *Sprint specificity of isolated hamstring-strengthening exercises in terms of muscle activity and force production.* Frontiers in Sports and Active Living, 2. 609636. doi:10.3389/fspor.2020.609636

Proske, U.; Morgan, D. L. (2001): *Muscle damage from eccentric exercise: mechanism, mechanical signs, adaptation and clinical applications.* Journal of Physiology, 537. S. 333–345.

Quatman, C. E.; Hewett, T. E. (2009): *The anterior cruciate ligament injury controversy: is »valgus collapse" a sex-specific mechanism?* British Journal of Sports Medicine, 43. S. 328–335.

Rodríguez, C.; Echegoyen, S.; Aoyama, T. (Mai 2018): *The effects of »Prevent injury and Enhance Performance Program« in a female soccer team.* Journal of Sports Medicine and Physical Fitness, 58 (5). S. 659–663. doi:10.23736/S0022-4707.17.07024-4

Rössler, R.; Verhagen, E.; Rommers, N. et al. (März 2019): *Comparison of the »11+ Kids« injury prevention programme and a regular warmup in children's football (soccer): a cost effectiveness analysis.* British Journal of Sports Medicine, 53 (5). S. 309–314. doi:10.1136/ bjsports-2018-099395

Sá, M. A.; Neto, G. R.; Costa, P. B. et al. (2015): *Acute effects of different stretching techniques on the number of repetitions in a single lower body resistance training session.* Journal of Human Kinetics, 45. S. 177–185. Veröffentlichung am 7. April 2015. doi:10.1515/hukin-2015-0018

Sands, W. A. (2000): *Injury prevention in women's gymnastics.* Sports Medicine, 30 (5). S. 359–373. doi:10.2165/00007256-200030050-00004

Schneider, D. K.; Grandhi, R. K.; Bansal, P. et al. (Oktober 2017): *Current state of concussion prevention strategies: a systematic review and meta-analysis of prospective, controlled studies.* British Journal of Sports Medicine, 51 (20). S. 1473–1482.

Schuermans, J.; Van Tiggelan, D.; Danneels, L. et al. (2016): *Susceptibility to hamstring injuries in soccer: a prospective study using muscle functional magnetic resonance imaging.* American Journal of Sports Medicine, 44. S. 1276–1285.

Sell, T. C.; Ferris, C. M.; Abt, J. P. et al. (2007): *Predictors of proximal tibia anterior shear force during a vertical stop-jump.* Journal of Orthopaedic Research, 25 (12). S. 1589–1597.

Shiri, R.; Coggon, D.; Falah-Hassani, K. (Mai 2018): *Exercise for the prevention of low back pain: systematic review and meta-analysis of controlled trials.* American Journal of Epidemiology, 187 (5). S. 1093–1101.

Shrier, I. (Oktober 2000): *Stretching before exercise: an evidence-based approach.* British Journal of Sports Medicine, 34 (5). S. 324–325. doi:10.1136/bjsm.34.5.324

Shrier, I. (Oktober 1999): *Stretching before exercise does not reduce the risk of local muscle injury: a critical review of the clinical and basic science literature.* Clinical Journal of Sport Medicine, 9 (4). S. 221–227. doi:10.1097/00042752-199910000-00007

Shultz, S. J.; Schmitz, R. J.; Cone, J. R. et al. (2015): *Changes in fatigue, multiplanar knee laxity, and landing biomechanics during intermittent exercise.* Journal of Athletic Training, 50 (5). S. 486–497. doi:10.4085/1062-6050-49.5.08

Silva, L. M.; Neiva, H. P.; Marques, M. C.; Izquierdo, M.; Marinho, D. A. (2018): *Effects of warm-up, post-warm-up, and re-warm-up strategies on explosive efforts in team sports: A systematic review.* Sports Medicine, 48. S. 2285–2299.

Silvers, H. J.; Mandelbaum, B. R. (Juli 2001): *Preseason conditioning to prevent soccer injuries in young women.* Clinical Journal of Sport Medicine, 11 (3). S. 206.

Silvers-Granelli, H.; Mandelbaum, B.; Adeniji, O. et al. (November 2015): *Efficacy of the FIFA 11+ injury prevention program in the collegiate male soccer player.* American Journal of Sports Medicine, 43 (11). S. 2628–2637. doi:10.1177/0363546515602009

Söderman, K.; Alfredson, H.; Pietilä, T.; Werner, S. (2001): *Risk factors for leg injuries in female soccer players: a prospective investigation during one out-door season.* Knee Surgery, Sports Traumatology, Arthroscopy, 9. S. 313–321.

Stearns-Reider, K. M.; Straub, R. K.; Powers, C. M. (20. September 2021): *Hip abductor rate of torque development as opposed to isometric strength predicts peak knee valgus during landing: implications for anterior cruciate ligament injury.* Journal of Applied Biomechanics, 37 (5). S. 471–476.

Stone, M. H.; Sands, W. A.; Pierce, K. C.; Ramsey, M. W.; Haff, G. G. (März 2008): *Power and power potentiation among strength-power athletes: preliminary study.* International Journal of Sports Physiology and Performance, 3 (1). S. 55–67. doi:10.1123/ijspp.3.1.55

Stroube, B. W.; Myer, G. D.; Brent, J. L.; Ford, K. R.; Heidt Jr., R. S. Jr.; Hewett, T. E. (2013): *Effects of task-specific augmented feedback on deficit modification during performance of the tuck-jump exercise.* Journal of Sport Rehabilitation, 22. S. 7–18.

Sugimoto, D.; Mattacola, C. G.; Bush, H. M. et al. (2017): *Preventive neuromuscular training for young female athletes: comparison of coach and athlete compliance rates.* Journal of Athletic Training, 52 (1). S. 58–64. doi:10.4085/1062-6050-51.12.20

Sugimoto, D.; Myer, G. D.; Bush, H. M.; Hewett, T. E. (2014): *Effects of compliance on trunk and hip integrative neuromuscular training on hip abductor strength in female athletes.* Journal of Strength & Conditioning Research, 28. S. 1187–1194.

Sugimoto, D.; Myer, G. D.; Bush, H. M.; Klugman, M. F.; Medina McKeon, J. M.; Hewett, T. E. (2012): *Compliance with neuromuscular training and anterior cruciate ligament injury risk reduction in female athletes: a meta-analysis.* Journal of Athletic Training, 47. S. 714–723.

Sugimoto, D.; Myer, G. D.; Micheli, L. J.; Hewett, T. E. (2015): *ABCs of evidence-based anterior cruciate ligament injury prevention strategies in female athletes.* Current Physical Medicine and Rehabilitation Reports, 3 (1). S. 43–49. doi:10.1007/s40141-014-0076-8

Sugimoto, D.; Myer, G.; Barber-Foss, K.; Hewett, T. (2014): *Dosage effects of neuromuscular training intervention to reduce anterior cruciate ligament injuries in female athletes: Meta- and sub-group analyses.* Sports Medicine, 44. S. 551–562.

Swanson, J. A. (2006): *Functional approach to warm-up and flexibility.* Strength Conditioning Journal, 28. S. 30–36.

Taddei, U. T.; Matias, A. B.; Duarte, M.; Sacco, I. C. N. (Dezember 2020): *Foot core training to prevent running-related injuries: a survival analysis of a single-blind, randomized controlled trial.* American Journal of Sports Medicine., 48 (14). S. 3610–3619.

Takeuchi, K.; Takemura, M.; Nakamura, M.; Tsukuda, F.; Miyakawa, S. (Januar 2021): *Effects of active and passive warm-ups on range of motion, strength, and muscle passive properties in ankle plantarflexor muscles.* Journal of Strength & Conditioning Research. 35 (1). S. 141–146. doi:10.1519/JSC.0000000000002642

Tamura, A.; Akasaka, K.; Otsudo, T. et al. (2016): *Fatigue alters landing shock attenuation during a single-leg vertical drop-jump.* Orthopaedic Journal of Sports Medicine, 4 (1). 2325967115626412. Veröffentlicht am 14. Januar 2016. doi:10.1177/2325967115626412

Tanaka, M. J.; Jones, L. C.; Forman, J. M. (April 2020): *Awareness of anterior cruciate ligament injury: preventive training programs among female collegiate athletes.* Journal of Athletic Training, 55 (4). S. 359–364.

Tyler, T. F.; Silvers, H. J.; Gerhardt, M. B.; Nicholas, S. J. (2010): *Groin injuries in sports medicine.* Sports Health, 2 (3). S. 231–236. doi:10.1177/1941738110366820

van der Horst, N.; Smits, D. W.; Petersen, J.; Goedhart, E. A.; Backx, F. J. (2014): *The preventive effect of the Nordic hamstring exercise on hamstring injuries in amateur soccer players: study protocol for a randomised controlled trial.* Injury Prevention, 20 (4). S. e8. doi:10.1136/injuryprev-2013-041092

van Dyk, N.; Behan, F. P.; Whiteley, R. (2019): *Including the Nordic hamstring exercise in injury prevention programmes halves the rate of hamstring injuries: a systematic review and meta-analysis of 8459 athletes.* British Journal of Sports Medicine, 53. S. 1362–1370.

Vuurberg, G.; Hoorntje, A.; Wink, L. M. et al. (August 2018): *Diagnosis, treatment and prevention of ankle sprains: update of an evidence-based clinical guideline.* British Journal of Sports Medicine, 52 (15). S. 956. doi:10.1136/bjsports-2017-098106

Warden, S. J.; Davis, I. S.; Fredericson, M. (Oktober 2014): *Management and prevention of bone stress injuries in long-distance runners.* Journal of Orthopaedic & Sports Physical Therapy, 44 (10). S. 749–765.

Webster, K. E.; Hewett, T. E. (Oktober 2013): *Meta-analysis of meta-analyses of anterior cruciate ligament injury reduction training programs.* Journal of Orthopaedic Research, 36 (10). S. 2696–2708. doi:10.1002/jor.24043

Weier, A. T.; Pearce, A. J.; Kidgell, D. J. (Oktober 2012): *Strength training reduces intracortical inhibition.* Acta Physiologica (Oxford), 206 (2). S. 109–119.

Whittaker, J. L.; Woodhouse, L. J.; Nettel-Aguirre, A.; Emery, C. A. (2015): *Outcomes associated with early post-traumatic osteoarthritis and other negative health consequences 3–10 years following knee joint injury in youth sport.* Osteoarthritis Cartilage, 23 (7). S. 1122–1129. doi:10.1016/j.joca. 2015.02.021

Wilk, K. E.; Lupowitz L. G.; Arrigo C. A. (2021): *The youth throwers ten exercise program: A variation of an exercise series for enhanced dynamic shoulder control in the youth overhead throwing athlete.* International Journal of Sports Physical Therapy, 16 (6). S. 1387–1395. Veröffentlicht am 1. Dezember 2021. Doi:10.26603/001c.29923

Will, J. S.; Bury, D. C.; Miller, J. A. (1. Oktober 2018): *Mechanical low back pain.* American Family Physician, 98 (7). S. 421–428.

Withrow, T. J.; Huston, L. J.; Wojtys, E. M.; Ashton-Miller, J. A. (2008): *Effect of varying hamstring tension on anterior cruciate ligament strain during in vitro impulsive knee flexion and compression loading.* Journal of Bone and Joint Surgery, 90. S. 815–823.

Witvrouw, E.; Mahieu, N.; Danneels, L.; McNair, P. (2004): *Stretching and injury prevention: an obscure relationship*. Sports Medicine, 34 (7). S. 443–449. doi:10.2165/00007256-200434070-00003

Yamaguchi, T.; Ishii, K.; Yamanaka, M.; Yasuda, K. (2006): *Acute effect of static stretching on power output during concentric dynamic constant external resistance leg extension*. Journal of Strength & Conditioning Research, 20 (4). S. 804–810. doi:10.1519/R-18715.1

Young, W.; Behm, D. (2002): *Should static stretching be used during a warm-up for strength and power activities?* NSCA Journal, 24 (6). S. 33–37.

Yu, B.; Lin, C. F.; Garrett, W. E. (2006): *Lower extremity biomechanics during the landing of a stop-jump task*. Clinical Biomechanics (Bristol, Avon), 21 (3). S. 297–305.

Zebis, M. K.; Andersen, L. L.; Bencke, J.; Kjaer, M.; Aagaard, P. (Oktober 2009): *Identification of athletes at future risk of anterior cruciate ligament ruptures by neuromuscular screening*. American Journal of Sports Medicine, 37 (10). S. 1967–1973.

Übungsregister

Hinweis: Die Übungen in den einzelnen Kapiteln sind mit einem Piktogramm gekennzeichnet, das Auskunft über die hauptsächlich angesprochene konditionelle Fähigkeit gibt – ob es sich also um Krafttraining, plyometrisches Training oder Spezialtraining (Schnelligkeit und Gewandtheit, Beweglichkeit und aerobe Ausdauer) handelt; eine ausführlichere Erläuterung findet sich auf den Seiten 31–33.

KOPF, NACKEN UND SCHULTER

Kraft

ELLENBOGEN, HANDGELENK UND HAND

Kraft

WIRBELSÄULE UND RUMPF

Kraft

Plyometrie

HÜFTE

Kraft

Plyometrisch

OBERSCHENKEL

Kraft

Plyometrie

KNIE

Kraft

Plyometrie

Über die Autoren

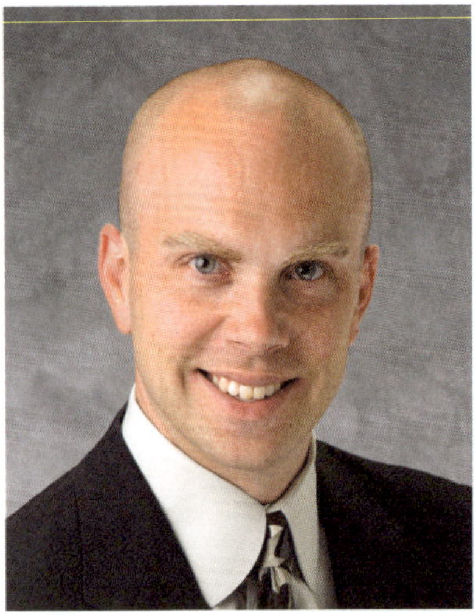

David Potach, PT, SCS, CSCS, ist Leiter der Abteilung für physische Rehabilitation am Cheshire Medical Center in Dartmouth, New Hampshire. Seit mehr als 20 Jahren unterstützt er Athleten bei der Umsetzung ihrer sportlichen Ziele. Potach war zuvor Athletiktrainer an der Creighton University, Inhaber von Omaha Sports Physical Therapy und Leiter der Sportrehabilitation am Children's Hospital and Medical Center.

Potach hat in den USA wie auch international Vorträge über Kraft- und Konditionstraining, Plyometrie, Verletzungsprävention und Sportrehabilitation gehalten. Er hat zahlreiche Artikel über Sportrehabilitation wie auch einzelne Kapitel für Lehrwerke über Sportmedizin und Ausdauertraining im Leistungssport verfasst. 2005 gehörte er zu den ersten Mitgliedern, die von der National Strength and Conditioning Association (NSCA) zum »Sports Medicine/Rehabilitation Specialist of the Year« ernannt wurden.

Er ist lizenzierter Sportphysiotherapeut, NSCA-zertifizierter Strength & Conditioning Specialist (CSCS) und Personal Trainer (NSCA-CPT). Er hat einen Master of Physical Therapy und einen Master of Science – die er an der University of Nebraska erworben hat – sowie einen Bachelor of Arts für Trainingswissenschaft von der Creighton University.

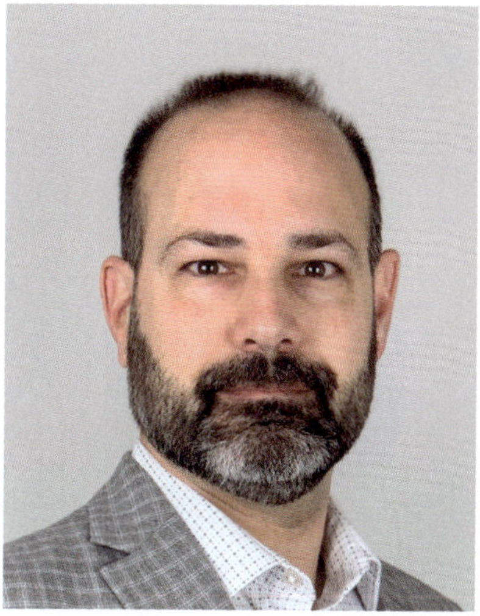

Erik P. Meira, PT, DPT, ist aktuell als Leiter der Physical Therapy Science Communication Group tätig, ein Unternehmen, das in Portland, Oregon, ansässig ist und sich auf Sportrehabilitation und Weiterbildung spezialisiert hat. Er betreut außerdem als Berater für klinische Forschung das NCAA-Division-I-Programm an der University of Portland. Darüber hinaus ist er ein ABPTS-lizenzierter Sportspezialist und ein NSCA-zertifizierter Strength & Conditioning Specialist (CSCS) mit viel Erfahrung in der Betreuung von Sportverletzungen auf verschiedenen Ebenen. Er wird häufig von Organisationen der NCAA, NBA, NFL, MLS, WNSL und anderen Spitzenligen als Berater herangezogen.

Dr. Meira hat zahlreiche Artikel und Kapitel für Lehrwerke veröffentlicht und ist international als Referent tätig, der nicht nur in privatem Rahmen mit kleinen Teams spricht, sondern auch als Keynote Speaker zu großen Fachkonferenzen eingeladen wird. Er ist bekannt für seine Fähigkeit, komplexe Gedanken auf humorvolle und leicht verständliche Weise zum Ausdruck zu bringen, und behandelt Themen wie die Hüfte, das Knie, Übungspläne, die Rückkehr des Athleten zum Sport, die praktische Anwendung wissenschaftlicher Theorien, angewandte Biomechanik und physiotherapeutische Praxismodelle. Er war der Gründer und erste Vorsitzende der Interessengruppe »Hüfte« der American Academy of Sports Physical Therapy (AASPT), war als ihr Vorsitzender für das Programm APTA Combined Sections Meeting (CSM) tätig und Mitglied des AASPT-Vorstands. Er ist außerdem Mitmoderator von PT Inquest, einem Podcast für die wissenschaftliche Basis der Physiotherapie, und bietet mit The Science PT weiterführende Online- und Präsenzkurse an.